SURGERY IN THE MULTIMODAL
MANAGEMENT OF
GASTRIC CANCER

胃癌外科相关综合治疗

——国际进展与循证医学证据

主　编　Giovanni de Manzoni
　　　　Franco Roviello　　Walter Siquini
主　译　陈　凛　李　涛　梁美霞
副主译　李沛雨　杜晓辉　田　文　徐文通
　　　　董光龙

人民军医出版社
PEOPLE'S MILITARY MEDICAL PRESS
北　京

图书在版编目(CIP)数据

胃癌外科相关综合治疗：国际进展与循证医学证据/(意)德曼卓尼(Manzoni，G.D.)，(意)罗威勒(Roviello，F.)，(意)斯奎尼(Siquini，W.)主编；陈凛，李涛，梁美霞主译.—北京：人民军医出版社，2014.5

ISBN 978-7-5091-7484-5

Ⅰ.①胃…　Ⅱ.①德…　②罗…　③斯…　④陈…　⑤李…　⑥梁…　Ⅲ.①胃癌—外科手术
Ⅳ.①R735.2

中国版本图书馆 CIP 数据核字(2014)第 077999 号

Translation from English language edition：
Surgery in the Multimodal Management of Gastric Cancer
by Giovanni di Manzoni，Franco Roviello and Walter Siquini
Copyright © 2012 Springer Milan
Springer Milan is a part of Springer Science＋Business Media
All rights reserved

著作权合同登记号：图字 军-2014-046 号

策划编辑：李　欢　饶红梅　　文字编辑：曹　李　袁朝阳　　责任审读：黄栩兵
出版发行：人民军医出版社　　　　　　　经销：新华书店
通信地址：北京市 100036 信箱 188 分箱　　邮编：100036
质量反馈电话：(010)51927270；(010)51927283
邮购电话：(010)51927252
策划编辑电话：(010)51927300—8127
网址：www.pmmp.com.cn

印、装：三河市春园印刷有限公司
开本：787mm×1092mm　1/16
印张：15.75　字数：388 千字
版、印次：2014 年 5 月第 1 版第 1 次印刷
印数：0001—1800
定价：120.00 元

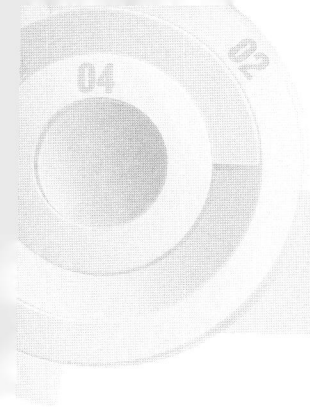

内容提要

　　本书由国际胃癌协会主席和秘书长共同组织编写,通过总结意大利胃癌研究所协会多学科相关工作,提供了目前胃癌诊治的最新方法和资讯。编分四个部分共 33 章详细介绍了胃癌基础知识、手术技术、辅助治疗,以及术后管理及随访。在注重循证医学的基础上,重点强调了胃癌辅助检查、内镜下黏膜切除、腹腔镜胃切除、规范化淋巴结清扫及在新辅助和辅助治疗基础上建立的个体化治疗方案。本书适合普通外科相关各级医师参考阅读。

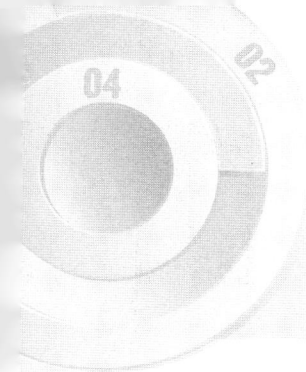

译者名单

主　编	Giovanni de Manzoni
	Franco Roviello　Walter Siquini
主　译	陈　凛　李　涛*　梁美霞
副主译	李沛雨　杜晓辉　田　文　徐文通
	董光龙

译　者

王建东	吴　欣	周思欣	彭　正
张艳君	夏绍友	王春喜	黄晓辉
马　冰	张　勇	葛飞娇	刘广东
张　良	刘　皓	王　岩	郭　旭
袁　静	刘　静	卢灿荣	郑一琼
张　楠	李　晨	王鑫鑫	刘培发
菅彦斌	梁丹霞	梁国勇	刘小芬
崔　庚	陈永卫	肖西平	师兰香
李　娟	周　静	冯道夫	李　婷
崔建新	师稳再	张君嗣	檀亚航
姚双喆	龙　渡	任　睿	李　鹏

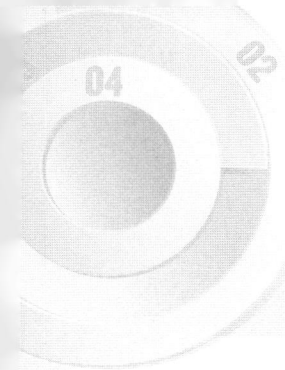

译者前言

　　意大利 Giovanni de Manzoni 教授、Franco Roviello 教授和 Walter Siquini 教授是国际上非常知名的胃癌专家，也是意大利胃癌研究协会的重要成员。他们总结多年胃癌诊治经验，结合国际胃癌治疗趋势出版了《胃癌外科相关综合治疗——国际进展与循证医学证据》一书。本书中，作者重点探讨了胃癌肿瘤分期、外科手术治疗原则和手术规范化、新辅助化疗和化疗、内镜下切除、随访等内容，详细地介绍了以意大利为代表的西方国家在胃癌领域诊治现状、开展的相关研究和取得的成就，并提供大量循证医学证据。

　　我国胃癌发病率高，且大多数患者为进展期胃癌。规范化、标准化淋巴结清扫（D2 手术）是我国胃癌专家共识。虽然目前全国各地医院均强调胃癌综合治疗理念，但在外科技术规范、限定适应证、内外科配合、化疗方案制定等方面还存在诸多欠缺，没有达到理想目标。因此，本书将是我国广大胃癌外科医生、胃癌研究专家、研究生、医学生很好的学习教材。希望能够通过此书树立客观、合理的胃癌综合治疗理念，并将其应用于临床工作，为提高我国胃癌患者生存率而努力。

中国人民解放军总医院普通外科

2014 年 4 月 10 日

序

很荣幸可以出版由意大利 Giovanni de Manzoni 教授、Franco Roviello 教授和 Walter Siquini 医生共同编辑《胃癌外科相关综合治疗——国际进展与循证医学证据》一书。他们是国际胃癌协会主席和秘书长。在他们的组织下,2013 年第 10 届世界胃癌大会得以在意大利维罗纳成功举办。本书的成功出版是各位世界级专家共同合作和努力的结果。

本书是非常好的参考书籍,理由如下:一是编辑者和作者都是富有经验的胃癌专家,书中分享了相关知识和手术技术。二是,此书不是一本单一的胃癌书籍,它结合当前胃癌外科围术期诊治水平,重点强调了胃癌辅助检查、内镜下黏膜切除、腹腔镜胃切除、规范化淋巴结清扫,以及在新辅助和辅助治疗基础上建立的个体化治疗方案。

我推荐此书作为胃癌专业医生随身携带的工作书籍,便于临床工作中随时翻阅。

Keiichi Maruyama,M. D.

Professor of Surgical Oncology

University of Health and Welfare Sanno Hospital

Tokyo

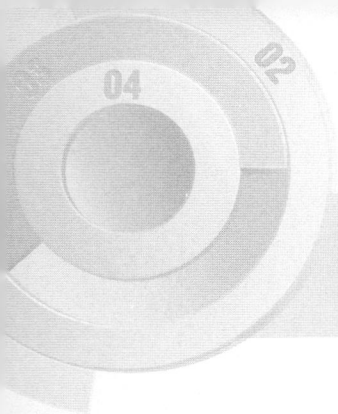

原著前言

　　1990 年代中期，意大利福尔利、锡耶纳和维罗纳三家胃癌中心合作成立了意大利胃癌研究协会(GIRCG)，目前入会成员单位已经超过了 20 个。随着对肿瘤多学科治疗认识的加深，GIRCG 成员不仅包括外科医生和病理学家，也包括胃肠学家、肿瘤内科专家、影像学专家和统计学家。GIRCG 的主要宗旨是达到外科治疗、病理学检测、其他治疗和随访的标准化；组织手术、内镜和病理学相关培训和开展胃癌临床研究和交叉学科研究。该协会建立后，对胃癌诊断和治疗相关研究进行了深入探讨，其研究论文发表于国际期刊。目前关注的问题包括新版 TNM 分期、预后评估、个体化随访、HER-2 基因表达、基因多形态学、胃癌风险、幽门螺杆菌基因组、EMR/ESD 国家注册、新辅助化疗随机对照研究、预防性胆囊切除和次全胃术后鼻胃管的使用等。同时，建立了一个中心数据库，用于储存数据，每 6 个月进行更新，可以浏览该协会网址以了解其研究活动。

　　本书内容是总结 GIRCG 多学科相关工作，提供目前胃癌诊治最新方法和资讯。除发布 GIRCG 诊治经验外，每一章节均提及最新研究文献。

　　此外，本书体现了 GIRCG 工作成就，并为 2013 年 6 月 19 日至 22 日在意大利维罗纳举行世界胃癌大会做出了贡献。

Giovanni de Manzoni
Franco Roviello
Walter Siquini

目 录

第一部分 基础知识

第二部分 手术技术

第三部分 辅助治疗

第四部分　术后管理及随访

第一部分

基础知识

Giuseppe Verlato,Alberto Di Leo,Gian Maria Rossi,
and Giovanni de Manzoni

第 1 章

胃癌流行病学和筛查

【摘要】 尽管全球胃癌发病率和病死率呈现下降趋势,但每年仍会有 100 万新发病例,约占所有癌症患者的比例为 8%;死亡 70 万例,占所有癌症患者的比例为 9.7%。男性患者发病比例为女性患者的 2 倍。2008 年,60% 的新发胃癌病例发生在东亚,其中中国 464 439 例,日本 102 040 例,韩国 27 098 例。欧盟和美国胃癌新发病例分别为 83 120 例和 21 499 例。东亚、东欧、中亚、美洲中部和南部太平洋沿岸发病率较高,而西欧、北美、非洲和澳大利亚发病率较低。韩国胃癌患者中,年龄标准化病死率最高(2004 年男性和女性病死率分别为 30.7/10 万和 11.3/10 万);而美国相对较低(分别为 3.1/10 万和 1.6/10 万)。西方国家中,非贲门胃癌发病率逐步下降,靠近贲门部位胃癌患者发病率呈现增加趋势。日本和韩国均进行胃癌筛查。2/3 的日本胃癌患者生存期大于 5 年,而欧洲患者 5 年生存率不超过 25%。

【关键词】 胃癌;发病率;病死率;现状;贲门癌;肠型;弥散型;5 年生存率;初级预防;筛查

一、胃癌发病率和相关病死率

尽管胃癌发病率和病死率明显下降,但胃癌仍然是一个重要的公众健康问题。据统计,2008 年全球胃癌新发病例接近 100 万(988 0C0),占所有癌症患者比例为 7.8%。同时,736 000 例患者死于胃癌,占所有癌症死亡的 9.7%。胃癌发病率位列所有肿瘤第四位,居肺癌、乳腺癌和结直肠癌之后,死亡率排第二位,位于肺癌之后[1]。亚洲东部(韩国和日本)中部(塔吉克斯坦和阿富汗斯坦)的几个国家和厄瓜多尔,胃癌是最常见的肿瘤[2-4]。

全球范围内,胃癌发病率地区差异性较大。2008 年,非洲和北美地区年龄标准化胃癌发病率为 4/10 万,而东亚为 30/10 万。澳大利亚/新西兰和中南亚胃癌发病率较低(5/10 万),而美洲中、南部发病率较高(分别为

12/10 万和 11/10 万)。欧洲东部和中部胃癌发病率较高(15/10 万),欧洲南部发病率居中(10/10 万),欧洲西部和北部最低(7/10 万和 6/10 万)[1]。

2008 年的男性($n=640\ 031$ 例)胃癌发病率是女性($n=348\ 571$)患者两倍。在非洲北部男性患者发病率为 3.9/10 万,东亚为 42.4/10 万;非洲北部女性患者发病率 2.2/10 万,东亚为 18.3/10 万[1]。男性胃癌患者发病年龄相似(平均 66 岁),而女性患者发病年龄较大(平均 68-61 岁)。

2008 年,60% 的胃癌新发病例出现在东亚:中国 464 439 例,日本 102 040 例,韩国 27 098 例。中国男性患者胃癌发病率为 41.3/10 万,女性为 18.5/10 万;日本男性为 46.8/10 万,女性 18.2/10 万;韩国男性为 62.2/10 万,女性为 24.6/10 万。欧盟 27 个国家和美国胃癌新发病例分别为 83 120 和

21 499 例,发病率为 7.9/10 万和 4.1/10
万[1]。

1998 年至 2002 年期间,韩国与年龄标
准化发病率最高(男性:66.1/10 万,女性:
26/10 万),其次是日本长崎和大阪(男性:
59.5/10 万,女性:22.3/10 万;男性:51.5/10
万,女性:19.8/10 万);智利瓦尔迪维亚(男
性:43.1/10 万,女性:15.9/10 万);白俄罗斯
(男性:35.8/10 万,女性:15.2/10 万);中国
上海(男性:34.2/10 万,女性:17.3/10 万)。
丹麦、瑞典、沃洲和美国胃癌发病率较低(男
性:7/10 万,女性:3/10 万)[5]。应该指出的
是,癌症高发病率可以在一定程度上反映一
个国家的社会经济负担。

病死率分布如图 1-1 所示,与其相对应
的是发病率的分布[5]。东亚男性和女性胃癌
病死率较高:2004 年韩国分别为 30.7/10 万
和 11.3/10 万,日本为 23.4/10 万和 9.2/10
万。北美病死率较低:美国分别为 3.2/10 万
和 1.6/10 万,加拿大分别为 4.5/10 万和
2.2/10 万。以下地区中胃癌发病率较高,男
性和女性分别记录为 M 和 F。

二、胃癌发病率和病死率变化趋势

直到 20 世纪 90 年代中期,胃癌是癌症
死亡最常见的病因。近年来,全球范围内胃
癌发病率已明显下降。1980－1999 年间,西
欧和东欧与年龄相关的胃癌病死率下降一
半,俄罗斯下降 40%[6]。1990－1994 年至
2000－2004 年,欧盟胃癌患者年龄标准化病
死率下降 30%,其中男性从 14.1/10 万降至
9.9/10 万,女性从 6.4/10 万降至 4.5/10
万[7]。

自 1964 年以来,北欧胃癌患者发病率和
病死率明显下降[8]。自 20 世纪 90 年代至
2007 年,荷兰埃因霍温胃癌患者男性年龄标
准化发病率从 24 减少至 12(每 10 万人),女
性从 10 减少至 6[9]。1980－1984 年,西班牙
男性和女性胃癌年龄标准化发病率分别为

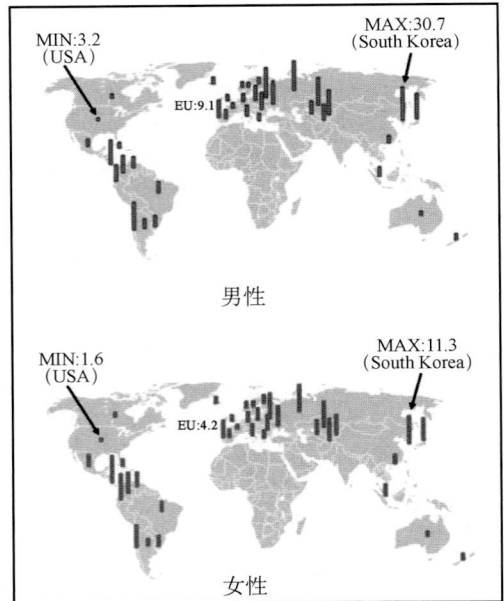

图 1-1　2004 年全球标准年龄病死率分布(/10 万)
(1)东欧:白俄罗斯 27.4 (M),10.5 (F);俄
罗斯联邦 27.2 (M),11.2 (F);乌克兰 21.2
(M),8.3 (F);
(2)中亚:哈萨克斯坦 25.7 (M),10.8 (F);
吉尔吉斯斯坦 23.2 (M),8.3 (F);塔吉克斯坦
14.9,(M) 9.3 (F);
(3)南美洲和中美洲太平洋地区:智利 25.4
(M),9.2 (F);哥斯达黎加 22.5 (M),11.2
(F);厄瓜多尔 15.6 (M),10.8 (F)

27.2 和 13.4(每 10 万人),2000－2004 年间
分别下降为 20.2 和 8.7(每 10 万人)[10]。
1993－1995 年间至 2003－2005 年间,意大
利胃癌患者发病率也有明显下降(男性:－
33.1%,女性:－27.4%)[11]。

1977－2006 年,美国各种族胃癌年龄标
准化发病率明显下降:白种人从 5.9(95%CI
5.7～6.1)下降至 4.0(3.9～4.1),黑种人从
13.7(12.5～14.9)下降至 9.5(9.1～10.0),
其他种族从 17.8(16.1～19.4)下降至 11.7
(11.2～12.1)[12]。1985 年日本男性和女性
年龄标准化病死率峰值分别为 100 和 50(每

10 万人,1985 年),截至 2000 年下降幅度大于 60%[13]。最近 10 年里,全球男性和女性胃癌年龄标准化发病率患者分别下降 25%(2002 年:62/10 万下降至 2008 年:46.8/10 万)和 30%(从 26.1/10 万下降至 18.2/10 万)[1,14]。

胃癌患者发病率下降部分归因于人口老龄化。例如,日本新发胃癌患者数目不断增加,而年龄标准化发病率却在下降,主要原因是日本人口快速老龄化[13]。在意大利,60 岁以上的人口占总人口 26%,1986 年至2000—2003 年间胃癌患者发病率下降 1/3,男性和女性新发病例分别从 59.9 和 40.3 下降至39.7 和 27.2(每 10 万人);同时胃癌患者年龄标准化发病率下降一半,男性和女性分别从 56.3 和 27.8 下降至 27.7 和 13.7(每 10 万人)[15]。因为这个原因,2008 年 GLOBO-CAN 预测每年胃癌新发病例将会从现在 100 万逐渐增加,到 2030 年将达到 170 万[1]。

与发达国家相比,发展中国家胃癌患者发病率下降趋势有所缓慢。1994—2004 年,欧洲国家、日本、韩国、美国和澳大利亚胃癌患者病死率降幅为 3%~4%,而拉丁美洲为 1.5%~2.5%[5]。20 世纪 70—90 年代,中国胃癌病死率轻微增加,此后有所下降[16];然而在一些贫穷城市有继续增加的趋势,例如甘肃省[17]。近十年胃癌年龄标准化发病率没有明显下降,2002 年男性和女性分别为 41.4 和 19.2(每 10 万人),而 2008 年分别为 41.3 和 18.5[1,14](每 10 万人)。

胃癌发病率下降有以下几个原因:饮食多元化,包括摄取更多蔬菜和水果,减少进食熏肉、咸及腌制品;改善食物储存方法,包括冰箱的应用;控制幽门螺杆菌感染[18];控制吸烟[5]。

三、胃癌发病部位和组织分型变化趋势

胃癌发病率因病变部位和肿瘤细胞类型

而不同。胃癌发病率下降主要归因于肠型胃癌发病率下降,而全球范围内弥散型胃癌发病率则相对稳定(15 意大利;19 芬兰;20 日本;21 美国)。

胃体或幽门部位胃癌发病率呈现下降趋势,而贲门和胃上部 1/3 胃癌发病率处于稳定,甚至上升趋势。1958—1992 年间,挪威男性和女性远端胃癌患者发病率呈现下降趋势,而对于近端胃癌发病率,男性患者呈稳定状态,而女性患者发病率则轻微下降[22]。中国甘肃省贲门癌发病率从 1993 年 29.6%升至 2004 年 37.1%,同时胃体癌从 1993 年 22.6%升至 2004 年 31.5%;同期胃窦癌发病率从 41.4%下降至 21.1%[23]。

20 世纪 90 年代以前,西方国家贲门癌发病率呈上升趋势,此后保持稳定或逐步降低。20 世纪 80 年代,西班牙贲门癌年龄相关发病率逐渐增加,直到 2004 年男性患者发病率一直保持稳定,而女性患者发病率则轻微下降[10]。20 世纪 70 年代至 90 年代美国贲门癌发病率增加[24],此后呈现下降趋势[21],而其他部位胃癌发病率一直呈下降趋势。20 世纪 90 年代加拿大贲门癌明显增加:1990 年至 1999 年,英属哥伦比亚贲门癌发病率女性和男性患者每年分别增加 9.2%和 3.8%[25]。最近研究报道,1990 年至 2007 年的荷兰[9]和 1991 年至 2000 年的韩国[26]贲门癌患者发病率没有明显变化。

考虑到食管鳞状细胞癌发病率下降和食管远端腺癌发病率上升,我们可以发现,总体上胃肠型肿瘤减少,而是主要集中于胃食管交界处。如果将食管癌和贲门腺癌放在一起考虑,那么 1983—1997 年间欧洲国家发病率呈现明显上升趋势:北欧增幅明显(每年 1%~7%),其余欧洲地区小幅度增加(每年 1%~3%)[27]。

四、胃癌患者生存状况

全球范围内胃癌预后差异较大。欧洲和

美国胃癌患者预后不容乐观,而日本患者相对较好。欧洲胃癌患者 5 年生存率大约为 25%[28],美国胃癌患者平均生存期少于 1 年[29]。日本原发胃癌患者 5 年生存率为 66%,对于可切除的患者可达到 68.2%[30]。

近几十年稳定的、显著改善胃癌患者生存情况反映出日本患者能够取得较好的预后。例如,日本大阪地区胃癌患者 5 年生存率从 28%（1975 － 1977 年）提高至 50%（1990－1992 年）[31]。美国[29]和欧洲[32]胃癌患者预后改善有限。18 个欧洲国家胃癌患者 5 年相关生存率从 1998 年 22% 上升为 2009 年 24%,这个结果明显低于总体癌症患者生存率（男性 34% ～ 39%;女性 52% ～ 59%）。在北欧地区,1969－1973 年间 5 年生存率为 10%～15%,1999－2003 年间上升至 15%～30%[8]。意大利 1986－1999 年至 2000－2003 年间,5 年生存率轻微升高,男性由 22% 提高至 29%,女性由 27% 提高至 32%[15,33]。

晚期胃癌的比例增加影响到胃癌生存率[32]。例如,荷兰非贲门部腺癌患者 1990－1993 年间 5 年生存率为 22%,2002－2006 年间降至 14%,与生存率下降伴随的是 Ⅳ 期胃癌患者比例增加,大约从 31% 上升至 40%。因此,在进行生存相关多因素分析时,应考虑到肿瘤分期因素[9]。

五、胃癌初级和次级预防

预防胃癌主要有两种策略:清除幽门螺杆菌（初级预防）或通过筛查做到早期发现胃癌（次级预防）。

（一）初级预防

幽门螺杆菌（HP）是远端肠型胃癌的重要危险因素。检测到幽门螺杆菌的方法主要有:C13 呼气试验、血清抗体检测或大便抗原检测、组织活检。可口服抗生素联合抗分泌的药物清除幽门螺杆菌。儿童阶段可通过注射疫苗预防幽门螺杆菌感染,能够有效地减

少 40% 的胃癌发生[34]。另外可以对高危人群例如胃癌一级亲属进行了 HP 检测及预防性治疗,因为其发生 HP 感染、溃疡或肠化生的危险性是其他人的两倍。亚太胃癌协会建议只需对高危人群进行 HP 筛查和治疗[36]。遗憾的是至今还没有任何国家采取公共卫生的措施去治疗已感染患者或者预防感染。

（二）次级预防

东亚是胃癌高发地区,目前正在进行胃癌筛查。20 世纪 60 年代,日本开展了一系列胃癌筛查措施,1983 年扩展到 40 岁及以上的人群,并推荐应用荧光照相方法进行筛查[37]。2002 年对日本 5 843 904 例受试对象进行胃癌筛查,采取的方法主要是钡剂 X 线。对其中的 379 965 人进行内镜检查;有 5410 例确诊为胃癌,阳性预测率为 1.4%[38]。2002 年胃癌筛查项目总花费大约是 25 393 209 000 日元（235 748 000 欧元）,所以筛查发现 1 例胃癌患者的花费是 4 408 543 日元（40 928 欧元）[38]。

钡剂 X 线对早期胃癌检测率低不超过 39%,此后采用的是新的筛查方法,即联合血清胃蛋白酶检测和钡剂造影[39]。这种联合方法对发现不同的胃癌类型非常有用:血清胃蛋白酶检测可以有效地发现无症状、小的早期肠型胃癌;钡剂造影可以发现凹陷或溃疡型和弥散型胃癌。这种筛查方法可以发现 88% 的早期胃癌,主要是位于黏膜内或黏膜下的胃癌。

1999 年,韩国开始利用内镜对 40 岁及以上人群进行胃癌筛查,并积极治疗。在进行筛查的人群中,早期胃癌的比例约占 75%。筛查系统的广泛应用使得可手术切除胃癌患者人群中早期胃癌比例的明显增加:1995 年为 28.6%,2004 年为 47.4%[3]。

日本胃癌筛查系统非常有效。首先,可切除胃癌诊断率很高（53%）[40],是美国（27%）的 2 倍[41]。其次,胃癌筛查有效地改善了患者预后:大阪胃癌患者 5 年生存率从

1975－1977 年间的 28％上升至 50％（1990
－1992）。

因此，对于每个消化不良或上腹部不适
的患者，特别是 40 岁以上和有高危因素的人
群应该积极地进行消化内镜检查和病理活
检。

参 考 文 献

［1］　Ferlay J，Shin HR，Bray F et al（2010）
GLOBOCAN 2008，Cancer Incidence and Mor-
tality Worldwide：IARC Cancer-Base No. 10
［Internet］. International Agency for Research
on Cancer，Lyon，France. Available from：ht-
tp：//globocan.iarc.fr

［2］　The Research Group for Population-based
Cancer Registration in Japan（2004）Cancer
incidence and incidence rates in Japan in 1999：
Estimates based on data from 11 population-
based cancer registries. Jpn J Clin Oncol 34：
352-356

［3］　Kang KJ，Lee JH（2010）Characteristics of
Gastric Cancer in Korea-with an emphasis on
the increase of the Early Gastric Cancer
（EGC）. J Korean Med Assoc 53：283-289

［4］　Moore MA，Eser S，Igisinov N et al（2010）
Cancer epidemiology and control in northwest-
ern and central Asia-past，present and future.
Asian Pacific J Cancer Prev 11：17-31

［5］　Bertuccio P，Chatenoud L，Levi F et al（2009）
Recent patterns in gastric cancer：A global o-
verview. Int J Cancer 125：666-673

［6］　Levi F，Lucchini F，Gonzalez JR et al（2004）
Monitoring falls in gastric cancer mortality in
Europe. Ann Oncol 15：338-345

［7］　La Vecchia C，Bosetti C，Lucchini F et al
（2010）Cancer mortality in Europe，2000-
2004，and an overview of trends since 1975.
Ann Oncol 21：1323-1360

［8］　Klint A，Engholm G，Storm HH et al（2010）
Trends in survival of patients diagnosed with
cancer of the digestive organs in the Nordic

countries 1964-2003 followed up to the end of
2006. Acta Oncologica 49：578-607

［9］　Dassen AE，Lemmens VEPP，van de Poll-
Franse LV et al（2010）Trends in incidence，
treatment and survival of gastric adenocarcino-
ma between 1990 and 2007：a populationbased
study in the Netherlands. Eur J Cancer 46：
1101-1110

［10］　Aragones N，Izarzugaza MI，Ramos M et al
（2010）Trends in oesophago-gastric cancer in-
cidence in Spain：analysis by subsite and his-
tology. Ann Oncol 21：69-75

［11］　Crocetti E，AIRTUM Working Group（2009）
Per quali tumori l'incidenza sta cambiando piu
rapidamente? Epidemiol Prev 33：78

［12］　Anderson WF，Camargo MC，Fraumeni JF et
al（2010）Agespecific trends in incidence of
noncardia gastric cancer in US adults. J Am
Med Assoc 303：1723-1728

［13］　Inoue M，Tsugane S（2005）Epidemiology of
gastric cancer in Japan. Postgrad Med J 81：
419-424

［14］　Ferlay J，Bray F，Pisani P，Parkin DM
（2004）GLOBOCAN 2002：cancer incidence，
mortality and prevalence worldwide，Version
2.0. IARC CancerBase No. 5，IARC Press，
Lyon

［15］　Crocetti E，Capocaccia R，Casella C et al
（2004）Cancer trends in Italy：figures from
the Cancer Registries（1986-1997）. Epidemiol
Prev 28：S1-S112

［16］　Yang L（2006）Incidence and mortality of gas-
tric cancer in China. World J Gastroenterol 12：
17-20

［17］　Sun XD，Mu R. Zhou YS et al（2004）Analy-
sis of mortality rate of stomach cancer and its
trend in 20 years in China. Chin J Oncol 26：4-
9

［18］　Brown LM（2000）Helicobacter pylori epide-
miology and routes of transmission. Epidemiol
Rev 22：283-297

［19］　Lauren PA，Nevalainen TJ（1993）Epidemiol-
ogy of intestinal and diffuse types of gastric

carcinoma. A time-trend study in Finland with comparison between studies from high and low-risk areas. Cancer 71:2926-2933

[20] Kaneko S, Yoshimura T (2001) Time trend analysis of gastric cancer incidence in Japan by histological types, 1975-1989. Brit J Cancer 84:400-405

[21] Wu H, Rusiecki JA, Zhu K et al (2009) Stomach carcinoma incidence patterns in the United States by histologic type and anatomic site. Cancer Epidemiol Biomarkers Prev 18: 1945-1952

[22] Hansen S, Wiig JN, Giercksky KE, Tretli S (1997) Esophageal and gastric carcinoma in Norway 1958-1992:incidence time trend variability according to morphological subtypes and organ subsites. Int J Cancer 71:340-344

[23] Zhou Y, Zhang Z, Zhang Z et al (2008) A rising trend of gastric cardia cancer in Gansu Province of China. Cancer Letters 269:18-25

[24] Devesa SS, Blot WJ, Fraumeni JF Jr (1998) Changing patterns in the incidence of esophageal and gastric carcinoma in the United States. Cancer 83:2049-2053

[25] Bashash M, Shah A, Hislop G et al (2008) Incidence and survival for gastric and esophageal cancer diagnosed in British Columbia.1990 to 1999. Can J Gastroenterol 22:143-148

[26] Lee JY, Kim HY, Kim KH et al (2003) No Changing Trendsin Incidence of Gastric Cardia Cancer in Korea. J Korean Med Sci 18:53-57

[27] Steevens J, Botterweck AAM, Dirx MJM et al (2010) Trends in incidence of oesophageal and stomach cancer subrypes in Europe. Eur J Gastroenterol Hepatol 22:669-678

[28] Sant M, Allemani C, Santaquilani M et al (2009) EURO-CARE-4. Survival of cancer patients diagnosed in 1995-1999. Results and commentary. Eur J Cancer 45:931-939

[29] Shah MA, Kelsen DP (2010) Gastric Cancer: A Primer on the Epidemiology and Biology of the Disease and an Overview of the Medical Management of Advanced Disease.J Natl Compr Cane Netw 8:437-447

[30] Maruyama K, Kaminishi M, Hayashi K-I et al, for The Japanese Gastric Cancer Association Registration Committee (2006) Gastric cancer treated in 1991 in Japan:data analysis of nationwide registry. Gastric cancer 9:51-66

[31] Tsukuma H, Oshima A, Murakami R (1999) Effect of stomach cancer screening on reducing the mortality-descriptive data in Osaka. J Gastroenterol Mass Survey 37:53-58

[32] Verdecchia A, Guzzinati S, Francisci S et al (2009) Survival trends in European cancer patients diagnosed from 1988 to 1999. Eur J Cancer 45:1042-1066

[33] AIRTUM Working Group. New incidence and mortality data: 2003-2005. Epidemiol Prev 2009; 33(1-2): Supplemento 2

[34] Ford AC, Axon ATR (2010) Epidemiology of Helicobacter pylori infection and Public Health Implications. Helicobacter 15:1-6

[35] Rokkas T, Sechopoulos P, Pistiolas D et al (2010) Helicobacter pyloriinfection and gastric histology in first degree relatives of gastric cancer patients: a meta-analysis. Eur J Gastroenterol Hepatol 22:1128-1133

[36] Fock KM, Talley N, Moayyedi P et al (2008) Asia-Pacific consensus guidelines on gastric cancer prevention. J Gastroenterol Hepatol 23: 351-365

[37] Hamashima C, Shibuya D, Yamakazi H et al (2008) The Japanese Guidelines for Gastric Cancer Screening. Jpn JClin Oncol 38:259-267

[38] Koga M, Mijakawa K, Ikeda S (2004) Annual Report of Gastroenterological Mass Survey in Japan 2002. Tokyo:Japanese Society of Gastroenterology Mass Survey

[39] Ohata H, Oka M, Yanaoka K et al (2005) Gastric cancer screening of a high-risk population in Japan using serum pepsinogen and barium digital radiography. Cancer Sci96:713-720

[40] The Research Group for Population-based Cancer Registration in Japan. Annual reports 1997-2003, 1998-2004. Research Group for

Population-based Cancer Registration，Osaka，Japan

[41] Ries LAG，Eisner MP，Kosary CL et al (2004) SEER cancer statistics review，1975-2001. National Cancer Institute，Bethesda，MD. http://seer.cancer.gov/csr/ 1975_2001/

[42] Jatzko G，Pertl A，Jagoditsch M （1999） Chirurgische Therapie und Ergebnisse beim Magen-frühkarzinom. Chir Gastroenterol 15： 223-226

Giovanni Corso,Daniele Marrelli,
and Franco Roviello

第 2 章

胃癌发病机制

【摘要】 肿瘤发生涉及多种分子生物学机制。但是,胃癌仍然是医学难题之一,原因在于胃癌患者预后较差,人们对于胃癌发病分子生物学机制了解甚微,以至于肿瘤较早进展。目前主要研究进展在于某些分子信号传导通路,例如激活促分裂原蛋白激酶途径,基因突变表型缺乏错配修复系统。此类信号通路未来或许可以对胃癌治疗起到帮助作用。

【关键词】 胃癌;吸烟;幽门螺杆菌;E-钙黏素;微卫星组织不稳定性;KRAS;PIK3CA;EGFR;MAPK;级联反应;预后因子;治疗

胃癌是欧洲常见的恶性肿瘤之一,位列第二位[1]。2000 年,欧洲新发胃癌192 000例,死亡158 000例。欧洲南部意大利的托斯卡纳和葡萄牙是胃癌发病率最高的地区[2]。虽然胃癌预防和诊断方面取得了一定的进展,但胃癌患者总体预后很差,5 年生存率约23%。

胃癌早期形成过程可能有遗传学、表观遗传学和环境因素同时参与。其中,人类与炎症相关的基因遗传多态性增加了胃癌的发生危险。其他因素如吸烟、饮食习惯和幽门螺杆菌感染也都与胃癌发生相关。基因突变和 E-钙黏素基因(CDH1)缺失与早期胃癌和遗传性弥散性胃癌综合征(HDGC)的发生有显著关系。E-钙黏素体内失活与肿瘤恶性程度和更差的预后具有相关性。相反地,微卫星组织不稳定性(MSI)表型(20%～25%的胃癌患者)是预后较好的生物学因子。MSI表型中,致癌基因 KRAS,PIK3CA 和 EGFR体内突变对于胃癌基因的不稳定性启到非常重要的作用。本章中,我们将从遗传/表观遗传学方面着重介绍胃癌发病机制。

一、吸烟和饮食习惯

40%的食管癌和贲门腺癌与吸烟有关,吸烟是导致胃癌发生的非常重要的危险因素。多数研究报道吸烟人群发生贲门癌的概率较高;相反地,饮酒与远端胃癌和全胃癌相关性较大[3,4]。正在吸烟的人群患贲门癌的风险较大,戒烟 30 年后风险将下降;烟瘾大、吸烟时间长的人群患胃癌的危险性将增大。已戒烟的人群中,戒烟时间越长的人患胃癌的危险性下降,由此可以认为,吸烟参与了早期胃癌的发生。

胃癌发生过程中,不良饮食习惯也是危险因素。腌制、烟熏、泡制和防腐处理的食物(高盐、亚硝酸盐、和 N-亚硝基化合物前体)以及摄取大量肉类将会增加非贲门部位胃癌发生的危险性。日本和其他远东国家人们大量食用海鱼和其他海鲜是导致胃癌发生的重要因素。少量食用新鲜水果和蔬菜也是发病因素之一。饮食和食物储存方式的改善降低了胃癌的发生,如冰箱冷藏能够降低亚硝胺转变为亚硝酸盐。Palli 等研究发现,胃癌的发生与大量摄取牛、羊肉有关[5]。贲门癌的发生与摄取亚硝酸胺有关，这些化合物也可以存在于香烟的烟雾中。熏鱼和肉类同样也会产成 N-亚硝胺化合物（NOC）。胃癌发病机制中，NOC 会影响胃酸 pH 值；尤其在 NOC 存在时，胃酸 pH 值较低（1.0－2.5），会产生一种"化学性胃亚硝化"，加速正常胃酸催化反应，导致恶性病变发生。感染幽门螺杆菌后，胃黏膜内和细菌体内存在高浓度的 NOC，同时胃酸 pH 值升高至 6.0－8.5。此种情况下，较高的 pH 有利于幽门螺杆菌在胃黏膜内进行亚硝酸化。这些化学物质将导致胃黏膜细胞 DNA 损伤，同时错配修复（MMR）基因活性减低，从而导致 DNA 复制出现问题，最终发生胃癌。

二、幽门螺杆菌感染

多项前瞻性研究证实慢性幽门螺杆菌感染与胃癌发生正相关，因此世界卫生组织肿瘤研究机构认为，幽门螺杆菌是胃癌致病原。慢性胃炎、幽门螺杆菌和胃上皮细胞二者之间的相互作用是胃肿瘤发生的主要机制。但只有部分感染幽门螺杆菌的人会发展为胃癌。这些患者发病可能与某些环境因素、宿主炎症基因易感性和细菌系的突变有关。幽门螺杆菌是一种革兰阴性杆菌，寄宿于胃上皮细胞内。幽门螺杆菌相关疾病的严重性与 cag 胃炎细菌岛（PAI）存在有关，PAI 可产生 cagA 抗原。CagA 基因是菌株特异性幽门螺杆菌基因，位于 PAI 的右半部分。它能够整合 cagA 蛋白，cagA 是通过 IV 型分泌系统进行分泌并转移至胃上皮细胞内，从而影响到宿主细胞生理功能。感染 cag 阳性的幽门螺杆菌菌株能够增加消化性溃疡、胃黏膜萎缩和发生胃癌的风险。相对应的是，vac 基因存在于所有的幽门螺杆菌菌株内，它可以整合形成空泡细胞毒 VacA，引起胃上皮细胞损伤。幽门螺杆菌容易寄宿于萎缩性胃内，但在肠化生的胃内较难，这就提示细菌可为胃内肠型致癌因素（萎缩和低胃酸）创造环

境，而不是引起癌症的直接原因。感染幽门螺杆菌的人群患胃癌的风险是未感染者的 2～3 倍。最近强调更多的是宿主敏感性。另外，促炎症细胞因子基因多态性在胃致癌因子复合物中也起到一定的作用[6]。例如，研究已经证实了白细胞介素-1 基因多态性和胃癌的发生有相关性。结论认为，宿主遗传因素能够影响到幽门螺杆菌感染产生的炎症和免疫反应，从而增加发生胃癌的风险[7,8]。

幽门螺杆菌感染与特定的临床病理因子有关，可影响到胃癌患者的长期生存。幽门螺杆菌阴性的胃癌患者病变部位多位于贲门、pT 分期较晚、非治愈性切除、R0 切除后 5 年生存率较低。Marrelli 等认为，幽门螺杆菌感染是胃癌预后非常重要的因素，其中幽门螺杆菌阴性胃癌患者预后较差[9]。

三、E-钙黏素基因（CDH1）和弥漫型胃癌

CDH1 基因位于 16q22.1 染色体，由 16 个外显子组成，可以编码 120-kDa 蛋白，称为 E-钙黏素，E-钙黏素是跨膜 G 蛋白家族成员。E-cad 在上皮组织内表达，参与钙离子依赖性细胞间黏附。它能够通过细胞内黏附混合物建立和维持上皮细胞极性和分化。人类 E-cad 被认为是侵入阻滞剂，E-cad 失表达与肿瘤细胞的浸润和转移相关。早期胃癌患者 CDH1 降解，这可能是 HDGC 早期发生的事件[10,11]。胃癌患者 CDH1 失活或异常原理和结构机制是体内的突变，异型结合性丢失和启动子甲基化。90% 的胃癌是散在分布的，其余 10% 胃癌呈线性家族性聚集，这些患者中 1%～3% 具有遗传性。在这些家族性聚集的胃癌患者中，最常见的疾病是 HDGC 综合征，与 CDH1 的种族突变有关。1998 年，新西兰血统毛利人 Guilford 证实了这个综合征。至今，很多研究报道了 HDGC 家族中不同的 CDH1 突变，Pedrazzani 和同

事报道了 30％～40％的家族中会有隐匿的 CDH1 种系突变[12]。1999 年,国际胃癌联合协会(IGCLC)对 HDGC 家族指定了以下标准:①一代或二代亲属中有 2 个及以上 DGC 患者,至少一个亲属是 50 岁以前确诊;②一代或二代亲属中记录 3 个及以上 DGC 患者,诊断年龄不受限制。

有些患者虽然具备 CDH1 种系突变,但不符合 IGCLC 标准;因此 Brooks-Wilson 和同事进行了修改:①一代或二代亲属中记录 2 个及以上 DGC 患者,至少一个亲属是在 50 岁以前确诊;2 个及以上胃癌患者,至少一个亲属是在 50 岁以前诊断为 DGC;②一代亲属中记录 3 个及以上 DGC 患者,诊断年龄不限制;记录 3 个及以上胃癌患者,诊断年龄不限制,至少一个亲属以前诊断为 DGC;③多例个体需要在 45 岁以前诊断为 DGC;④独立个体同时诊断为 DGC 和乳腺小叶癌(无其他标准);⑤一个家庭成员诊断为 DGC,同时另一个家庭成员诊断为乳腺小叶癌(无其他标准);⑥一个家庭成员诊断为 DGC,同时另一个成员诊断为结肠印戒细胞癌[13]。这些新的标准产生一个新的临床名词,称为早发性 DGC,而早发性 DGC 患者 E-钙黏素突变率为 6％。DGC 诊断 CDH1 基因筛查的年龄界限是 35 岁[14]。CDH1 下调对胃癌发生起到非常重要的作用,携带 CDH1 种系突变的 DGC 患者主要的病理类型是印戒细胞癌。在早期阶段,HDGC 主要在浅表胃黏膜,呈多病灶弥漫型印戒细胞癌[15]。预防性胃癌切除术后标本可看到直径<1mm 新生病灶,位于浅表上皮下[11]。多发微小病变是非常常见,多位于胃体和胃底表层上皮内。Carneiro 和同事提出建立携带 E-cad 突变的胃癌组织模型:开始阶段,组织病理学分析提出原位 SRC 肿瘤早期扩散和通过 SRC 肿瘤入侵复制。预防性胃切除术后未发现幽门螺杆菌感染[16]。携带 E-cad 截断性基因突变的人发生胃癌的可能性较大;80 岁以上人群

患胃癌的风险值会成倍增加,男性为 67％(95％CI 39－99),女性为 83％(95％CI 58－99),诊断平均年龄为 40 岁(范围 14－85)[17]。对于携带 CDH1 截断性基因突变的患者,预防性全胃切除是唯一减少遗传性风险的方法[12];然而,对于错义突变携带者,预防性胃切除的作用有待证实。临床策略包括家族史调查、基因检测、染色内镜检查和预防性手术切除。

四、微卫星组织不稳定性和致癌基因突变

MMR 系统参与 DNA 复制过程中的错配修复,如缺失可形成诱变物或 MSI 表型。胃癌人群中有 15％～25％的患者存在这种表型[18]。至今,家族性胃癌患者中 MMR 基因没有种系突变;对于散发性胃癌患者,很少发生 MMR 基因体内突变[19]。基因不稳定性的肿瘤表现出明显的临床病理特征。大部分 MSI 胃癌是肠型胃癌,多位于胃远端,少有淋巴结转移;多发生于老年女性患者。MSI 患者生存分析表明,对于晚期和所有标志不稳定的胃癌患者预后较好[18]。高表达 MSI 表型中,胃肠恶性肿瘤进展过程中激活促分裂原蛋白激酶(MAPK)级联反应和 3-磷酸磷脂酰肌醇激酶(PI3K)通路。胃癌患者中 MSI 位点致癌基因是 EGFR、KRAS 和 PIK3CA。关于基因下游属于 MAPK 和 PI3K 途径靶点突变和 EGFR 突变的数据相对较少,EGFR 3-UTR 多聚 A 尾的突变发生率较高(50％的患者)[20]。EGFR 3-UTR 突变与 EGFR 高表达相关。KRAS 基因突变发生率为 3％～8％,并在 MSI 位点簇集(17％的 MSI 患者)。相反地,研究发现上皮来源的肿瘤很少出现 BRAF 突变。PIK3CA 致癌基因突变大约为 14％;MLK3 是另外一个很少参与的致癌基因(3％)。

五、结论

胃癌发病机制复杂,多种因素参与其中。

本章内容主要集中于胃癌发生的理论机制，其中包括一些重要的外源性致病因素:烟草、饮食习惯和幽门螺杆菌感染，以及内源性因素:E-钙黏素种系突变、遗传学或表观遗传学。内源性和外源性因素相互作用;例如幽门螺杆菌感染引起的慢性炎症与 MSI 表型和 MAPK 级联反应的变化是相关。为了临床应用，我们推荐以下流程表(图 2-1)，可充

分体现胃癌发病机制的分子途径，并分为预后和治疗生物标记物。A 组患者表达预后相关的生物标记物:MSI 和 E-钙黏素，MSI 和 E-钙黏素可以提示预后好坏。CDH1 结构变化可以作为胃癌患者预后较差的生物标记物。B 组患者可以作为新型治疗方法的候选对象，如 EGFR 抑制药，KRAS/PIK3CA 是否突变才能确定是否应该应用此类药物。

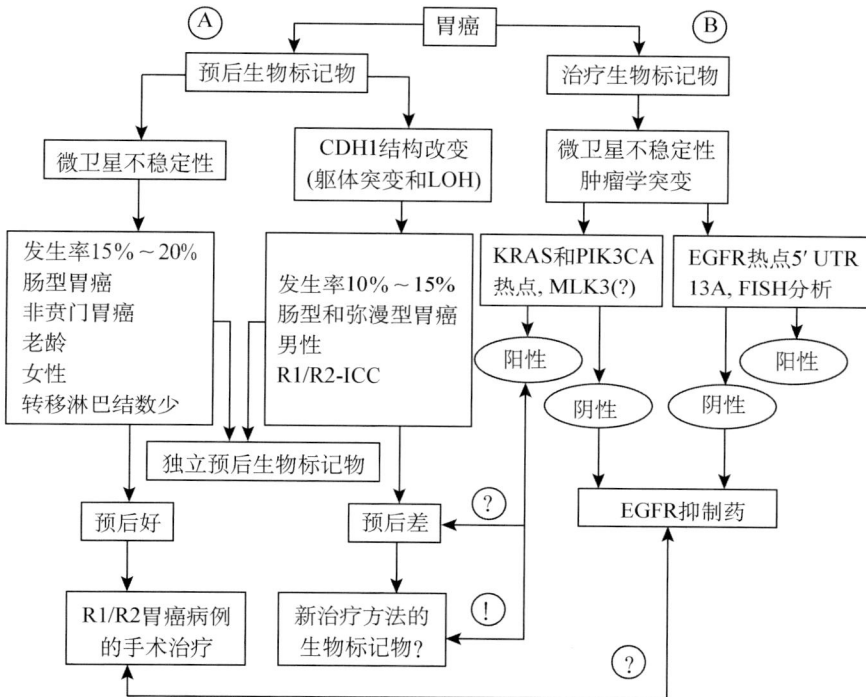

图 2-1 胃癌发病机制
预后相关因子包括 MSI 状态和 CDH1 结构突变;治疗相关因子为 MAPK/P13K 通路和癌基因突变

参 考 文 献

[1] Parkin DM，Bray F，Ferlay J et al（2005）Global cancer statistics，2002. CA Cancer J Clin 55:74-108

[2] Ferlay J，Autier P，Boniol M et al（2007）Estimates of the cancer incidence and mortality in Europe in 2006.Ann On-col18:581-592

[3] Moy KA，Fan Y，Wang R et al（2010）Alcohol and Tobacco Use in Relation to Gastric Cancer:A Prospective Study of Men in Shanghai，China. Cancer Epidemiol Biomarkers 19:2287-2297

[4] Sung NY，Choi KS，Park EC et al（2007）Smoking，alcohol and gastric cancer risk in Korean men: the National Health Insurance Corporation Study. Br J Cancer 97:700-704

［5］ Palli D，Russo A，Ottini L et al（2001）Red meat，family history，and increased risk of gastric cancer with microsatellite instability. Cancer Res 61：5415-5419

［6］ El-Omar EM，Rabkin CS，Gammon MD et al（2003）Increased risk of noncardia gastric cancer associated with proinflammatory cytokine gene polymorphisms. Gastroenterology 124：1193-1201

［7］ Palli D，Saieva C，Luzzi I et al（2005）Interleukin-1 gene polymorphisms and gastric cancer risk in a high-risk Italian population. Am J Gastroenterol 100：1941-1948

［8］ Palli D（2000）Epidemiology of gastric cancer：an evaluation of available evidence. J Gastroenterol 35 Suppl 12：84-89

［9］ Marrelli D，Pedrazzani C，BerardiA et al（2009）Negative Helicobacter pylori status is associated with poor prognosis in patients with gastric cancer. Cancer 115：2071-2080

［10］ Guilford P，Hopkins J，Harraway J et al（1998）E-cadherin germline mutations in familial gastric cancer. Nature 392：402-405

［11］ Huntsman DG，Cameiro F，Lewis FR et al（2001）Early gastric cancerin young，asymptomatic carriers of germline E-cadherin mutations. N Engl J Med 344：1904-1909

［12］ Pedrazzani C，Corso G，Marrelli D et al（2007）E-cadherin and hereditary diffuse gastric cancer. Surgery 142：645-657

［13］ Brooks-Wilson AR，Kaurah P，Suriano G et al（2004）Germline E-cadherin mutations in hereditary diffuse gastric cancer：assessment of 42 new families and review of genetic screening criteria. J Med Genet 41：508-517

［14］ Corso G，Pedrazzani C，Pinheiro H et al（2011）E-cadherin genetic screening and clinico-pathologic characteristics of Early Onset Gastric Cancer. Eur J Cancer 47：631-639

［15］ Charlton A，Blair V，Shaw D et al（2004）Hereditary diffuse gastric cancer：predominance of multiple foci of signet ring cell carcinoma in distal stomach and transitional zone. Gut 53：814-820

［16］ Carneiro F，Hunrsman DG，Smyrk TC et al（2004）Model of the early development of diffuse gastric cancer in E-cadherin mutation carriers and its implications for patient screening. J Pathol 203：681-687

［17］ Lynch HT，Grady W，Suriano G et al（2005）Gastric cancer：new genetic developments. J Surg Oncol 90：114-133

［18］ Corso G，Pedrazzani C，Marrelli D et al（2009）Correlation of microsatellite instability at multiple loci with long-term survivalin advanced gastric carcinoma. Arch Surg 144：722-727

［19］ Pinto M，Wu Y，Mensink RG et al（2008）Somatic mutations in mismatch repair genes in sporadic gastric carcinomas are not a cause but a consequence of the mutator phenotype.Cancer Genet Cytogenet 180：110-114

［20］ Corso G，Velho S，Paredes J e tal（2011）Oncogenic mutations in gastric cancer with microsatellite instability. Eur J Cancer 47：443-451

［21］ Yuan Z，Shin J，Wilson A et al（2009）An A13 repeat within the 3'-untranslated region of epidermal growth factor receptor（EGFR）is frequently mutated in microsatellite instability colon cancers and is associated with increased EGFR expression. Cancer Res 69：7811-7818

［22］ Corso G，Pascale V，Marrelli D et al（2011）CDH1 structural alrerations as novel prognostic biomarker in gastric cancer patients. J Clin Oncol 29：（Suppl 4）

Giovanni de Manzoni,Marco Catarci,Alberto Di Leo,Anna Tomezzoli,
and Carla Vindigni

第 3 章

胃癌的病理分型和分期系统

【摘要】 从宏观和微观角度,进展期和早期胃癌具有不同的分类方法。最常用的是肉眼 Borrmann 分型和 Lauren 病理分型。

美国胃癌联合协会/国际抗癌协会(AJCC/UICC)TNM 分期是全球公认的简单而有效的肿瘤分期系统。第 7 版胃癌 TNM 分期系统较第 6 版更为详尽,它能根据预后不同而清楚地区分浸润固有肌层(T2)和浆膜下层(T3)的肿瘤。肿瘤浸润浆膜层分为 T4a,而侵犯邻近脏器的肿瘤则为 T4b。以前 N 组是根据局部淋巴结转移的数目而分组(RLNs)。在新版分期中,N1(以往为 1~6 个淋巴结)被分为 N1(1~2 个淋巴结)和 N2(3~6 个淋巴结),以前 N2(7~15 个淋巴结)和 N3(>15 个淋巴结)现在改为 N3a 和 N3b。

【关键词】 TNM 分期系统;Borrmann;Lauren;日本胃癌分型;肠型胃癌;弥漫型胃癌;Carneiro 分型;Kodama;淋巴结比率(LNR);印戒细胞癌;黏液癌;腺鳞癌;肝样癌;壁细胞癌;淋巴上皮样癌;癌肉瘤;微卫星不稳定性(MSI)

一、形态学

(一)进展期胃癌

1. **大体形态** 西方国家胃癌多数为进展期。其定义是癌细胞浸润超过黏膜下层的肿瘤。发病部位大多位于胃远端,幽门前区或小弯侧,胃体则较少。近年来,近端(贲门癌)胃癌逐渐增多,但肿瘤体积较远端胃癌小。根据 Borrmann 标准,进展期癌肉眼分为四型:

(1)息肉型:绒毛状或菜花样肿物,不易浸润胃壁。

(2)蕈伞型:肿瘤为圆顶状实性肿物,常出现中心溃疡,大约 1/3 进展期胃癌为该型。

(3)溃疡型:较为常见,肿瘤常位于胃窦或小弯侧。形状为深部溃疡、边缘不规则、粗糙。与消化道溃疡不同,后者较为规则,边缘薄、底部干净。

(4)浸润型:占进展期胃癌约 10%。表面没有明显的肿块隆起,胃壁增厚呈板状或管状,黏膜皱襞小而不规则,有胃蜂窝织炎或皮革胃之称。

根据日本胃癌分型[1],大体分为 6 种类型(图 3-1,图 3-2):

0 型:肿瘤表浅平坦可分为:

0Ⅰ亚型(隆起型,比正常胃壁黏膜增厚超过 2 倍);

0Ⅱa 亚型(表浅隆起型,比正常胃壁黏膜增厚最多 2 倍);

0Ⅱb 亚型(平坦型)、0Ⅱc 型(表浅凹陷型)和 0Ⅲ型(凹陷型)。

1 型:呈息肉样肿瘤,边界锐、分界清楚、基底广。

2 型:溃疡型癌,边缘锐而隆起。

3 型:溃疡型癌,分界不清,浸润周围胃壁。

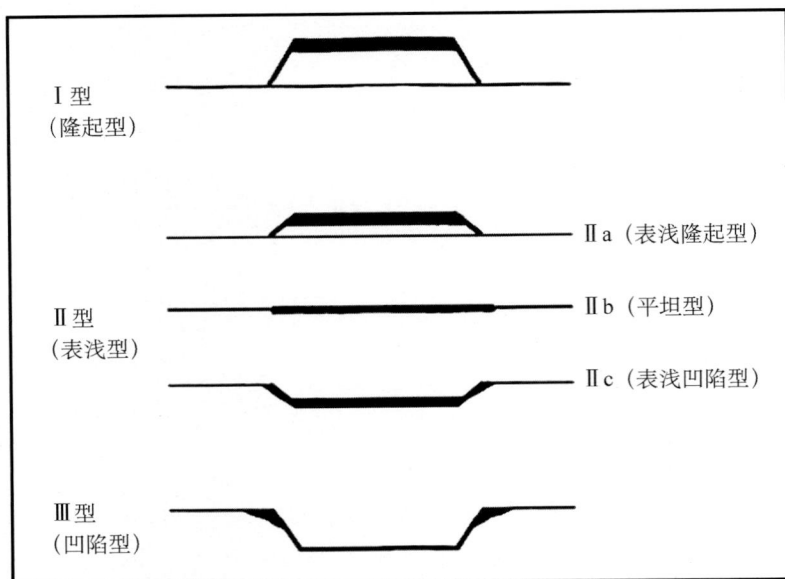

图 3-1 JGCA 0 型中的 4 种亚型

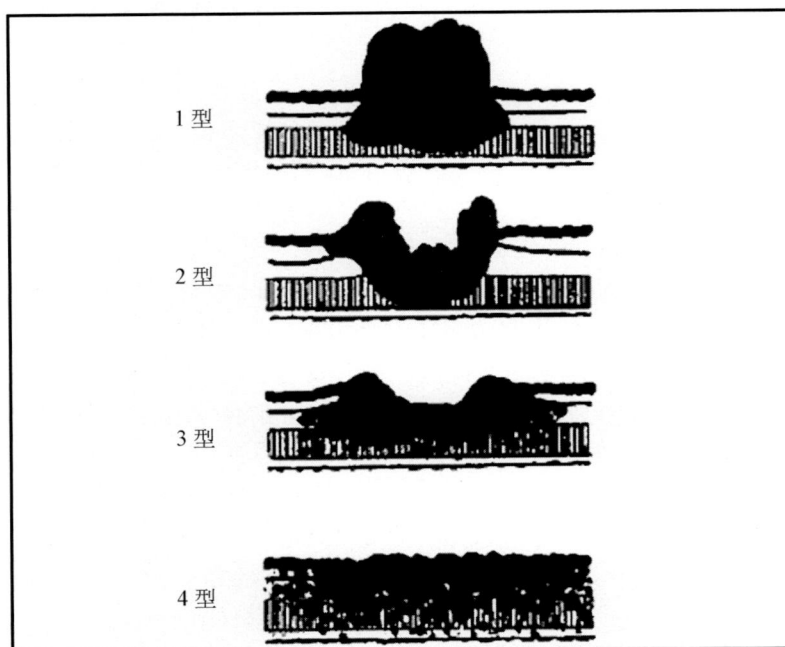

图 3-2 JGCA 胃癌大体分型(1,2,3,4)

4型：弥漫浸润型,难以确定肿瘤边界。

5型：无法确定分类。

2. 病理学分型　Lauren分型是最常用的病理分类方法,可分为3种不同类型[2]:肠型(图3-3)、弥漫型,如印戒细胞癌(图3-4a,b)和混合型(肠型和弥漫型)。随着环境相关的风险因素的减少,西方国家肠型胃癌变得越来越少,而弥漫型胃癌则相对稳定。

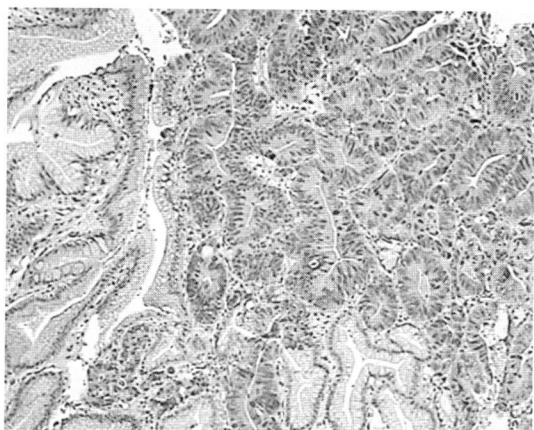

图3-3　肠型胃癌(HE染色)

(1)肠型：在胃癌高发国家最为常见,通常与肿瘤相关因素(幽门螺杆菌感染或高盐饮食)有关。此型肿瘤一般位于幽门前区,肉眼呈蕈伞形。肠型胃癌有类似小肠或大肠腺状结构。多病灶慢性胃炎的病理是腺体萎缩和肠化生,可能发展为肠型胃癌。肿瘤分化程度不尽相同,通常与其肿瘤大小相反。有时候癌细胞为高分化,肠化生后转变为低分化类型。

(2)弥漫型：40岁以下胃癌患者常为该型,具有一定遗传性。此类型胃癌缺乏细胞连接,一般不会形成腺管,细胞小而圆,或单一、分散或分群排列成小腺性网状结构。癌细胞胞质内黏液积聚,将细胞核推向一侧(印戒样)。弥漫型胃癌常为基质纤维组织增生(基质大量纤维组织增生)和炎症反应。弥漫型胃癌最常见的肉眼表现为溃疡型(3型)或浸润型(4型)。

3. Carneiro分型　Carneiro是进展期胃癌一种新的病理学分型,具有以下特点[3]:①腺体；②孤立细胞型,分别类似Lauren肠型和弥漫型；③实体型：由成群、小梁状和未分化细胞癌巢形成,无腺体生成；④混合型,由腺体和孤立细胞型交错形成。对于葡萄牙胃癌患者,腺体型最常见,其次是混合型、实体型和孤立细胞型。

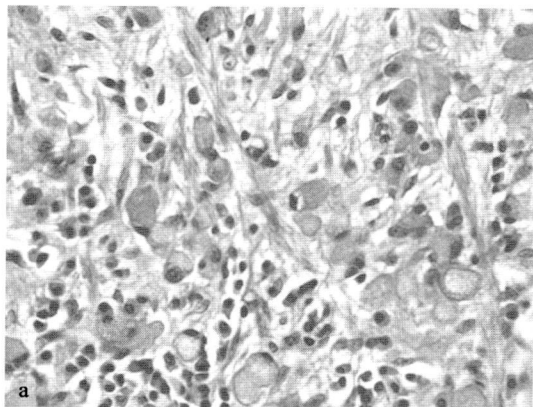

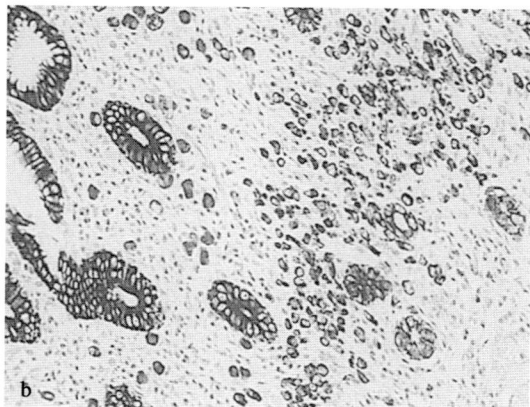

图3-4　a.弥漫型胃癌(HE染色)；b.弥漫型胃癌(细胞角蛋白染色)

(二)早期胃癌

1. 大体形态　早期胃癌定义为肿瘤局限于黏膜层和黏膜下层。尽管是早期,但是可能会有淋巴结转移。亚洲开展早期胃癌筛查的国家,其发病率可达 30%～50%。西方国家并没有开展筛查,早期胃癌发病率则降为 16%～24%。与进展期胃癌类似,多数早期胃癌位于胃远端,内镜下表现可分为 3 种主要类型(图 3-1):

(1)Ⅰ型(隆起型):胃黏膜呈结节状或息肉状隆起。

(2)Ⅱ型(表浅型):肿瘤为平坦、表浅病灶,分为表浅隆起型(Ⅱa)、表浅平坦型(Ⅱb)或表浅凹陷型(Ⅲc)。

(3)Ⅲ型(溃疡型):与深部溃疡类似。

这些类型多合并存在。因此,根据最主要类型而命名,例如Ⅱa+Ⅱc。如上所述,日本胃癌分类方法也应用这些分型来描述所有肉眼表浅平坦型肿瘤(0 型),与浸润胃壁程度无关[1]。

2. 病理分型　组织学方面,早期和进展期胃癌可找到相同的病理类型。Ⅰ型早期胃癌多为高分化肠型胃癌,伴有管状或乳头状结构;Ⅱ型在组织学方面也是肠型,高低分化均有。Ⅲ型早期胃癌可以是肠型或弥漫型。

Kodama 把黏膜内癌分成小黏膜癌(<4cm)和表浅癌(>4cm)[4]。两种类型又被严格地分为黏膜层(小黏膜 M 和表浅 M)或局部浸润黏膜下层(小黏膜 SM 和表浅 SM)。两种浸润亚型(PenA 和 PenB),浸润黏膜下层比其他类型更广泛。PenA 的特点是沿着整个肿瘤边缘浸润黏膜下层,而 PenB 为多发间断穿透固有肌层。Pen 预后比小黏膜和表浅癌差。Kodama 分型认同淋巴结转移率依赖于肿瘤浸润黏膜和黏膜下层深度的理论。虽然早期胃癌也有转移可能,但预后比进展期胃癌要好。为了解早期胃癌临床特点,我们必须考虑其生物学特征:①这类癌易于表浅生长或放射状生长,而不是向深部浸润;②早期胃癌并不是进展期胃癌的前期病变,而是完全不同的疾病,生物学行为方面恶性程度较低。

3. 免疫组织化学　胃癌尤其是肠型胃癌主要分泌的是可被 Alcian 蓝染色的酸性黏蛋白。弥漫型胃癌分泌的黏蛋白呈酸性或中性。免疫组化检查时,肠型胃癌主要表达 MUCI 黏蛋白,而弥漫型和黏液型胃癌则分别表达 MUC5AC 和 MUC2。此外,胃癌持续表达细胞角蛋白 CEA 和上皮细胞膜抗原。大约 70% 胃癌表达细胞角蛋白 7(CK7)阳性,而只有 20% 表达 CK20 阳性。胃癌分化特殊标记物是胃蛋白酶原 1(主细胞和基底颈细胞)、胃蛋白酶原 2(黏肽细胞)、E 组织蛋白酶(天冬氨酸蛋白酶)和抗原 M1(胃小窝分化的黏蛋白抗原)。

二、细胞分化、基因和分子学改变

DNA 倍数检测显示肠型胃癌比弥漫型更容易出现 DNA 非整倍性。大约 30% 散发弥漫型胃癌患者中,E 黏钙蛋白的表达是减少或异常的,存在 E 黏钙蛋白突变和转录。混合型胃癌弥漫型成分也能看到相似的变化,但肠型部分却没有。β 连环蛋白与 E 黏钙蛋白一起调节细胞内黏附,在弥漫型胃癌中可能也是异常的。

在 13%～44% 散发癌灶可发现微卫星不稳定性(MSI)。肠型胃癌常含基因突变,多位于胃窦,呈息肉样,分期越早发生淋巴结转移率越低。通常老年患者较多见。约 50% 胃癌患者出现 P53 等位基因丢失。利用免疫组化技术有时可发现这些肿瘤出现 P53 核堆积。P53 超表达主要发生于早期和进展期肠型胃癌,以及进展期弥漫型和混合型胃癌。约 25% 胃癌患者存在 P16 缺失(CD-KN2A 基因产物),尤其是位于胃体和 Epstein-Barr 病毒(EBV)阳性的胃癌。大部分腺瘤可出现 APC 基因体细胞突变,只有不足 4% 的胃癌出现 APC 基因发育不良。进展期胃癌常出现端粒酶超表达,这些病人预后一般较差。

三、胃癌其他微观分型

黏蛋白癌(类黏蛋白、胶质的)是以丰富的黏蛋白生成物形成的黏液湖为特点,黏蛋白生成物积存于细胞、腺管和细胞间隙中。黏蛋白包括 O-乙酰唾液黏蛋白和 MUC2 免疫反应物。黏蛋白癌预后比弥漫型癌好,与肠型癌相同。

腺鳞癌和鳞癌较为少见(胃癌,<1%),但必须与侵犯胃-食道鳞癌进行区分。它们与更丰富的腺体成分结合成鳞癌。腺癌成分较少,只有对鳞癌部分进行仔细检查时才能发现。

肝样癌由腺体和实体或小梁成分组成大嗜酸性细胞,与肝细胞类似。这些细胞常对肝细胞抗原 Hep-Par-1 有免疫反应,也对肝细胞癌标记物 β 甲胎蛋白(AFP)有免疫反应。此类肿瘤常浸润静脉,影响患者预后。

壁细胞癌由大量含丰富腺体和嗜酸性细胞质的大细胞形成。电子微镜上可看到细胞在腺体或实体成分中成群排列,这些癌细胞也表现大量线粒体、细胞内微管和小管。

淋巴上皮样癌(含大量淋巴间质的未分化癌)与鼻咽癌相似。多数胃癌细胞与鼻咽癌细胞相似,呈现 EBV 阳性。相反,其他胃癌淋巴间质丰富,EBV 阴性且与 MSI 相关。

癌肉瘤是含上皮样组织的双相肿瘤,含腺体、肉瘤样、梭形细胞组织。其他成分还可能包括异种组织,例如肌肉支配的或类骨质细胞。

四、美国癌症联合协会(AJCC)/国际抗癌联合会(UICC)TNM 分期系统

根据第 7 版 TNM 分期系统[5],所有胃食道结合部>5cm 胃部肿瘤,或 5cm 内且无侵犯食道的 EGJ 是用胃癌分期表(表3-1)进行分期。胃食管结合部癌或 EGJ 5cm 内的胃肿瘤,应用食道腺癌 TNM 系统来分期。

表 3-1 AJCC 第 7 版胃癌 TNM 分期系统[5]

0	Tis	N0	M0
ⅠA	T1	N0	M0
ⅠB	T2	N0	M0
	T1	N1	N0
ⅡA	T3	N0	M0
	T2	N1	M0
	T1	N2	M0
ⅡB	T4a	N0	M0
	T3	N1	M0
	T2	N2	M0
	T1	N3	M0
ⅢA	T4a	N1	M0
	T3	N2	M0
	T2	N3	M0

（续　表）

0	Tis	N0	M0
ⅢB	T4b	N0	M0
	T4b	N1	M0
	T4a	N2	M0
	T3	N3	M0
ⅢC	T4b	N2	M0
	T4b	N3	M0
	T4a	N3	M0
Ⅳ	AnyT	AnyN	M1

（一）原发性肿瘤（T）

原发性胃癌分期依赖于肿瘤浸润胃壁深度，详见于表 3-2。肿瘤可能穿透固有肌层并侵犯胃结肠韧带或肝胃韧带、大网膜或小网膜，没有穿透覆盖这些脏器脏腹膜。此类情况的肿瘤为 T3。如肿瘤穿透覆盖胃韧带或网膜脏腹膜，则肿瘤分期为 T4。

表 3-2　原发肿瘤（T）

Tx	无法估计原发肿瘤部位
T0	没有原发肿瘤部位
Tis	原位癌
T1	肿瘤侵犯黏膜或黏膜下层
T1a	肿瘤侵犯黏膜层
T1b	肿瘤侵犯黏膜下层
T2	肿瘤侵犯固有肌层
T3	肿瘤浸润浆膜下连接组织，没有浸润脏腹膜或邻近器官
T4	肿瘤侵犯浆膜层（脏腹膜）
T4a	肿瘤侵犯浆膜层（脏腹膜）
T4b	肿瘤侵犯邻近器官

胃邻近结构包括脾、横结肠、肝、膈、胰腺、腹壁、肾上腺、肾、小肠和腹膜后。浸润十二指肠或食道的肿瘤是由包括胃在内的浸润最深的位置决定分期的。

此分期系统并没有提及侵犯胃周邻近结构，如结肠系膜。最近研究发现，浸润解剖器官的肿瘤临床病理学特征与浸润邻近结构的肿瘤（T4b）比浸润浆膜的肿瘤（T4a）更为相似，此外，侵犯结肠系膜的肿瘤患者生存率比 T4a 肿瘤患者更低，但与 T4b 肿瘤患者相近[6]。

第 7 版 TNM 分期系统[5]是在第 6 版基础上修改的[7]，并提供了更详尽的预后分型，尤其是 T2 和 T3 胃癌[8]。浸润固有肌层和浸润浆膜层的肿瘤分类为 T2 和 T3。此前版本，浸润固有肌层的肿瘤为 T2a 亚组，浸润浆膜下层的肿瘤为 T2b，新的分期系统中将不再继续应用这些亚组。这样修改是正确的，因为浸润固有肌层比浸润浆膜下层的胃癌患者淋巴结转移率更少、复发率更低、预后更好、无病生存期更长[9-13]。

新版胃癌分期系统[5]能更好表现肿瘤浸润固有肌层或浆膜层患者的预后。此外，我们调查了不同亚型对预后的影响。浸润固有肌层（sMP）纵外肌带的肿瘤患者和浆膜下层肿瘤（T3）患者预后相似，但明显比浸润固有肌层环内肌带（dMP）的患者差[14]。最近研究显示，根据日本胃癌分型[1]，T3 浆膜下层肿瘤浸润生长形式与浸润浆膜下层和边界不清相关，且是独立的预后较差因素，与腹膜复发密切相关[15]。此外,T3 肿瘤在浆膜下层的水平宽度对预后有影响。肿瘤浸润浆膜下层<20mm 的患者预后与 T2 患者相同,而浸润浆膜下层>20mm 的肿瘤表现则与 T4a 患者相似[16]。

与之前版本比较,第 7 版包括了对浸润浆膜层或更深肿瘤的修改。亚组 T4a(穿透浆膜层)包含了既往 T3 和 T4b(侵犯邻近结构),但这两个亚组仍保留分期系统中。

(二)淋巴结(N)

淋巴结分期是以转移淋巴结数目为基础(表 3-3)。浸润肝十二指肠韧带、腹膜后、肠系膜和腹主动脉区的淋巴结被分类为远处转移(M1)。根据第 6 版[7],N 期被分为 N0(无淋巴结转移)、N1(1～6 个淋巴结转移)、N2(7～15 个淋巴结转移)、N3(>15 个淋巴结转移)。第 7 版[5]引入了新的 N 分期:之前 N1 被分为 2 个组,N1(1 或 2 个淋巴结转移)和 N2(3～6 个淋巴结转移),之前 N2 和 N3 组现在被分为 N3a 和 N3b。

规范化淋巴结清扫对于决定 pN 分期非常重要。虽然建议至少清扫 16 个区域淋巴结,pN0 是以镜下评估确切淋巴结数目作为基础。术者清扫淋巴结的范围大大影响到病理专家检查淋巴结的数目。解剖学研究[17,18]发现,扩大淋巴结清扫[D2,根据日本胃癌协会(JGCA)[1]]手术清扫中位淋巴结数为 25 个,而行扩大淋巴结清扫[D3,根据日本胃癌协会(JGCA)]术后每例患者清扫淋巴结有 42～52 个。最近意大利胃癌研究小组(GIRCG)对清扫淋巴结的检查质量作出分析[19],D1 淋巴结清扫后检查的中位淋巴结数为 14 个,D2 后为 29 个,D3 为 46.5 个。另一个研究报告行 D1α-β 淋巴结清扫后每个患者检出淋巴结约 18 个,而 D2 为 31 个[20]。D1 术后淋巴结清扫不规范比例为 54.5%[19],D1α-β 为 34.1%[20],D2 为 2.6%～6.2%,D3 为 1.4%。西方研究所得到的这些数据却截然不同[21-23],每个病人约

检出 10 个淋巴结,淋巴清扫不规范比例超过 60%。

TNM 分期简单、实用。其局限性是最少需要检出 15 个淋巴结,淋巴结清扫不规范导致分期不准确[24]。日本胃癌分类(见第 3 章),区域淋巴结转移是根据原发肿瘤部位所覆盖区域的淋巴结(胃上部、中部或下 1/3 部)[1]。局限性淋巴结清扫手术(D1),胃周外淋巴结清扫不够完全,故无法进行完整淋巴结分期。

为克服扩大淋巴结清扫而导致的分期变化[25,26],最近一个大规模临床研究对胃独立预后因素进行探讨。淋巴结比率(LNR)是转移淋巴结与被检淋巴结的绝对比,即使淋巴结清扫不规范(<15 个被检淋巴结)[31],LNR 也是独立的预后因素[27-30]。GIRCG 定义了 4 个 LNR 预后区间:0,0.001－0.09,0.10－0.25,>0.25。对于相同 pN 分期、淋巴结清扫范围而言,LNR 预后区间与不同预后相关[29]。前期研究显示转移的淋巴结数目可以影响到 LNR,而不是所有的淋巴结(图 3-5)[20,27,29]。因此,它可以是肿瘤分期变化的一个独立预后因素。此外,LNR 反映了肿瘤(转移淋巴结的数目)和手术治疗(淋巴结清扫范围)的特点。最后,建议应用肿瘤-比例-转移(TRM)替代肿瘤-淋巴结-转移(TNM)[32]。

TNM 分期第 7 版[5]中,UICC 保留了以转移淋巴结数目作为 pN 分型,新版 pN 分期与旧版分期相比,提供了更准确的预后预测因素[33]。

最近提出了以转移淋巴结大小作为依据的分期。伴有淋巴结转移的患者,无论 TNM 分期如何,这些分期可以产生不同的预后。不同的切块:8mm[34]和 2cm[35]可分为两种 N 亚型:n1 最大转移淋巴结小于切块,n2 最大转移淋巴结大小等于或大于切块。

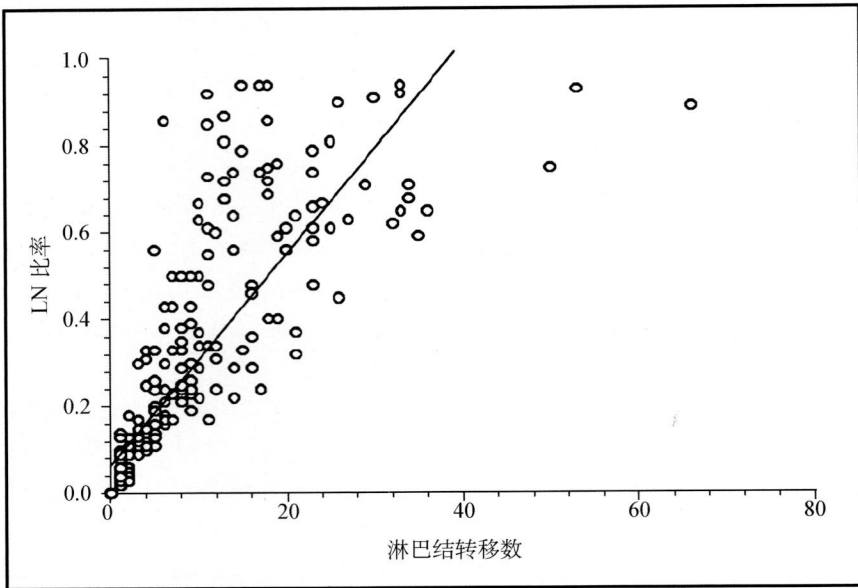

图 3-5　淋巴结转移数目与 LNR 线性回归分析[20]

表 3-3　区域淋巴结 N 分期

Nx	区域淋巴结无法评估
N0	无淋巴结转移
N1	1～2 个淋巴结转移
N2	3～6 个淋巴结转移
N3	7 个或更多淋巴结转移
N3a	7～15 个淋巴结转移
N3b	＞16 个淋巴结转移

(三)远处转移(M)

无远处转移或远处转移分别为 M0 和 M1。肝、腹膜和远处淋巴结是胃癌最常见的转移部位。而中枢神经系统和肺转移较少发生。

TNM 分期系统把脱落细胞学检查阳性定为转移灶(M1)。腹腔冲洗液脱落细胞学检查是预后较差和腹膜复发的标记[36]，日本[37]和西方[38,39]研究发现，腹腔冲洗脱落细胞学检查并没有增加根治性切除[37]后病理学 T 和 N 分期之外的其他预后资料。此外，西方国家并没有完全推广腹腔冲洗脱落细胞学检查，其在预测腹膜复发方面特异性高，但

敏感性低[36]。

参 考 文 献

[1]　Japanese Gastric CancerAssociation（1998）Japanese classification of gastric carcinoma, 2nd English edition. Gastric Cancer 1：10-24

[2]　Lauren P（1965）The two hisrological main types of gastric caranoma：diffuse and so called intestinal-type carcinoma. An attempt at a histo-clinical classification. Acta Pathol Microbiol Scand 64：31-49

[3]　Carneiro F，Seixas M，Sobrinhǒ-Simoes M（1995）New el-ements for an updated classification of the carcinomas of the stomach. Pathol Res Pract 191：571-584

[4]　Kodama Y，Inokuchi K，Soejima K et al（1983）Growth pattems and prognosis in early gastric carcinoma. Superfi-cially spreading and penetrating growth types. Cancer 51：320-326

[5]　Edge SB，Byrd DR，Compton CC，eds. AJCC Cancer Staging Manual. 7th ed. New York, NY.：Springer,2010

[6] Park JH，Hyung WJ，Choi SH，Noh SH (2010) Should direct mesocolon invasion be included in T4 for the staging of gastric cancer? J Surg Oncol 101:205-208

[7] Sobin LH，Wittekind C (2002) TNM classification of ma-lignant tumours. 6th ed. Wiley-Liss，New York

[8] Ahn HS, Lee HJ, Hahn S ei al (2010) Evaluation of the Sev-enth American Joint Committee on Cancer/International Union Against Cancer Classification of gastric adenocarcinoma in comparison with the sixth classification. Cancer Epub Aug 24

[9] Isozaki H，Fujii K，Nomura E et al (1999) Prognostic fac-tors of advanced gastric carcinoma without serosal invasion (pT2 gastric carcinoma). Hepatogastroenterology 46:2669-2672

[10] Kamatsu S，Ichikawa D，Kurioka H et al (2005) Prognos-tic and clinical evaluation of patienrs with T2 gastric can-cer. Hepatogastroenterology 52:965-968

[11] Park DJ，Kong SH，Lee HJ et al (2007) Sub-classification of pT2 gastric adenocarcinoma according to depth of invasion (pT2a vs pT2b) and lymph node status. Surgery 141:757-763

[12] Lu Y，Liu C，Zhang R et al (2008) Prognostic significance of subclassification of pT2 gastric cancer: a retrospectivestudy of 847 patients. Surg Oncol 17:317-322

[13] Nitti D，Marchet A，Mocellin S et al (2009) Prognostic val-ue of subclassification of T2 tumours in patients with gas-tric cancer. Br J Surg 96:398-404

[14] Sun Z，Zhu GL，Lu C et al (2009) A novel subclassification of pT2 gastric cancers according to the depth of muscularis propria invasion. Superficial muscularis propria versus deep muscularis propria/subserosa. Ann Surg 249:768-775

[15] Song KY，Hur H，Jung CK et al (2010) Impact of tumor in-filrration pattem into the surrounding tissue on prognosis of the subserosal gastric cancer (T2b). Eur J Surg Oncol 36:563-567

[16] Soga K，Ichikawa D，Yasukawa S et al (2010) Prognostic im-pact of the width of subserosal invasion in gastric cancer invading the subserosal layer. Surgery 147:197-203

[17] Wagner PK，Ramaswamy A，Ruschoff J et al (1991) Lymph node counts in the upper abdomen: anatomical basis for lym-phadenectomy in gastric cancer. Br J Surg 78:825-827

[18] Sharma D，Thakur A，Toppo S，Chandrakar SK (2005) Lymph node counts in Indians in relation to lymphadenectomy for carcinoma of the oesophagus and stomach. Asian J Surg 28:116-120

[19] Verlato G，Roviello F，Marchet A et al (2009) Indexes of surgical quality in gastric cancer surgery: experience of an Italian net-work. Ann Surg Oncol 16:594-602

[20] Catarci M，Montemurro LA，Di Cintio A et al (2010) Lymph node retrieval and examination during the implementation of extended lymph node dissection for gastric cancer in a non-spe-cialized western institution. Updates Surg 62:89-99

[21] Bouvier AM，Haas O，Piard F et al (2002) How many nodes must be examined to accu-rately stage gastric carcinomas? Results from a population based study. Cancer 94:2862-2866

[22] Baxter NN，Tuttle TM (2005) Inadequacy of lymph node staging in gastric cancer patients: a population-based study. Ann Surg Oncol 12:981-987

[23] Cobum NG，Swallow CJ，Kiss A，Law C (2006) Significant regional variation in ade-quacy of lymph node assessment and survival in gastric cancer. Cancer 107:2143-2151

[24] de Manzoni G，Verlato G，Roviello F et al (2002) The new TNM classification of lymph node metastasis minimises stage migration problems in gastric cancer patients. Br J Can-cer 87:171-174

［25］ Yoo CH，Noh SH，Kim YI，Min JS（1999）
Comparison of prognostic significance of nodal
staging between old（4th Edition）and new
（5th Edition）UICC TNM classification for
gastric carcinoma. International Union Against
Cancer.World J Surg 23：492-497

［26］ De Manzoni G，Verlato G，Guglielmi A et al
（1999）Clas-sification of lymph node metasta-
ses from carcinoma of the stomach：compari-
son of the old（1987）and new（1997）TNM
systems. World J Surg 23：664-669

［27］ Cheong JH，Hyung WJ，Shen JG et al（2006）
The N ratio predicts recurrence and poor prog-
nosis in patients with node-positive early gas-
tric cancer. Ann Surg Oncol13：377-385

［28］ Liu C，Lu P，Lu Y et al（2007）Cinical impli-
cations of metastatic lymph node ratio in gas-
tric cancer. BMC Cancer 7：200-207

［29］ Marchet A，Mocellin S，Ambrosi A et al
（2007）The ratio between metastatic and ex-
amined lymph nodes（N ra-tio）is an inde-
pendent prognostic factor in gastric cancer re-
gardless of the type of lymphadenectomy：re-
sults from an Italian multicentric study in 1853
patients. Ann Surg 245：543-552

［30］ Xu DZ，Geng QR，Long ZJ et al（2009）Posi-
tive lymph node ratio is an independent prog-
nostic factor in gastric cancer after D2 resec-
tion regardless of the examined number of
lymph nodes. Ann Surg Oncol 16：319-326

［31］ Kulig J，Sierzega M，Kolodziejczyk，Popiela T
（2009）Ratio of metastatic to resected lymph
nodes for prediction of survivalin patients with
inadequately staged gastric cancer. Br J Surg
96：910-918

［32］ Persiani R，Rausei S，Antonacci V et al
（2009）Metastatic lymph node ratio：a new
staging system for gastric cancer.World J Surg
33：2106-2111

［33］ Deng J，Liang H，Sun D et al（2010）Suitabil-
ity of 7th UICC N stage for predicting the o-
verall survival of gastric cancer patients after
curative resection in China. Ann Surg Oncol
17：1259-1266.24

［34］ Dhar DK，Kubota H，Kinukawa N et al
（2003）Prognostic significance of metastatic
lymph node size in patients with gastric canc-
er. Br J Surg 90：1522-1530

［35］ Cheong O，Oh ST，Kim BS et al（2008）
Large metastatic lymph node size，especially
more than 2 cm：independent predictor of poor
prognosis in node-positive gastric carci-noma.
World J Surg 32：262-266

［36］ Bando E，Yonemura Y，Takeshita Y et al
（1999）Intraoperative lavage for cytological
examination in 1,297 patients with gastric car-
cinoma. Am J Surg 178：256-262

［37］ Abe S,Yoshimura H，Tabara H et al（1995）
Curative resection of gastric cancer：limitation
of peritoneal lavage cytology in predicting the
outcome. J Surg Oncol 59：226-229

［38］ Bonenkamp JJ，Songun I，Hermans J，van de
Velde CJ（1999）Prognostic value ofpositive
peritoneal lavage cytology findings from ab-
dominal washings in patienrs with gastric
cancer. Br J Surg 83：672-674

［39］ de Manzoni G，Verlato G，Di Leo A et al
（2006）Peritoneal cytology does not increase
the prognostic information pro-vided by TNM
in gastric cancer. World J Surg 30：579-584

［40］ Bentrem D，Wilton A，Mazumdar M et al
（2005）The value of peritoneal cytology as a
preoperative predictor in patient with gastric
carcinoma undergoing a curative resection.Ann
Surg Oncol 12：1-7

Luigina Graziosi,Walter Bugiantella,Emanuel Cavazzoni,
and Annibale Donini

第4章

术前分期和可切除性评估

【摘要】 D2手术是进展期胃癌的标准手术方式。为改善胃癌患者预后,对部分患者需要进行新辅助化疗或放疗。治疗方案的选择和预后取决于肿瘤浸润部位、病灶大小、淋巴结转移和是否有远处转移病灶。全身电脑断层扫描(CT)、胃肠镜和超声胃镜都可用于胃癌早期诊断和分期,对淋巴结是否转移具有较好的敏感性和特异性。^{18}-FDG正电子发射X线层析照相术(PET)-CT由于敏感性低,不推荐用于胃癌早期诊断,但评价淋巴结转移方面精确性好于CT。腹腔镜探查对于胃癌患者分期非常关键,能够准确发现不易发现的转移瘤,能够避免剖腹探查术。

【关键词】 胃癌;术前分期;电脑断层扫描;超声胃镜;PET-CT;腹腔镜探查;腹膜内灌洗;原发肿瘤;淋巴结转移;远处转移

胃癌患者预后取决于肿瘤是否存在远处转移。胃癌早期诊断和准确分期可改善患者生存期。

胃癌治疗首选根治性手术,但不可否认的是,即使手术切除后患者预后仍然较差。近年来,胃癌治疗的理念转变为个体化治疗,包括围术期化疗、靶向治疗[1]。目的是通过药物治疗使瘤体缩小、减少癌细胞播散、完整切除以改善预后。在选择最适当的治疗方案和决定是否可以手术切除肿瘤之前,应准确评估肿瘤分期。

当前比较先进的技术如超声胃镜(EUS)、电脑断层扫描(CT)、正电子发射X线层析照相术(PET)、PET-CT、磁共振(MRI)和腹腔镜探查等能够对胃癌准确临床分期提供依据。我们将把不同方法逐一介绍。

一、超声胃镜

超声胃镜有放射状和管状两种探头。放射状探头用于展示诊断图像,而管状探头则可在图像引导下取活检(肿瘤或病理性淋巴结)。

EUS对于胃癌术前分期非常重要,其高分辨可清晰显示胃壁和胃周淋巴结图像。与CT相比,超声胃镜是评估肿瘤浸润深度和淋巴结转移最可靠的方法[2-11]。

超声胃镜对于胃癌T分期准确率为64.8%~92%,而N分期为50%~90%(敏感性≤66%,特异性为90%)。对早期胃癌T分期中,T1期准确率约为83%(67%~90%),T1m为77%,T1sm为46%(18%~65%),准确辨别两个分期比较困难,尤其是分辨黏膜下第2、3层[4,9-11]。病灶周围炎症反应使得胃壁增厚,可以造成T分期过度,容易误诊为癌。胃小弯、胃底后壁和胃窦前壁浆膜层变薄也可引起过度分期,比较典型的是pT3。该期常被认为是肿瘤浸润到浆膜下层脂肪组织;但对于EUS而言,固有肌层显示为低回声,浆膜下脂肪组织和浆膜本身都是高回声,因此 EUS 判断为 uT4a。

除此之外,超声胃镜分期准确性受到肿瘤类型、病理分类和肿瘤大小影响。对早期胃癌,超声胃镜判断胃壁浸润深度的准确率,隆起型(91%)比凹陷型高(56%)。病理分类方面,分化癌的分期准确率(86%)高于未化分癌(18%),并随肿瘤增大而降低。N 分期准确性和敏感性相对较低,原因在于超声胃镜无法明确辨别良性和恶性淋巴结。超声胃镜对于转移性淋巴结的特点是大小>10mm或最大直径与最小直径比<2、形状较圆、边缘锐、低回声信号[4-6]。高频(>12MHz)但有局限深度(<6cm)的传感器足以显示远处淋巴结(图 4-1,图 4-2)[9-11]。

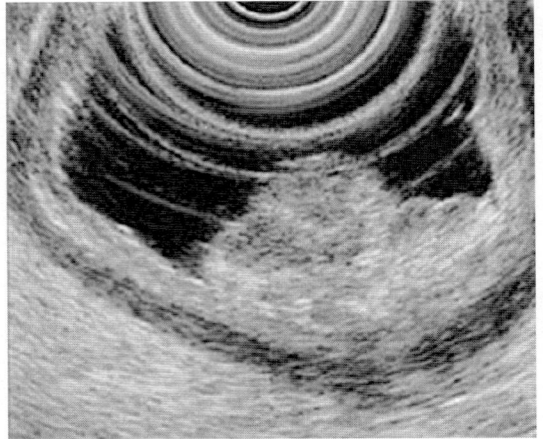

图 4-1 早期胃癌 EUS 图像:胃黏膜息肉样隆起,未及黏膜下层

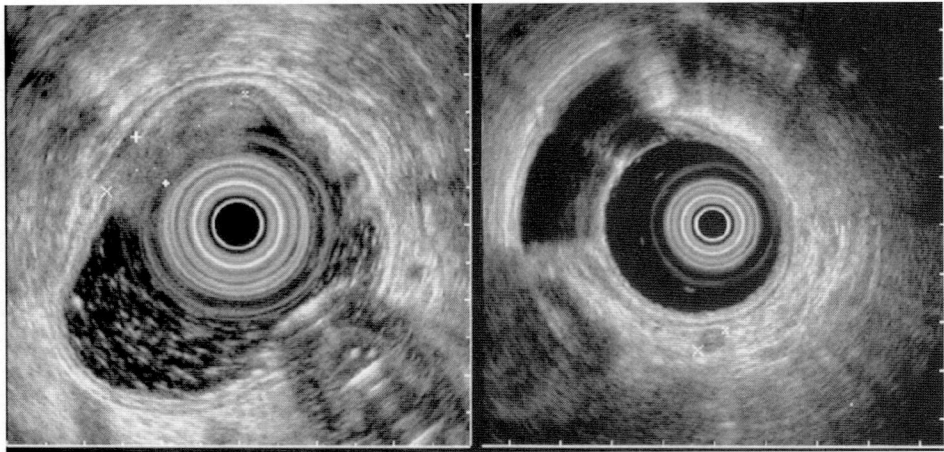

图 4-2 进展期胃癌 EUS 图像:黏膜、黏膜下和固有肌层隆起,不包括第五层(浆膜层)。胃周淋巴结清楚显示

二、CT

增强对比、胸-腹-盆腔 CT 是评估胃癌术前分期的基础,能够评估局部病灶、淋巴结侵犯、是否远处转移。多探头 CT 扫描层面更薄、更好。三维图像增加了图像分辨率和肿瘤血流动力学特征,使图像信息更精确,可提高术前分期的精确性。

CT 对于胃癌 T 分期的准确率为 69%~89%,但对早期胃癌较低,只有 20%~53%(图 4-3、图 4-4)[6,7-16]。为提高图像分辨率,检查前晚患者应禁食或至少空腹 5h,以排空胃。由于收缩的胃壁可能掩盖病灶,需要口服增强剂使胃充分扩张:中性(水)或阴性(空气)对比。CT 对于胃癌分期准确率较低主要是由于对 T1 和 T2 过度分期,降低了 T4a 和 T4b 分期,也由于多层胃壁太薄或部分体积平均效应使扫描区域(胃角)难以观察[15,16]。

CT 判断 N 分期准确率为 71%～82%。根据以往经验，胃周淋巴结短轴直径＞6mm 及胃周外淋巴结＞8mm 时，则考虑为转移淋巴结。如果淋巴结直径＞10mm 且 CT 值＞100HU，则考虑为阳性[13-16]。不过，对阳性淋巴结没有统一标准，需根据测量方法、大小、形状或增强方式而定。CT 在胃癌淋巴结分期的局限性在于对正常大小、反应性或炎性和转移的淋巴结缺乏明确的区分。

CT 对于 M 分期的准确率为 91%～100%。虽然 CT 在检查肝、脾和肺转移的敏感度（100%）和特异度（99%）高，但由于分辨率低（≥5mm），故它对腹膜转移的诊断准确率很低[6,7,12,13]。

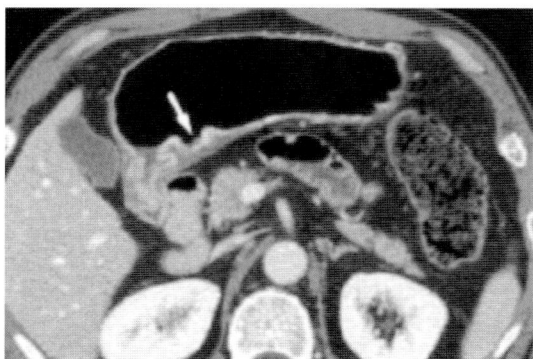

图 4-3　Ⅱ型早期胃癌 CT 图像。胃窦后壁可见局灶隆起性溃疡病变，黏膜层显著增强，黏膜下层为低密度(T1)[12]

三、PET

[18]氟-2-脱氧葡萄糖 PET([18]FDG-PET)成像是根据肿瘤细胞膜葡萄糖运转物 GLUT-1 高表达而增加葡萄糖摄入，同时导致[18]FDG 的摄入增加。常用的是测量肿瘤摄入[18]FDG 的半定量分析，其值为标准摄入量(SUV)。[18]FDG-PET 是对各种实体瘤检测和分期常用的方法，包括肺、食道、结直肠肿瘤。

此外，大部分研究显示，[18]FDG-PET 用

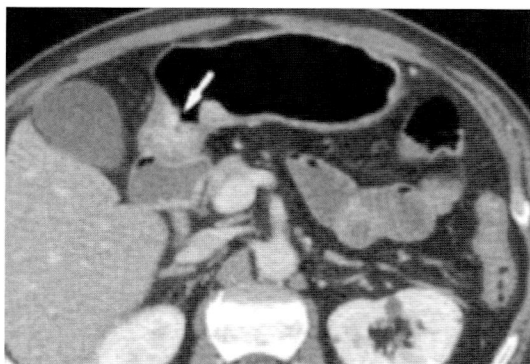

图 4-4　进展期胃癌 CT 图像，胃窦不规则增厚，胃周脂肪无浸润(T2)[12]

于胃癌早期诊断并不推荐，其特异性高，但敏感性低[17-24]。事实上，约 20% 胃癌患者无法通过[18]FDG-PET 进行评估。对原发肿瘤检测敏感性为 58%～94%（平均 81.5%）和特异性为 79%～100%（平均 90%）。

[18]FDG-PET 检查胃癌存在一定的技术困难：①背景信号：由于正常胃壁血流密集，其[18]FDG 摄入量高；②病人至少禁食 5h 后胃壁因水分吸收难以扩张；③空间分辨率低。除此之外，[18]FDG-PET 可能受到其他因素的影响：第一，肿瘤位置。如肿瘤位于胃上、中部或下 1/3 部；第二，肿瘤大小。早期胃癌敏感性只有 26%～63%，而进展期胃癌却升高为 93%～98%；第三，病理类型。肠型比弥漫型（黏液腺癌或印戒细胞癌）SUV 更高，因为它们细胞内的黏液代谢高且细胞密度低。

[18]FDG-PET 对于 N1 淋巴结转移敏感性不如 CT（17.6%～46.4%，平均 27.5% vs 平均 68%），因为其空间分辨率相对较低（＞5mm）。依靠[18]FDG-PET 无法将胃周淋巴结与原发肿瘤或正常胃壁进行区分。[18]FDG-PET 对于检测 N2/N3 淋巴结敏感度低（33%～46.2%）但特异性高（91%～100%）[18-24]。[18]FDG-PET 对于淋巴结转移预测值比 CT 更高，如患者淋巴结转移为 N3，患者无法耐受手术时，可考虑姑息性治疗。

结合 CT 解剖图像和[18]FDG-PET 代谢图像可增强对阳性淋巴结的检测能力（图 4-5）。

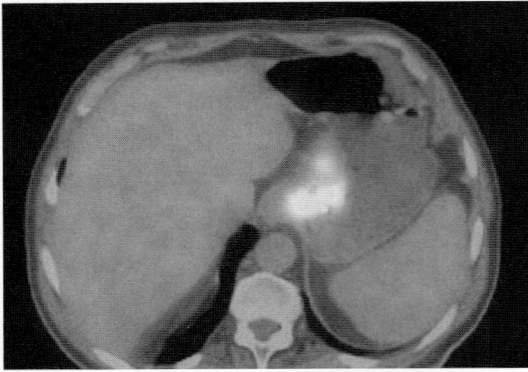

图 4-5　胃食管交界部肿瘤[18]FDG-PET 图片：胃周淋巴结高代谢改变

[18]FDG-PET 诊断腹膜种植转移的价值较小，原因在于其敏感性低（9%～50%，平均为 32.5%），但特异性相对较高（63%～99%，平均 88.5%）。一些学者提出腹膜转移病灶周围广泛纤维化，可在一定程度上解释敏感性较低的原因[17,19-21]。而转移结节较小（<5mm）是检测率低的另外一个原因。

[18]FDG-PET 检测远处转移的作用尚不清楚。少数研究发现其对于检测肝转移敏感性为 85%，特异性为 74%；肺转移分别为 67% 和 88%；腹水分别为 24% 和 76%；胸膜种植转移分别为 4% 和 100%；骨转移为 30% 和 82%[18,19]。腹水、胸膜和骨转移癌细胞较少，故敏感性低。

[18]FDG-PET 对胃癌新辅助化疗疗效评估起到重要作用，能够早期判断化疗是否有效。

未来预计可能使用新的示踪剂如 C-11-胆碱，可改善 PET-CT 对胃癌的敏感性。

四、MRI

MRI 已经成为胃肠癌诊断的重要检查方法。但是，MRI 对于判断 T 分期效果欠佳，原因在于病灶胃壁厚度不够，难以发现早期或小的病灶[25-27]。此外，良性病灶，如胃溃疡常伴有炎性改变或病灶周围水肿使胃壁增厚可以导致误诊。

依据脂肪-水界面低信号强度不规则改变，MRI 可用于评估胃癌浆膜外浸润，这一点与 CT 不同。

MRI 评估淋巴结是否转移能力较差，N分期准确率仅为 52%～65%，低于 CT 或 EUS[25-27]。检测率较低的原因在于较小的淋巴结转移，也可能由于炎性反应导致淋巴结增大。选择性淋巴结造影剂可提高 MRI 对 N 分期诊断准确率[26]。

增强对比 MRI 在诊断胃癌肝转移和发现肝恶性病变很有帮助。

五、腹腔镜探查

胃癌分期的关键是诊断性腹腔镜探查。研究报道，腹腔镜探查的主要作用在于发现微转移的准确率较高，可避免大量、不必要的剖腹探查术[28-33]。

与 CT 相比，腹腔镜探查可显示肿瘤侵犯浆膜层、肿大淋巴结、肝表面微小转移灶和那些 <5mm 的腹膜转移病灶。对Ⅱ期胃癌的敏感性和特异性分别为 90% 和 86%，Ⅲ期为 94.5% 和 100%[28,30,31,33]。诊断性腹腔镜探查可以排除那些无法根治性手术的进展期胃癌患者，此比例已升至 67%。

光纤视镜对于初始无法手术的患者经新辅助化疗后再分期十分重要，可用于评估肿瘤化疗疗效，确定是否可行手术。

在进行腹腔镜探查时，可收集术中或术后腹腔冲洗液进行脱落细胞学检查。脱落细胞学检查阳性是手术的禁忌证，能确定是否进行新辅助化疗或最佳支持治疗。日本学者将脱落细胞学检查阳性的胃癌患者定为Ⅳ期，不适合手术切除。

除此之外，腹腔镜探查可同时使用超声。腹腔镜探查的局限性在于无法发现腹膜后是否转移和肿大淋巴结，此时利用超声可对肝转移、肿大淋巴结和原发胃癌局部病灶提供明确信息。

参 考 文 献

[1] Biondi A，Persiani R，Cananzi F et al (2010) RO resection in the treatment of gastric cancer: room for improvement. World J Gastroenterol 16:3358-3370

[2] Kwee RM，Kwee TC (2007) Imaging in local staging of gastric cancer: a systematic review. J Clin Oncol 25:2107-2116

[3] Chen CH，Yang CC，Yeh YH (2002) Preoperative staging of gastric cancer by endoscopic ultrasound: the prognostic usefulness of ascites detected by endoscopic ultrasound. J Clin Gastroenterol 35:321-327

[4] Godfrey EM，Rushbrook SM，Carroll NR (2010) Endoscopic ultrasound: a review of current diagnostic and therapeutic applications. Postgrad Med J 86:346-353

[5] Tsendsuren T，Jun SM，Mian XH (2006) Usefulness of endoscopic ultrasonography in preoperative TNM staging of gastric cancer. World J Gastroenterol 12:43-47

[6] Tsujimoto H，Sugasawa H，Ono S et al (2010) Has the accuracy of preoperative diagnosis improved in cases of early-stage gastric cancer? World J Surg 34:1840-1846

[7] Kim JH，Eun HW，Goo DE et al (2006) Imaging of various gastric lesions with 2D MPR and CT gastrography performed with multidetector CT. Radiographics 26:1101-1116; discussion 1117-1118

[8] Yanai H，Noguchi T，Mizumachi S et al (1999) A blind comparison of the effectiveness of endoscopic ultrasonography and endoscopy in staging early gastric cancer. Gut 44:361-365

[9] Akahoshi K，Chijiwa Y，Hamada S et al (1998) Pretreatment staging of endoscopically early gastric cancer with a 15 MHz ultrasound catheter probe. Gastrointest Endose 48:470-476

[10] Ohashi S，Segawa K，Okamura S et al (1999) The utility of endoscopic ultrasonography and endoscopy in Lhe endoscopic mucosal resection of early gastric cancer. Gut 45:599-604

[11] Yoshida S，Tanaka S，Kunihiro K et al (2005) Diagnostic ability of high-frequency ultrasound probe sonography in staging early gastric cancer，especially for submucosal invasion. Abdom Imaging 30:518-523

[12] Kim AY，Kim HJ，Ha HK (2005) Gastric cancer by multi-detector row CT: preoperative staging. Abdom Imaging 30:465-472

[13] Pan Z，Zhang H，Yan C et al (2009) Determining gastric cancer resectability by dynamic MDCT. Eur Radiol 20:613-620

[14] Lakadamyali H，Oto A，Akmangit I et al (2003) The role of spiral CT in the preoperative evaluation of malignant gastric neoplasms. Tani Girisim Radyol 9:345-353

[15] Lee IJ，Lee JM. Kim SH et al (2009) Helical CT evaluation of the preoperative staging of gastric cancer in the remnant stomach. AJR Am J Roentgenol 192:902-908

[16] Chen CY，Hsu JS，Wu DC et al (2007) Gastric cancer: preoperative local staging with 3D multi-detector row CT-correlation with surgical and histopathologic results. Radiology 242:472-482

[17] BiliciA，Ustaalioglu BB，Seker M et al (2011) The role of (18) F-FDG PET/CT in the assessment of suspected recurrent gastric cancer after initial surgical resection: can the results of FDG PET/CT influence patients' treatment decision making? Eur J Nucl Med MoI Imaging 38:64-73

[18] Sun L，Wan Y，Lin Q et al (2011) Multiple primary malignant tumors of upper gastrointestinal tract: a novel role of 18F-FDG PET/CT. World J Gastroenterol 16:3964-3969

[19] Kim EY，Lee WJ，Choi D et al (2010) The value ofPET/CT for preoperative staging of advanced gastric cancer: Comparison with

contrast-enhanced CT. Eur J Radiol Mar 10 [Epub ahead of print]

[20] Nakamoto Y, Togashi K, Kaneta T et al (2009) Clinical value of whole-body FDG-PET for recurrent gastric cancer: a multicenter study. Jpn J Clin Oncol 39:297-302

[21] Sim SH, Kim YJ, Oh DY et al (2009) The role of PET/CT in detection of gastric cancer recurrence. BMC Cancer 9:73

[22] Dassen AE, Lips DJ, Hoekstra CJ et al (2009) FDG-PET has no definite role in pre-operative imaging in gastric cancer. Eur J Surg Oncol 35:449-455

[23] Gananadha S, Hazebroek EJ, Leibman S et al (2008) The utility of FDG-PET in the preoperative staging of esophageal cancer. Dis Esophagus 21:389-394

[24] Sun L, Su XH, Guan YS et al (2008) Clinical role of 18F-fluorodeoxyglucose positron emission tomography/computed tomography in post-operative follow up of gastric cancer: initial results. World J Gastroenterol 14:4627-4632

[25] Kim IY, Kim SW, Shin HC et al (2009) MR1 of gastric carcinoma: results of T and N-staging in an in vitro study. World J Gastroenterol 15:3992-3998

[26] Tokuhara T, Tanigawa N, Matsuki M et al (2008) Evaluation of lymph node metastases in gastric cancer using magnetic resonance imaging with ultrasmall superparamagnetic iron oxide (USPIO): diagnostic performance in post-contrast images using new diagnostic criteria. Gastric Cancer 11:194-200

[27] Wu JG, Fang GE, Luo TH et al (2008) Value of dynamic subtraction technique of magnetic resonance imaging in preoperative TNM-staging assessment of gastric carcinoma 11:533-536

[28] Hur H, Lee HH, Jung H et al (2010) Predicting factors of unexpected peritoneal seeding in locally advanced gastric cancer: Indications for staging laparoscopy. J Surg Oncol 102:753-757

[29] Togonel RD, Muntean V, Fabian O (2010) The role of laparoscopic peritoneal cytology in the diagnosis and treatment of gastric cancer. Chirurgia (Bucur) 105:113-117

[30] Shimizu H, Imamura H, Ohta K et al (2010) Usefulness of staging laparoscopy for advanced gastric cancer. Surg Today 40:119-224

[31] Muntean V, Mihailov A, Iancu C et al (2009) Staging laparoscopy in gastric cancer. Accuracy and impact on therapy. J Gastrointestin Liver Dis 18:189-195

[32] Fagotti A, Ferrandina G, Fanfani F et al (2008) Prospective validation of a laparoscopic predictive model for optimal cytoreduction in advanced ovarian carcinoma. Am J Obstet Gynecol 199:642-646

[33] Roviaro GC, Varoli F, Sonnino D et al (2000) Can routine laparoscopy help to reduce the rate of explorative laparotomies for gastric cancer? Diagn Ther Endose 6:125-131

Emanuele Bendia,Marco Marzioni,Antonio Di Sario,Walter Siquini, and Antonio Benedetti

第 5 章

早期胃癌的诊断和内镜治疗

【摘要】 胃癌病死率与诊断时肿瘤分期相关,早期发现病灶有助于改善胃癌患者短期和长期生存期。目前,常用的提高胃癌诊断准确性的方法有:活体染色和(或)高分辨率内镜设备。利用超声胃镜对病灶形态进行评估,了解肿瘤侵犯胃壁,对于评估胃癌分期具有重要作用。对于否认深度浸润和远处转移,尤其是手术风险较高的患者,可通过内镜切除局部病灶。

【关键词】 早期胃癌;活体染色;内镜放大率;超声内镜;内镜下黏膜切除;内镜下黏膜下切除

胃癌是病死率较高的一类疾病,与诊断时肿瘤分期密切相关。西方国家胃癌早诊率少于日本(10％～15％ vs. 50％)[1,2]。这种差异可能与不同人种发病率和日本胃癌早期筛查有关。

胃癌一线治疗仍然是手术切除病灶,同时进行胃周淋巴结清扫。对于早期胃癌(IA)患者,5年生存率可达90％。胃癌患者手术死亡率 1％ ～ 6.5％,并发症发生率15％～20％[3,4]。部分患者可能术后出现吞咽困难、胃食道反流、腹泻、呕吐等症状,降低了术后患者生活质量[5,6]。

早期胃癌是指肿瘤比较表浅,未侵透黏膜下层,无论是否存在淋巴结转移[2]。胃表浅肿瘤根据形态学可分为:0-Ⅰ型:有蒂或无蒂息肉,易于被内镜识别和内镜下切除;0-Ⅱa型、0-Ⅱb型和0-Ⅱc型为非息肉型,相对隆起、平坦或凹陷;0-Ⅲ型属腔内型[7](图5-1)。

对于表浅非息肉型肿瘤难以早期发现,需使用特殊切除技术。日本Ⅱ型胃癌患者最常见(约占表浅性肿瘤96％),其中约75％为凹陷型(0-Ⅱc型)或混合凹陷型。西方国家约75％早期胃癌为腔内型(0-Ⅲ型)[7]。造成东西方国家的差异原因尚不清楚。

一、诊断

常见提高内镜检查诊断的方法有:与内镜放大率相关的活体染色、高分辨率或高清晰度内镜设备、窄波成像、虚拟染色或共聚焦显微内镜。

黏膜内染色有助于清楚地辨别Ⅱ型肿瘤边缘和范围。与共聚焦显微内镜相似,活体染色和放大内镜的结合对于诊断胃部肿瘤和识别未分化癌具有相当高的敏感性。

靛蓝胭脂红染色联合放大内镜可更好地识别病灶边界、黏膜和血管等结构。同时可以区分分化型肿瘤和未分化肿瘤。前者具有规律而明显的腺体结构和清晰的血管,后者则无法识别腺体结构、血管结构不规律[8]。窄波成像也可达到类似效果,敏感性高(89％～96％)和特异性高(83％～95％)[9]。

也有文献报道了高分辨率内镜和虚拟染色的作用。初步结果显示,与普通胃镜相比,对50％的患者边缘识别作用较好[10],对于辨别不规律的血管结构效果更好[11]。

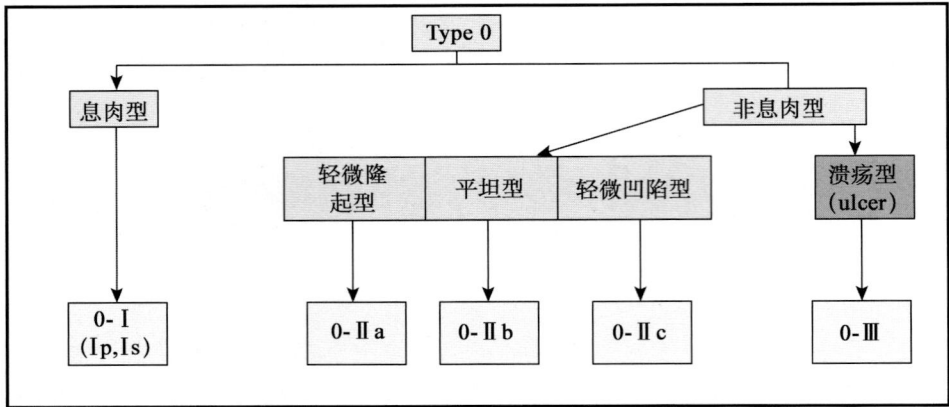

图 5-1　胃癌分类

对于早期胃癌患者,共聚焦显微内镜与其他内镜不同,是唯一能提供活检的方法。它可有效地区别分化和未分化肿瘤、肿瘤和非肿瘤病灶;敏感性、特异性、诊断准确性、阳性和阴性预测值分别为 90%、99%、97%、86% 和 97%[13]。

二、分期

0-Ⅱc 型肿瘤可穿透黏膜下层,肿瘤大小与黏膜下浸润直接相关[7]。应用 20-到 30-MHz 小探头超声即可对胃肿瘤进行形态学评估,以此来区别浸润和非浸润性病变[14]。肿瘤黏膜下浸润与局域淋巴结转移相关,但是不易被超声或影像学方法发现,原因在于超声胃镜(EUS)与计算机断层扫描(CT)对于淋巴结转移诊断准确率较低(50%~87% 和 53%~71%)[15,16]。如果肿瘤侵及黏膜下层,则出现淋巴结转移的风险极高。

超声胃镜空间分辨率较好,可清楚分辨胃壁五层(图 5-2)。根据高低回声变化,前两层分别为高回声和低回声,可分辨表浅和深层黏膜;第 3 层高回声为黏膜下层;第 4 层低回声为固有肌层,第 5 层高回声为浆膜层[17]。

超声胃镜对于胃癌分期具有重要作用(图 5-3),精确肿瘤分期是影响预后最重要

的因素之一[18]。由于超声胃镜在胃癌分期中的作用,此检查方法已经被广大临床医生所接受。多数研究均存在不同的问题,很少将超声胃镜与 CT 或其他检查方法进行对比研究。新技术或方法发展迅速,如利用细针穿刺活检(FNA)对淋巴结转移进行评估。TNM 分期中,对于淋巴结分期的更新产生了一些问题。目前的研究多单独针对 T、N 或 M 分期特异性和敏感性进行探讨,很少有研究将肿瘤分期三个指标(T、N、M)进行综合评估[19-20]。

不过,EUS 为精确的胃癌局部分期带来益处。理论上,胃癌治疗关键因素是通过检查确定是否存在远处转移,原因在于没有远处转移的患者才适合外科手术,次要考虑的是肿瘤局部浸润。但准确判断肿瘤浸润程度(T)和淋巴结转移范围非常重要,这对确定患者是否适合内镜治疗或腹腔镜治疗,决定淋巴结清扫范围起到非常重要的作用。同时,EUS 也可用于评估新辅助治疗的作用,对于开展临床研究提供支持[21-23]。

此外,EUS 对于肿瘤浸润胃壁程度(T 分期)诊断准确性良好:T 分期总体敏感度范围从 0.82 到 0.99[18,21]。区别浸润浆膜下和浆膜层的肿瘤比较困难,尤其是 T3 期肿瘤。相比于早期胃癌,进展期胃癌 EUS 敏感度较

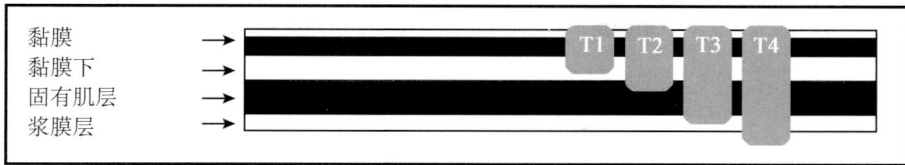

图 5-2　超声胃镜(EUS)可通过不同高-低回声将胃壁分为五层,因此,首两层浅层和深层黏膜分别为高回声和低回声,第三层黏膜下层为高回声,第四层固有肌层为低回声,第五层浆膜层为高回声。所以,EUS 可较好地分辨胃癌 T 分期:T1(限于黏膜下层),T2(延至固有肌层),T3(进入浆膜下层)和 T4(浸润浆膜层并累及外周脏器)

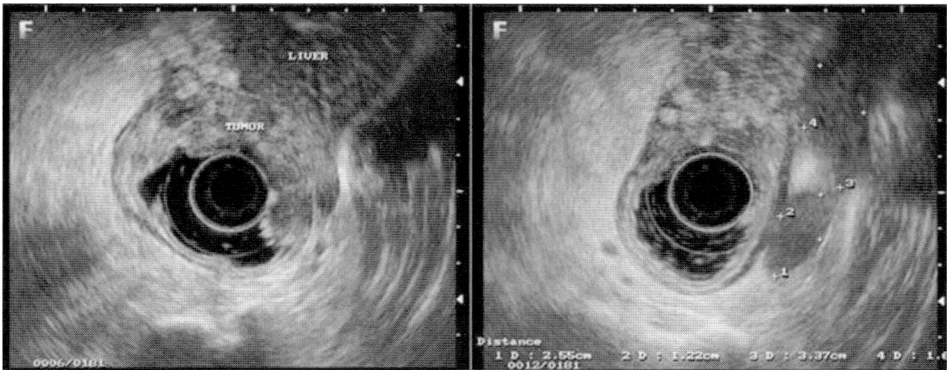

图 5-3　EUS 评估胃癌分期:肿瘤源于第 2 层并浸润胃壁全层,累及外周脏器达肝下缘(左图)。可发现胃周有 8 个阳性淋巴结(右图)。EUS 分期为 T2N2

高,而所有分期的胃癌患者特异性都很高。EUS 判断 T 分期与肿瘤真实分期高度类似[18]。对临床医生而言,这对早期胃癌患者内镜下黏膜下切除提供基础[18,24]。

　　EUS 的缺点是其对于进展期胃癌似然比低于早期胃癌。似然比是通过检查排除疾病的能力,例如 EUS 排除 T4 比 T1 的能力更好。如果 EUS 评估患者为 T3 期,则可除外 T4 期。这对患者提供特定治疗方案十分重要。T3 期患者可以得到根治性治疗,而非姑息性治疗。同样,如果超声胃镜提示为 T2,即使分期错误,可能真正的分期为 T1,也不会改变治疗方案。

　　通过 EUS 判断 N 分期比较困难;这主要由于 TNM 分期发生了变化(1997 年),由以前 3 个 N 分期改为 4 个。总体而言,EUS 判断 N 分期不如 T 分期。

　　这可能由于约 55% 胃癌转移的淋巴结直径少于 5mm[22,25],虽然能够发现这些淋巴结,但仍将定为阴性的。专家们认为,EUS 对于 N 分期的不足是由于分期系统的问题。新版胃癌分期系统以病理学阳性淋巴结数目为基础[17],用传统的影像技术难以精确判断[21]。因此,根据新的 TNM 分期系统,EUS 对于 N 分期总体准确率可能不到 30%[20,21]。该种局限性可通过细针活检淋巴结(FNA)解决[19,21,26]。

　　与其他评估分期的检查相比,EUS 评估早期胃癌分期更具优势。早期胃癌可通过 2 种方法进行评估:①普通超声内镜镜头带有扫描传感器;②内镜导管头部带有超声探头径向扫描传感器[27]。如检查为黏膜内病灶,则提示可以内镜下黏膜切除,准确率为90%。EUS一个最重要的能力是评估早期胃癌是否可进行内镜治疗。最新超声内镜技术是EUS图像3D重建,能特异性分辨病灶和定量检测,用于评估治疗效果[27]。一个研究显示检测黏膜下层病变使用小探头超声内镜敏感度和特异度分别为0.71～0.95和0.62～0.91[21,28]。

系统性回顾研究比较了超声胃镜、多层螺旋CT(MDCT)和MRI,结果显示它们对胃癌T和N分期的诊断准确率基本相同,而FDG-PET对检测淋巴结是否转移并不敏感。专家强调,尽管它们诊断分期结果类似,但最常用的还是超声胃镜,是胃癌分期中的第一选择[21,29]。

三、早期胃癌内镜治疗

(一)内镜下黏膜切除

日本学者胃癌病理学研究发现小的、分化型黏膜内癌的早期胃癌患者淋巴结转移风险低于胃癌手术死亡的风险。一般情况下,病灶越大,浸润黏膜下层和淋巴结转移的风险越高,二者与肿瘤分化程度和黏膜层、黏膜下层浸润有关。这些研究证实内镜下黏膜切除(EMR)可用于切除表浅的、非溃疡型、直径≤2cm的病灶(表5-1)。EMR是胃壁内切除,包括黏膜层、黏膜肌层和部分黏膜下层(图5-4)[30]。其局限是对于约25%病例并不适用。此外,对于25%～30%病例无法达到完整切除,使用分块EMR技术尤其如此。

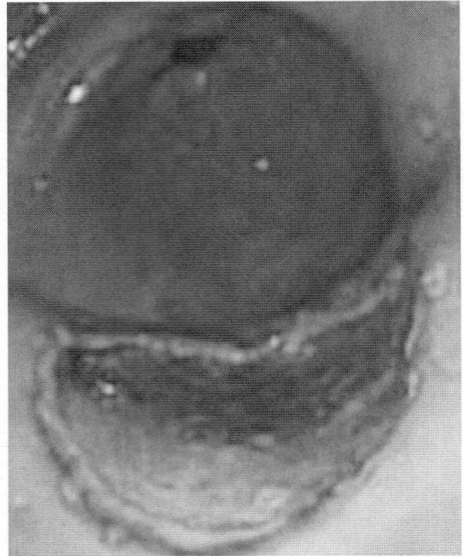

图5-4　早期胃癌内镜下黏膜切除

EMR治疗后只有2%的患者会局部复发,如切除不完整,则复发率更高[31]。因此,对于切除的黏膜需要进行仔细的组织学检查。

(二)内镜下黏膜下剥离

早期胃癌患者术后病理学资料显示一些较大的病灶与淋巴结转移的低风险相关[32]。以下病灶可使用内镜治疗:①无表浅溃疡黏膜内病灶;②直径≤3cm表浅溃疡病灶;③直径3cm高分化肿瘤、黏膜下层浸润0.5cm(sm1),无淋巴管和血管浸润(表5-2)[32]。不过,对于残胃癌和局部复发风险高的病灶不适合应用EMR治疗。

表5-1　胃黏膜切除适应证

- 腺癌G1,2
- 黏膜内病变
- 隆起型病变,直径≤20mm
- 溃疡型病变,直径≤10mm
- 非溃疡型

表5-2　黏膜下切除适应证

- 无表浅溃疡的黏膜内病灶
- 表浅溃疡病灶且直径≤3cm
- 直径3cm高分化肿瘤,黏膜下层浸润0.5cm(sml),无淋巴管及血管浸润

相比之下,黏膜下剥离(ESD)可完整切除较大的病灶,对于直径为 20mm 和大于 20mm 的病灶,完整切除率分别为 95%～100% 和 79%～97%[33]。ESD 局限性包括直径大于 3cm 的病灶;肿瘤位于胃近端和存在溃疡型病灶(比值比分别为 4.6,5.3 和 3.2)[34]。

(三)远期疗效

EMR 治疗后 5 年和 10 年生存率为 99%,与根治性手术相似[35]。如果不是溃疡型病变,并且没有黏膜下层浸润,则淋巴结转移风险极低;反之,3%～4% 患者则可能出现淋巴结转移[36]。

另一个问题是发生异时性肿瘤。因此,随访不应只是预防局部复发,还应检测是否新发肿瘤,3 年后发生率约为 5.9%[37]。

四、结论

从流行病学角度,西方国家对于早期胃癌的重视不如结直肠癌,但由于先进的内镜技术使胃癌早诊率增加,也使得手术风险较高的患者能够得到治疗。

参 考 文 献

[1] Ferlay J, Bray F, Pisani P, Parkin M (2004) GLOBOCAN 2002: Cancer Incidence, mortality and prevalence Worldwide. IARC Press, Lyon

[2] Nakamura K, Ueyama T, Yao T et al (1992) Pathology and prognosis of gastric carcinoma. Findings in 10000 patients who underwent primary gastrectomy. Cancer 70:1030-1037

[3] Bonenkamp JJ, Songun I, Hermans J et al (1995) Randomised comparison of morbidity after D1 and D2 dissection for gastric cancer in 996 Dutch patients. Lancet 345:745-748

[4] CuschieriA, Fayers P, Fielding J et al (1996) Postoperative morbidity and mortality after Dl and D2 resection for gastric cancer: prelimina-ry results of the MRC randomised controlled surgical trial. Lancet 347:95-99

[5] Davies J, Johnston D, Sue-Ling HM et al (1998) Total or subtotal gastrecromy for gastric carcinoma? A study of quality oflife. World J Surg 22:1048-1055

[6] Jentschura D, Winkler M, Strohmeier N et al (1997). Quality oflife after curative surgery for gastric cancer: a comparison between total gastrectomy and subtotal gastrectomy resection. Hepatogastroenterology 44:1137-1144

[7] Anonymous (2003) The Paris endoscopic classification of superficial neoplastic lesions: e-sophagus, stomach, and colon. Gastrointest. Endose 58:S3-S43

[8] Otsuka Y, NiwaY, Ohmiya N et al (2004) Usefulness of magnifying endoscopy in the di-agnosi.s of early gastric cancer.Endoscopy 36:165-169

[9] Nakayoshi T, Tajiri H, Matsuda K et al (2004) Magnifying endoscopy combined with narrow band imaging system for early gastric cancer: correlation of vascular pattern with histopathology. Endoscopy 36:1080-1084

[10] Mouri R, Yoshida S, Tanaka S et al (2009) Evaluation and validation of computed virtual chromoendoscopy in early gastric cancer. Gastrointest Endose 69:1052-1058

[11] Yoshizawa M, Osawa H, Yamamoto H et al (2009) Diagnosis of elevated type early gastric cancers by the optimal band imaging system. Gastrointest Endose 69:19-28

[12] Kitabatake S, Niwa Y, Miyahara R et al (2006) Confocal endomicroscopy for the diagnosis of gastric cancer in vivo. Endoscopy 38:1110-1114

[13] Zhang J, Li YQ, Zhao YA et al (2008) Classification of gastric pit patterns by confocal endomicroscopy. Gastrointest Endose 67:843-853

[14] Yanai H, Matsumoto Y. Harada T et al (1997) Endoscopic ultrasonography and endoscopy for staging depth of invasion in early

gastric cancer: a pilot study. Gastrointest Endose 46:212-216

[15] Rosch T (1995) Endosonographic staging of gastric cancer: a review of literature results. Gastrointest Endose Clin N Am 5:549-557

[16] Polkowski M, Palucki J. Wronska E et al (2004) EUS versus helical tomography for locoregional staging of gastric cancer. Endoscopy 36:617-623

[17] Kah TJ, Wang TC (2002) Tumors of the Stomach. In: Feldman M, Friedman LS, Slesinger MH (eds) Slesinger & Fordtran's Gastrointestinal and Liver Disease. Saunders, Philadelphia, pp 829-858

[18] Tsendsuren T, Jun SM, Mian XH (2006) Usefulness of endoscopic ultrasonography in preoperative TNM staging of gastric cancer. World J Gastroenterol 12:43-47

[19] Puli SR, Bechtold ML, Reddy JB et al (2009) How good is endoscopic ultrasound in differentiating various T stages of rectal cancer? Meta-analysis and systematic review. AnnSurg Oncol 16:254-265

[20] Polkowski M, Paluckij. Wronska E et al (2004) Endosonography versus helical computed tomography for locoregional staging of gastric cancer. Endoscopy 36:617-623

[21] Polkowski M (2009) Endosonographic staging of upper intestinal malignancy. Best Pract Res Clin Gastroenterol 23:649-661

[22] Allum WH, Griffin SM. Watson A et al (2002) Guidelines for the management of oesophageal and gastric cancer. Gut 50:1-23

[23] Moehler M, Galle PR, Gockel I et al (2007) The multidisciplinary management of gastrointestinal cancer. Multimodal treatment of gastric cancer. Best Pract Res Clin Gastroenrerol 21:965-981

[24] Bhandari S, Shim CS, Kim JH et al (2004). Usefulness of three-dimensional, multidetector row CT (virtual gastroscopy and multiplanar reconstruction) in the evaluation of gastric cancer: a comparison with conventional endos-copy, EUS, and histopathology. Gastrointest Endose 59:619-626

[25] Monig SP, Zirbes TK, Schroder W et al (1999) Staging of gastric cancer: correlation of lymph node size and metastatic infiltration. Am J Roenrgenol 173:365-367

[26] van Vliet EP, Eijkemans MJ, Kuipers EJ et al (2007) Publication bias does not play a role in the reporting of the results of endoscopic ultrasound staging of upper gastrointestinal cancers. Endoscopy 39:325-332

[27] Yasuda K (2006) Early gastric cancer: diagnosis, rreatmenrtechniques and outcomes. Eur J Gastroenterol Hepatol18:839-845

[28] Kwee RM, Kwee TC (2008) The accuracy of endoscopicult rasonography in differentiating mucosal from deeper gastric cancer. Am J Gastroenterol 103:1801-1809

[29] Kwee RM, Kwee TC (2007) Imaging in local staging of gastric cancer: a systematic review. J Clin Oncol 25:2107-2116

[30] Japanese Gastric Cancer Association (2004) Treatment Guideline for Gastric Cancerin Japan (2nd edn). Kanehara, Tokyo

[31] Ono H. Kondo H, Gotoda T et al (2001) Endoscopic mucosal resection for treatment of early gastric cancer. Gut 48:225-229

[32] Gotoda T, Yanagisawa A, Sa. sako M et al (2000) Incidence of lymph node metastasis from early gastric cancer: estimation with large number of cases at two large centers. Gastric Cancer 3:219-225

[33] Nakamoto S, S akaiY, KasanukiJ (2009) Indications for the use of endoscopic mucosal resection for early gastric cancer in Japan: a comparative study with endoscopic submucosal dissection. Endoscopy 41:746-750

[34] Takenaka R, Kawahara Y, Okada H et al (2008) Risk factors associated with local recurrence of early gastric cancersafter endoscopic submucosal dissection. Gastrointest Endose68:887-894

[35] Mochiki E, Yanai M, Toyomasu Y et al

(2010) Clinical outcomes of double endoscopic inrralumenal surgery for early gastric cancer. Surg. Endose 24:631-636

[36] Jee YS，Hwang SH，Rao J et al (2009) Safety of extended endoscopic mucosal resection and endoscopic submucosal dissection following the Japanese Gastric Cancer Association treatment guidelines. Br J Surg 96:1157-1161

[37] Nakajima T，OdaI，Gotoda T et al (2006) Metachronous gastric cancer after endoscopic resection: how effective is endoscopic surveillance? Gastric Cancer 9:93-98

Giovanni de Manzoni,Franco Roviello,Alberto Di Leo,
and Giuseppe Verlato

第 6 章

胃癌淋巴转移、淋巴结分组和清扫方式

【摘要】 胃淋巴引流非常复杂,很难预测淋巴结是否出现肿瘤细胞转移。通常根据肿瘤部位,可发现与之对应的转移淋巴结。而且,淋巴结是否转移还取决于肿瘤侵犯胃壁程度。

日本胃癌协会(JGCA)指南规定了四种胃癌淋巴结清扫方式。D1 淋巴结清扫是完全切除 N1 淋巴结组。D1+α 清扫是 D1 淋巴结清扫基础上联合切除第 7 组淋巴结。D1+β 清扫是 D1 淋巴结清扫基础上联合第 7,8a 和 9 组淋巴结切除。D2(标准)和 D3(扩大)淋巴结清扫分别是切除 N1-N2 和 N1-N3 组淋巴结组。最近 JGCA 修订了淋巴结清扫的定义:目前根据胃切除手术方式(全胃/次全)来定义 D1 或 D2 淋巴结清扫。

【关键词】 淋巴引流;区域淋巴结;淋巴结分组;淋巴结转移;跳跃式转移;D1 淋巴结清扫;D1+α 清扫;D1+β 清扫;D2 清扫;D3 清扫;扩大淋巴结切除;超大范围淋巴结清扫

一、胃淋巴引流

以前的文献认为胃淋巴引流的途径是从胃引流至区域淋巴结[1-4],代表性的研究是 Rouviere 研究(1938 年)。近年来,研究者不断尝试应用更好的方法探索胃淋巴结引流,以便于更好地了解其生理方式,其中包括淋巴血管学[5]、纳米碳或淋巴结染色[6]和淋巴结造影[7]。这些研究结果认为胃淋巴引流非常复杂,存在不同的肿瘤转移途径。

(一)胃解剖和区域淋巴结

胃淋巴引流系统取决于解剖部位。根据 1998 年[8]日本胃癌规约第 2 版,从解剖学上将胃分为上部(U)、中部(M)和下部(L)。如病变累及部位超过一个,则根据侵犯程度命名,即肿瘤累及较多的部位则被记录为第一

个字母。例如 LM 是指肿瘤大部分位于下部并部分累及中部。当肿瘤累及食道,则记录为 E+。LD 是指胃下部肿瘤侵犯十二指肠。胃周被分为前壁(Ant)、后壁(Post)、小弯侧(Less)和大弯侧(Gre)。

日本胃癌规约(JGCA)将胃周区域淋巴结分为 23 组(表 6-1),包括胃周 6 组和胃周外 17 组淋巴结。后者包括沿胃上部主要血管周围淋巴结、胰腺周围淋巴结、膈下淋巴结和食管裂孔淋巴结。第 4,8,11,12,14 和 16 组淋巴结又分成亚组淋巴结(图 6-1),所以胃周共计分为 33 个淋巴结分组。根据原发肿瘤部位分为 3 站(N1-N3)(表 6-2)。M 是指肿瘤已经出现转移。此淋巴结分组系统是根据每组淋巴结转移和患者生存数据以及不同肿瘤部位淋巴引流[8,9]经大量研究结果确定的。

表6-1　胃周淋巴结分组

胃周淋巴结		胃周外淋巴结	
分组	部位	分组	部位（淋巴结）
1	贲门右淋巴结	7	胃左动脉周围淋巴结
2	贲门左淋巴结	8a	肝总动脉淋巴结（前上组）
3	小弯淋巴结	8p	肝总动脉淋巴结（后组）
4sa	胃短血管周围淋巴结	9	腹腔动脉周围淋巴结
4sb	胃网膜左血管周围淋巴结	10	脾门淋巴结
4d	胃网膜右血管周围淋巴结	11p	脾动脉近端淋巴结
5	幽门上淋巴结	11d	脾动脉远端淋巴结
6	幽门下淋巴结	12a	肝十二指肠韧带（沿肝动脉）
		12b	肝十二指肠韧带（沿胆总管）
		12p	肝十二指肠韧带（沿门静脉）
		13	胰头后方淋巴结
		14v	肠系膜上静脉淋巴结
		14a	肠系膜上动脉淋巴结
		15	结肠中静脉淋巴结
		16a1	主动脉裂孔
		16a2	腹主动脉（腹腔干上缘至左肾静脉下缘）
		16b1	腹主动脉（左肾静脉下缘至肠系膜下动脉上缘）
		16b2	腹主动脉（肠系膜下动脉上缘至腹主动脉分叉）
		17	胰头前淋巴结
		18	胰腺下缘淋巴结
		19	膈下淋巴结
		20	食管裂孔淋巴结
		110	食管旁淋巴结
		111	膈上淋巴结
		112	纵隔后淋巴结

表 6-2 根据肿瘤部位划分淋巴结分组

淋巴结分组	肿瘤部位		
	胃上 1/3	胃中 1/3	胃下 1/3
N1	1	1	3
2	2	4d	
	3	3	5
	4sa	4sa	6
	4sb	4sb	—
	—	4d	—
	—	5	—
	—	6	—
N2	4d	7	1
	7	8a	7
	8a	9	8a
	9	10	9
	10	11p	11p
	11p	11d	12a
	11d	12a	14v
N3	5	8p	4sb
	6	12b	8p
	8p	12p	12b
	12a	14v	12p
	12b	16a2	13
	12p	16a1	16a2
	16a2	19	16b1
	16b1	20	—
	19	—	—
	20	—	—
M	13	13	2
	14v	14a	4sa
	14a	15	10
	15	16a1	11d
	16a1	16b2	14a

（续 表）

淋巴结分组	肿瘤部位		
16b2	17	15
17	18	16a1
18	11c	16b2
110	111	17
111	112	18
112	—	19
—	—	20
—	—	110
—	—	111
—	—	112

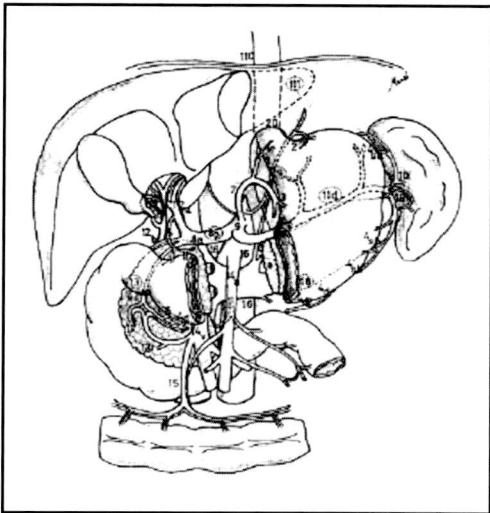

图 6-1　JGCA 划定的胃区域淋巴结[8]

（二）胃淋巴引流生理学

胃上 1/3 部位淋巴引流主要通过 4 个淋巴管传播，即胃左动脉、胃后动脉、脾动脉及左膈下动脉。它们与胰后淋巴结（第 13 组）和肠系膜淋巴结（第 14 组）并无联通。

胃下 1/3 部位淋巴引流主要沿着肝总动脉、肠系膜上动脉根部，引流至肝十二指肠韧带淋巴结（第 12 组）和胰后淋巴结（第 13 组）。

胃淋巴引流最终到达腹主动脉旁淋巴结（第 16 组）。胃周淋巴结通过四个淋巴蒂与第 16 组淋巴结相通（图 6-2a）。①左膈下动脉左膈上淋巴蒂；②腹主动脉淋巴结蒂与引流至胃左动脉、脾动脉和肝总动脉的淋巴结相通；③肠系膜上动脉淋巴结蒂接收幽门下淋巴结（第 6 组），并跨过肠系膜上动脉根部的淋巴引流；④胰后淋巴蒂与幽门后部区域淋巴结相通的（第 8,12,14 组）。

胃上部淋巴引流至左膈下和腹腔淋巴蒂，胃中部淋巴管也是左膈下淋巴蒂的分支，但它们主要通过腹腔淋巴蒂引流。胃下部淋巴引流主要与腹腔淋巴蒂、肠系膜上淋巴蒂及胰后淋巴蒂与腹主动脉旁淋巴结相通。

胃上部大弯侧淋巴引流（第 4sa 和 4sb 组）可直接流至脾门淋巴结（第 10 组），或通过胃后动脉沿脾动脉引流，最终在左肾静脉上方和左肾上腺旁（第 16a1）引流至腹腔动脉旁淋巴结（图 6-2b）。贲门左淋巴结（第 2 组）引流至左膈下淋巴蒂，与主动脉旁淋巴结相通。胃上半部小弯侧淋巴结（第 3 组）和贲门右淋巴结（第 1 组）回流至胃左动脉（第 7 组）和腹腔动脉旁淋巴结（第 9 组），通过腹腔淋巴蒂,与位于左肾静脉(第 16a2 和 16b1)水平的腹主动脉旁淋巴结相通。

胃下部大弯侧淋巴结(第 4d 组)通过幽门下淋巴结(第 6 组)引流至肠系肠上动脉淋巴蒂(图 6-2c)。此外,它们可通过胰后淋巴蒂将幽门后淋巴结(第 8,12,14 组)引流至与腹主动脉旁淋巴结(第 16a2 和 16b1)。胃小弯淋巴(第 3,5 组)也可引流至腹腔淋巴蒂,最终到达腹主动脉旁淋巴结(第 16a2 和 16b1)。

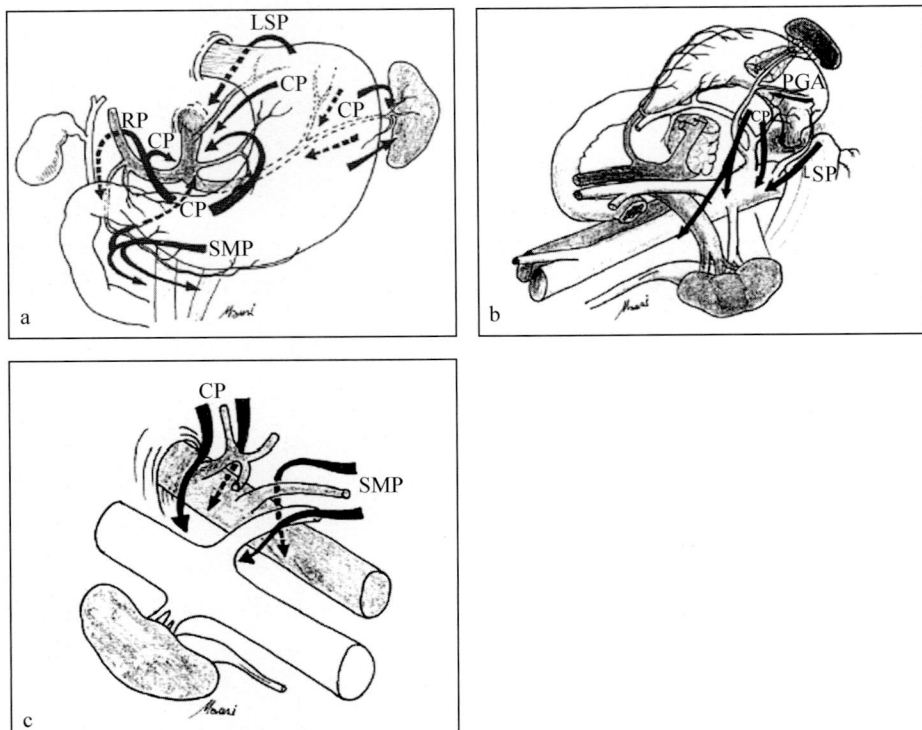

图 6-2　a.胃周淋巴结和腹主动脉旁淋巴结相通的淋巴结蒂;LSP.左膈下淋巴蒂;CP.腹腔动脉淋巴蒂;SMP.肠系膜上淋巴结蒂;RP.胰后淋巴结蒂;b.胃上部至胃后动脉淋巴引流;c.胃下部淋巴引流

二、胃癌淋巴结转移方式

Maruyama 对 1931 名胃癌患者淋巴结转移进行研究发现胃淋巴引流非常复杂,而且是多向的[10]。最近对单个淋巴结转移的研究[11-13]和根据肿瘤部位和 T 分期的淋巴结[14,15]转移分析也肯定了上述结论。

胃癌淋巴结转移方式难以预测。针对单个淋巴结转移研究结果显示,转移的淋巴结常位于肿瘤同侧,胃上部、中部和下部肿瘤的转移比率分别为 87%,83% 和 92%,但是该比例随着淋巴结转移个数的增加而降低[15]。不过,转移的淋巴结更多地与肿瘤主要部位(U,M 或 L)相关。此外,淋巴结组转移还取决于胃壁浸润程度[14,15]。

(一)胃上 1/3 部癌淋巴转移

胃上 1/3 部癌淋巴转移比例为 44% ～ 80%[14,16-20]。对于早期胃癌,黏膜内癌和黏膜下癌淋巴结转移率分别为 2% ～ 5% 和 19% ～ 50%[14,17,21]。对于进展期胃癌,侵犯固有肌层或浆膜下层胃癌淋巴结转移率为 65% ～ 77%,如肿瘤侵犯浆膜层或邻近脏器胃癌淋巴结转移率则为 85%～89%[14,17]。

如表 6-3 所示,淋巴结转移多位于胃小弯侧淋巴结(第 3 组)和贲门旁淋巴结(第 1 和 2 组)。胃周淋巴结常转移到第 7 和 9 组

淋巴结。需要注意的是,胃上部癌相比于胃中部和胃下 1/3 部癌更容易转移到第 10 和 16 组淋巴结[8-10,14]。

表 6-3　根据肿瘤部位各组淋巴结转移比例

分组	肿瘤部位		
	胃上 1/3	胃中 1/3	胃下 1/3
1	31～51	15～33	5～15
2	13～38	1～11	0～7
3	39～65	39～45	38～42
4	11～25	27～38	29～35
5	2～5	2～9	10～15
6	3～13	15～28	44～49
7	19～39	22～26	22～23
8	7～18	11～15	24～25
9	13～33	8～21	12～13
10	10～26	2～12	0～4
11	12～19	4～11	4～7
12	1～7	2～5	5～9
13	2～12	0～5	8～14
14	0～10	0～9	15～17
15	<1	<1	0～13
16	12～30	7～12	9～13

表 6-4 显示的是根据肿瘤浸润胃壁程度淋巴结转移概率[14]。脾门淋巴结转移比例为 12%～28%,并且与肿瘤浸润胃壁程度相关;早期胃癌极少出现淋巴结转移,如肿瘤侵犯固有肌层和浆膜下,则脾门淋巴结转移率为 0～8%[14,18-20],肿瘤侵犯浆膜层和邻近脏器,脾门淋巴结转移率为 22%～39%[14,19,20,22]。如上所述,胃上部癌淋巴引流可通过胃网膜左动脉、胃短动脉,也可通过

胃后动脉淋巴管引流至脾门淋巴结。胃大弯或后壁肿瘤常转移至脾门淋巴结[10,18,20]。从外科学角度,有转移到腹主动脉旁淋巴结(第 16 组)的可能,转移率为 16%～30%[8-10,14]。早期胃癌极少转移到脾门淋巴结,而进展期胃癌其转移率较高:侵犯固有肌层或浆膜下层肿瘤约为 26%,而侵犯浆膜层及邻近脏器的肿瘤,脾门淋巴结转移率分别为 32% 和 38%[14]。

表 6-4　胃上 1/3 部癌浸润胃壁程度与各组淋巴结转移比例[14]

分组	黏膜	黏膜下	肌层或浆膜下	浆膜层	邻近器官
1	—	0	52	54	75
2	—	0	38	44	29
3	—	17	59	68	91
4	—	0	13	28	60
5	—	0	0	0	25
6	—	0	6	13	50
7	—	0	31	48	50
8	—	0	10	23	30
9	—	25	18	39	50
11	—	0	4	26	43

(二)胃中 1/3 部癌淋巴转移

胃中 1/3 部癌淋巴转移率为 37％～65％[14,16]。早期胃癌,黏膜内癌与黏膜下癌的淋巴结转移率分别为 0～3％ 和 19％～31％[14,21]。对于进展期胃癌患者,浸润固有肌层或浆膜下层的淋巴转移率分别约为62％和 90％;如肿瘤浸润至浆膜或邻近脏器时,则淋巴结转移比例可达 90％[14]。

表 6-5 显示的是根据肿瘤浸润程度每组淋巴结转移概率[14]。胃小弯(第 3 组)、胃大弯(第 4,6 组)和贲门右(第 1 组)的淋巴结容易发生转移。第 7 组和第 9 组淋巴结也是比较容易出现转移的淋巴结[8-10,14]。脾门淋巴结(第 10 组)和腹主动脉旁淋巴结(第 16 组)淋巴结转移率较胃上 1/3 部癌低,但需注意的是,如肿瘤侵犯浆膜层或邻近器官,这些淋巴结的转移率分别为 17％和 23％[14]。

表 6-5　胃中 1/3 部癌浸润胃壁程度与各组淋巴结转移比例[14]

分组	黏膜	黏膜下	肌层或浆膜下	浆膜层	邻近器官
1	0	9	23	52	54
2	0	0	3	17	36
3	0	23	36	93	82
4	0	8	28	61	56
5	0	0	6	15	20
6	0	0	15	51	40
7	0	8	13	43	50
8	0	8	7	28	25
9	0	0	10	33	50
11	0	9	5	16	27

(三)胃下 1/3 部癌淋巴转移

胃下部癌淋巴转移率为 50％～59％[14,16]。肿瘤浸润胃壁时,淋巴结转移率分别为:黏膜内癌为 2％、黏膜下癌为

20%[21]、固有肌层为 57%、浆膜层或邻近脏器为 86%[14]。

胃下 1/3 部癌淋巴转移通常发生于幽门下淋巴结（第 6 组）和胃小弯侧（第 3 组）、胃大弯侧（第 4 组）淋巴结[8-10,14]。表 6-6 显示的是根据肿瘤侵犯胃壁程度每组淋巴结转移

的概率。即使对于浸润浆膜或邻近脏器的胃癌患者，转移至胃短血管和胃网膜左动脉淋巴结（第 4sa、4sb 组）少见。肿瘤侵及固有肌层或浆膜下层胃癌患者，胃网膜右动脉淋巴结（第 4d 组）转移率为 30%，而浸润浆膜层或邻近脏器，淋巴结转移比例为 46%[14]。

表 6-6　胃下 1/3 部癌浸润胃壁程度与各组淋巴结转移比例[14]

分组	黏膜	黏膜下	肌层或浆膜下	浆膜层	邻近器官
1	5	8	17	18	40
2	0	0	0	2	0
3	6	15	34	69	87
4	0	0	30	47	50
5	0	0	11	27	20
6	7	22	43	68	50
7	3	3	22	35	28
8	0	7	23	37	50
9	0	0	10	20	67
11	0	0	6	11	0

胃周淋巴结中，最常容易转移至肝总动脉（第 8 组）和腹腔动脉旁（第 9 组）淋巴结[8-10,14]；但肠系膜上淋巴结转移并非少见，尤其对于肿瘤侵犯浆膜下（20%）或浆膜（25%）的患者[14]。

（四）跳跃式转移

有时胃癌细胞会越过连续的淋巴结转移到远处淋巴结。Maruyama 报道病理学上未转移至胃周淋巴结的患者中，转移到第 7～11 组中的一个或多个淋巴结的比例为 2%～4%，而第 12～16 组淋巴结转移的比例为 1%[10]。近年的研究显示，胃癌淋巴结跳跃式转移的发生概率为 5%～14%，多发生于胃左动脉和肝总动脉淋巴结（第 7 和 8组）[11-13,15]。意大利 GIRCG（意大利胃癌研究组）研究，胃上部和中部进展期胃癌淋巴结跳跃式转移率更高。胃上 1/3 部癌淋巴结跳

跃式转移至第 9 组淋巴结约为 1%，而当同时转移至腹主动脉旁淋巴结和第 1 组或第 3组淋巴结转移率为 7%。胃中部进展期淋巴结跳跃转移至第 7,9,11 组淋巴结比例为 2%；转移到第 16 组淋巴结的比例只有 1%。胃下部癌只有 1% 转移至第 7,8,9 组淋巴结，而不包括第 1 组淋巴结[14]。

发生淋巴结跳跃式转移的机制尚不清楚，可能的原因包括：①标准组织病理学检查可能检测不到肿瘤转移；②小网膜可能存在其他淋巴转移途径；③某些病人可能只有很少的胃周淋巴结；④跳跃式淋巴结转移的生理功能可能与胃周淋巴结相同。

三、淋巴结清扫方式

JGCA 根据肿瘤部位不同，将清扫的淋巴结分类并以字母 D[8] 和数目 1、2、3 联合命

名(D1,D2,D3)(表 6-2)。

日本胃癌治疗指南第 2 版"胃癌诊断与治疗指南"于 2004 年 4 月出版[23],JGCA 对 D1 清扫方式(D1＋α 和 D1＋β)改良后,总共分为 4 种淋巴清扫方式:

D1 清扫:根据肿瘤位置,仅包括 N1 胃周淋巴结(表 6-2)。

D1＋α 清扫:D1 淋巴结基础上联合胃左动脉旁(第 7 组)淋巴结。如病变位于胃下部,则应加上肝总动脉旁淋巴结(前上组,第 8a 组)。

D1＋β 清扫:D1 基础上联合胃周动脉旁(第 7 组)、肝总动脉旁(第 8a 组)、腹腔动脉旁(第 9 组)淋巴结。

D2 清扫(标准淋巴结清扫):根据肿瘤部位,切除第一站和第二站(N1 和 N2)淋巴结(表 3-2)。此种方式是清扫胃左动脉旁(第 7 组)、肝总动脉(前上组、第 8a 组)和脾动脉近端(第 11p 组)淋巴结。除胃上部癌外,还应清扫肝十二指肠动脉韧带内淋巴结(第 12 组)。

D3 清扫(扩大淋巴结清扫):根据肿瘤部位清扫所有 N1、N2 和 N3 淋巴结(表 6-2)。还包括肝十二指肠韧带旁淋巴结(沿着胆管第 12b 组和门静脉后第 12p 组),肝总动脉淋巴结(第 8p 组)和从腹腔干上缘至肠系膜上动脉上缘的腹主动脉旁淋巴结(第 16a2 和 16b1 组)。

2011 年,JGCA 根据日本胃癌规约第 3 版发布了日本胃癌治疗指南,修订了淋巴结清扫的定义和范围(D)。淋巴结清扫范围应根据胃切除手术方式进行分类。对于全胃切除,D1 淋巴结清扫需清除第 1 到 7 组淋巴结,D2 包括 D1 联合第 8a,9,10,11p,11d 和 12a 组。对于远端胃切除,D1 淋巴结清扫需清除第 1,3,4sb,4d,5,6 和 7 组淋巴结,而 D2 包括 D1 基础上联合第 8a,9,11p 和 12a 组淋巴结。因此,任何胃切除手术 D1 淋巴结清扫中均包括胃左动脉旁(第 7 组)切除[24,25]。

参 考 文 献

[1] Rouvière H (1932) Anatomie des lymphatiques de l'homme.Masson, Paris

[2] Tanigawa K (1963) A study on the lymphatic system in human stomach, especially on its passage to the thoracic duct.Igaku Kenkyu 1:40-64

[3] Hidden G, Hureau J (1978) Les grandes voies lymphatiques des visceres digestifs abdominaux chez l'adulte. Anat Clin 1:167-176

[4] Sarrazin R, Pissas A, Dyon JF, BouchetY (1979) Le drainage lymphatique dell'estomac. Anat Clin 2:95-110

[5] Sasagawa T, Suzuki H, Kitamura Y et al (1995) A study of the area of paraaortic lymph nodes dissection in gastric cancer based on lymphatic flow of the stomach using radioactive isotope. In: Nishi M, Sugano H, TakahashiT (eds) lst International Gastric Cancer Congre.ss. Monduzzi,Bologna, pp 1301-1307

[6] Hagiwara A, Takahashi T, Sawai K et al (1992) Lymph nodal vital staining with new carbon particle suspension compared with India ink: experimental and clinical observation. Lymphology 25:84-89

[7] YonemuraY (1996) Contemporary approaches toward cure of gastric cancer. Maeda Shoten & CO, Kanazawa

[8] Japanese Gastric CancerAssociation (1998) Japanese classification of gastric carcinoma, 2nd English edition. Gastric Cancer 1:10-24

[9] Aiko T, Sasako M (1998) The new Japanese classification of gastric carcinoma: point to be revised. Gastric Cancer 1:25-30

[10] Maruyama K, Gunven P, Okabayashi K et al (1989) Lymph node metastases of gastric cancer. General pattern in 1931 patients. Ann Surg 5:596-602

[11] Kosaka T, Nobuo U, Sugaya J et al (1999)

Lymphatic routes of the stomach demonstrated by gastric carcinomas with solitary lymph node metastasis. Surg Today 29:695-700

[12] Takunaga M, Ohyama S, Hiki N et al (2009) Investigation of the lymphatic stream of the stomach in gastric cancer with solitary lymph node metastasis. World J Surg 33:1235-1239

[13] Liu CG, Lu P, Lu Y et al (2007) Distribution of solitary lymph nodes in primary gastric cancer: a retrospective studyand clinical implications. World J Gastroenterol 21:4776-4780

[14] Di Leo A, Marrelli D, Roviello F et al (2007) Lymph node involvement in gastric cancer for different tumor site and T stage. Italian Research Group for Gastric Cancer (IRGGC) experience. J Gastrointest Surg 11:1146-1153

[15] Kunisaki C, Shimada H, Nomura M et al (2006) Distribution oflymph node metastasis in gastric carcinoma. Hepatogastroenterology 53:468-472

[16] Shen KH, Wu CW, Lo SS et al (1999) Factors correlated with number of metastatic lymph nodes in gastric cancer. Am J Gastroenterol 94:104-108

[17] Ishikawa S, Shimada S, Miyanari N et al (2009) Pattern of lymph node involvement in proximal gastric cancer. World J Surg 33:1687-1692

[18] Mönig SP, Collet PH, Baldus SE e al (2001) Splenectomy in proximal gastric cancer: frequency of lymph node metastasis to the splenic hilus. J Surg Oncol 76:89-92

[19] Shin SH, Jung H, Choi SH et al (2009) Clinical significance of splenic hilar lymph node metastasis in proximal gastric cancer. Ann Surg Oncol 16:1304-1309

[20] Sasada S, Ninomiya M, Nishizaki M et al (2009) Frequency of lymph node metastasis to the splenic hilus and effect of splenectomy in proximal gastric cancer. Anticancer Res 29:3347-3351

[21] Gotoda T, Yanagisawa A, Sasako M et al (2000) Incidence of lymph node metastasis from early gastric cancer: estimation with a large number of cases at two large centers. Gastric Cancer 3:219-225

[22] Ikeguchi M, Kaibara N (2004) Lymph node metastasis at the splenic hilum in proximal gastric cancer. Am Surg 70:645-648

[23] Japanese Gastric CancerAssociation (2004) Guidelines for diagnosis and treatment of carcinoma of the stomach, 2nd English edition. http://jgca.jp/gakkai/foreigner.htlm. Accessed 18 August 2010

[24] Japanese Gastric Cancer Association (2011) Japanese classification of gastric carcinoma, 3rd English edition. Gastric Cancer DOI: 10.1007/s10120-011-0041-5

[25] Japanese Gastric CancerAssociation (2011) Japanese Gastric Cancer Guidelines 2010 (ver. 3). Gastric Cancer DOI:10.1007/s10120-011-0042-4

Maurizio Bossola,Fabio Pacelli,Fausto Rosa,Giacomo Cusumano,
Antonio Tortorelli,and Giovan Battista Doglietto

第 7 章

胃癌：研究恶病质中骨骼肌萎缩的模型

【摘要】 肿瘤恶病质是一种多因素造成的副肿瘤综合征,表现为厌食、体重下降及脂肪组织和骨骼肌的丢失。至少 20％肿瘤死亡病人中会出现恶病质。肿瘤恶病质影响到生活质量和抗肿瘤治疗效果,增加了肿瘤患者发病率和病死率。肌萎缩是肿瘤恶病质最重要的表现特征,可以引起器官功能障碍包括乏力、呼吸系统并发症,原因主要和肌肉蛋白水解通路超活化有关。多数抗肿瘤恶病质的治疗策略只能取得部分效果。目前已经在动物模型上,通过药理学角度对抑制肌肉分解代谢过程进行相关研究。但是,仍然缺乏临床数据,而且某些研究结果存在自相矛盾之处。对于肿瘤相关的肌萎缩患者,刺激肌肉合成代谢或许有希望成为有效的替代治疗方法。

【关键词】 肿瘤恶病质;肌萎缩;合成代谢机制;基因治疗

每年,全球大约有两百万人死于肿瘤导致的恶病质[1,2]。大约 50％肿瘤患者可以出现器官衰竭和危害生命情况。胃肠道和肺肿瘤患者,相对于其他实体瘤患者,如胸腺和甲状腺癌及恶性血液肿瘤,发病率更高。肿瘤恶病质的临床表现为进行性体重下降、厌食、代谢改变、乏力、脂质储备消耗及严重的骨骼肌蛋白丢失。

恶病质常发生于晚期肿瘤患者,占所有肿瘤死亡患者的 20％[1,2]。然而,80％消化道肿瘤患者和 60％肺癌患者,在诊断同时已经出现不同程度的体重下降[1,2]。此外,对于体重下降不很明显的患者,在肿瘤初次诊断前就已经出现一些代谢、生化和分子改变[3,4]。肿瘤恶病质对于病死率、手术风险、一线/二线放疗/化疗反应和患者生活质量都有严重的负面影响[1,2]。不幸的是,通过当前营养、代谢、药物治疗,对患者肌肉质量及功能减退等症状只能达到最低限度可逆的效果。因此,相对于干预逆转代谢紊乱最终导致肌萎缩和恶病质,我们更迫切的是疾病预防、治疗方面开展更多基础和临床研究。

一、发病机制

肿瘤恶病质的发病机制是多因素的,包括摄食减少、能量和底物代谢改变及脂肪和肌肉加速萎缩[5]。后面章节会有详细讨论。

(一)厌食和摄食减少

许多肿瘤患者营养摄入减少导致体重下降[6]。能量和蛋白摄入不足可能继发于消化道机械性梗阻、黏膜炎症、呕吐、吸收障碍、疼痛、抑郁、抗肿瘤治疗,更重要的是厌食、食欲下降等[7]。肿瘤相关性厌食发病机制非常复杂,多种因素共同参与[8]。

(二)能量和底物代谢的改变

伴随摄食减少,静息能量消耗(REE)增加,促炎因子和抗炎因子之间的比例失衡,长期以来这种观点被认为是肿瘤恶病质的主要发病机制。然而,需要重新认识这个观点,原因在于肿瘤代谢反应多样,一些患者表现代谢亢进，而另外一些表现代谢减退，后者导致身体活动减少[9-13]。葡萄糖不耐受、胰岛素抵抗、氨基酸和乳酸脱氢酶产生增加糖异生、脂肪氧化增加及脂肪生成减少，显著地干预能量底物代谢[3]。多数晚期肿瘤患者蛋白质转换增多导致蛋白质代谢受到影响[12]。恶病质的肿瘤患者脂肪丢失较为常见[13]。

（三）肌肉萎缩

肌肉萎缩是肿瘤恶病质最重要的特点。它会导致功能性损伤，影响到生活质量。肌肉决定于肌蛋白合成与分解代谢之间的平衡。肿瘤相关肌肉萎缩是肌肉分解增加、合成减少或两者共同作用的结果[14]。肌肉分解代谢过度继发于活跃过度的钙离子依赖和ATP泛素依赖的蛋白水解通路[15、16]。文献报道在移植肿瘤的小鼠肌肉内，钙离子依赖蛋白酶（钙蛋白酶）激活，是肌纤维蛋白最初分解的基本条件，从而释放肌球蛋白和肌动蛋白，是肌肉分解代谢重要步骤[15]。ATP泛素调节蛋白质分解包括两个主要步骤：第一，通过酶促级联反应（泛素活化、泛素激活酶、泛素蛋白连接酶），大量泛素分子被共价依附到蛋白底物上。第二，通过26S蛋白酶体复合体，多泛素化蛋白被降解，其催化核心是20S蛋白酶体，特点是有五个肽酶活性位点，即胰蛋白酶样（TL）、糜蛋白酶样（CTL）、肽谷氨酰肽水解酶（PGP）、亲支链氨基酸和亲中性氨基酸活性位点[17]。有报道表明，在一些消耗类试验性模型中如败血症、外伤、烧伤、肾衰竭、酸中毒和肿瘤，ATP泛素依赖通路出现上调[18-22]。在肌肉萎缩初始时期，三个胞质内泛素蛋白连接酶，即E3α和连接酶被基因MURF-1（肌肉环指蛋白1）和MAF-bx（肌萎缩F-box蛋白，也称为Atrogin-1）扮演了重要角色[23]。

二、胃癌：研究恶病质中骨骼肌萎缩的模型

胃癌患者如果出现厌食、体重下降和代

谢改变都应考虑到恶病质。这些情况常发生于肿瘤晚期，但也可能发生在早期胃癌。近年来，我们对这些肿瘤患者肌肉萎缩的细胞机制进行研究。这些研究是切除并分析了胃癌患者一小块腹直肌代谢标本，手术地点位于罗马天主教皇大学的消化外科。研究结果总结如下：

（一）钙蛋白酶

样本来源于15名胃癌患者，入选标准为体重下降小于5%；15名良性疾病外科手术患者（如胆结石）作为对照组[24]。波士顿Beth Israel Deaconess医学中心外科进行组织切片并进行分析（Department of Surgery, Beth Israel Deaconess Medical Center, Boston, MA）。在肿瘤患者肌肉中钙蛋白酶活性与对照组相比，升高将近70%。两组患者肌肉内μ和m钙蛋白酶基因表达和内源性钙蛋白酶抑制剂钙蛋白抑素水平基本相似。实验组MURF-1和Atrogin-1 mRNA水平略高于对照组，但这个差异没有统计学意义。我们的研究表明，骨骼肌中钙蛋白酶活性的增强是肿瘤发生的早期表现，早于泛素-蛋白酶体通路激活和肌肉萎缩的发生。

其他研究者提出，钙蛋白酶依赖的肌丝分解和蛋白质锚定肌丝到Z disk导致了肌丝从肌节释放紧随于肌丝泛素化和蛋白酶体依赖的肌丝分解的肌萎缩模型[25-28]。虽然目前研究结果支持这个模型，但仍然需要非常严谨的解释，因为我们没有观察到肌丝从肌节释放或肌纤维蛋白泛素化及蛋白体酶依赖的分解过程。此外，也有学者提出了关于肌丝从肌节释放的其他机制，其中比较重要的是半胱天冬酶-3活性增加[29]。我们实验室的一个近期实验表明，并不能确定在肿瘤病人肌肉中半胱天冬酶-3的激活[30]。

（二）NF-κB

我们和波士顿大学健康中心合作，分析了10名对照者和14名胃癌患者肌肉中NF-κB和IκB的表达。肿瘤患者和正常患者的

P50 或 Bcl-3 细胞核水平相似，虽然含磷的 p65 有稳定的增加，但细胞核的 p65 水平没有变化；并且 IκB（25%）的表达明显下降[31]。这项观察并不依赖于肿瘤分期及恶病质程度，提示在早期且稳定的胃癌患者的肌细胞中出现 NF-κB 的激活作用。NF-κB 代表一个家族的五个转录因子 [p65（Rel A），Rel B，c-Rel，p52 和 p50]，依赖于细胞类型和上游触发调节多样的过程。所有这些转录因子都在骨骼肌中表达[32]。NF-κB 的激活由作为 NF-κB 家族成员的异质二聚体的核转运实现，并且常常通过泛素化和抑制蛋白 IκB 的降解而发生。有现象表明，在肿瘤患者的骨骼肌中 IκB 蛋白表达水平降低 25%，这和在啮齿类动物的失用性肌萎缩模型中获得的数据相符[33]，同时也与慢性阻塞性肺病患者的肌肉中结果相符[34]。

（三）泛素-蛋白酶体

与实验现象一致，我们发现 20 名胃癌术后患者术前肌活检标本中泛素（Ub）mRNA 的表达明显增加[35]。骨骼肌 Northern blot 分析显示，在胃癌患者中泛素 mRNA 水平比对照组高两倍（2345±192 与 1162±132，$P=0.0005$）。泛素 mRNA 水平与年龄无关，与体重下降百分数、总淋巴细胞数、血清皮质醇含量、fT3、sTNFR、血清白蛋白、BMI 也无关。泛素 mRNA 水平和血清 sTNF 受体与体重下降多少没有关系。泛素水平在Ⅳ期病变样本中（3799±66）要高于Ⅰ期、Ⅱ期（1945±786；$P=0.009$）和Ⅲ期（2480±650；$P=0.026$）病变的样本。等级相关检验显示泛素 mRNA 水平和肿瘤分期有直接相关性（$P=0.005$）。进一步研究结果证实，ATP-泛素依赖的蛋白水解作用出现于肿瘤相关肌肉分解中，这项发现来源于胃癌患者肌肉中蛋白酶体活性显著增加（CTL 活性增加 5 倍、TL 和 PGP 增加 2 倍），并且这些变化伴随着肌肉泛素 mRNA 的过表达。有些体重下降不明显患者可以出现泛素 mRNA 过表

达和蛋白酶体蛋白水解作用增强，这提示在人类肿瘤疾病的临床进程中肿瘤恶病质机制是在较早地出现功能方面的改变，强调了早期预防/治疗的重要性。

（四）细胞凋亡

细胞凋亡是一个严格监管的过程，程序化控制手段调节细胞的死亡[36]。在单核细胞中，细胞凋亡直接导致细胞死亡；但在多核细胞中，如肌细胞，细胞凋亡则引发细胞萎缩[36]。近年研究结果发现骨骼肌的细胞凋亡在肿瘤[37]、烧伤[38]、下肢悬空[39]、神经损伤[40]、高龄[41]中增加，这提示细胞凋亡是一个选择性的机制，在肌肉减少的组织可以被一些负面因素启动，如局部缺血、直接创伤、高温休克、生长因子缺乏和一些毒素或细胞因子。人体慢性心衰[42]、慢性酒精性骨骼肌病[43]、甲状腺肌病[44]、散发型肌萎缩性侧索硬化[45]、多神经病脊髓性肌萎缩[46]中已有证据证实肌肉细胞凋亡在增加。我们小组的一项相关研究[30]旨在验证 16 名肿瘤患者骨骼肌中与对照组相比细胞凋亡是否增加。我们获得腹直肌肌活检样本。通过荧光转移酶介导了 DUTP 切口末端标记技术，分析和使用半胱天冬酶-3 和半胱天冬酶-1 免疫组化技术在形态学上来确定肌活检中细胞凋亡的出现。肿瘤患者和对照组的肌核细胞凋亡百分比相似（1.5±0.3，1.4±0.2；$P=ns$），在胃癌患者中为轻度（1.6±0.4），或者中-重度（1.4±0.5），并且在不同分期（Ⅰ-Ⅱ期：1.5±0.7；Ⅲ期：1.3±0.4；Ⅳ期：1.6±0.3；$P=ns$）的疾病中都表现相似。免疫组化提示在对照组和肿瘤患者中半胱天冬酶-3 和半胱天冬酶-1 阳性纤维缺乏。聚合 ADP-核糖基聚合酶，一种典型的半胱天冬酶-3 底物，对其加工象征半胱天冬酶-3 的活化作用，在肿瘤患者的肌活检中没有裂解。这些数据提示在伴随中-重度体重下降的肿瘤患者中骨骼肌细胞凋亡没有增加，并且否定了一个假设，即半胱天冬酶-3 的活化作用在肿瘤相关的

肌萎缩中对肌纤维的蛋白水解作用是一个必要的步骤。

（五）肌肉再生

另一个在肌肉萎缩中可能起作用的因素是骨骼肌再生的减少。骨骼肌组织，在某些生理刺激或病理条件下，进行大量的修复过程，目的是防止肌肉组织的丢失[47]。在这些过程中关键的细胞是卫星细胞[48]。在围生长期肌肉生长且随之而来各种形式的肌肉损伤、卫星细胞激活、开始增殖，并且表达 Myf4 和 MyoD，然而 Pax7 表达逐渐减少；在这个阶段卫星细胞常指的是肌源性前驱细胞[47]。随后，肌细胞生成素和 MRF4（同为 MRF 成员）的表达在细胞开始最终的分化程序中是上调的，随后从细胞循环中永久退出，肌肉特异性蛋白的激活，如肌节肌凝蛋白，并且融合已破坏的肌纤维或自身融合产生新的纤维去替代坏死的部分。有缺陷的骨骼肌再生继发于肿瘤坏死因子 a 有效抑制。在小鼠恶病质模型中，最后导致了肌萎缩[49,50]。我们证明了抑蛋白作为 MAGE 家族中的一员，在体内骨骼肌生长和修复中扮演重要的角色。抑蛋白在恶病质小鼠肌肉中选择性表达，其表达与保护组织对抗肿瘤导致的萎缩、抑制肌源性分化及纤维再生紧密相关[51]。一项近期的，与 Milano-Bicocca 大学实验医学院合作的研究中[52]，我们对比了一组胃癌患者和另一组由相同年龄和性别的正常人组成的对照组。胃癌患者和对照组相比，表现出明显增高的体重下降百分比和偏低的血清白蛋白水平。胃癌患者组和对照组相比，Pax7 在肌肉中的表达也明显偏高。这个蛋白的表达被确定在ⅠA-ⅠB 期和Ⅱ、Ⅲ期。肿瘤患者和对照组相比，MyoD 表达也偏高，但仅发生于ⅠA-ⅠB 期，没有出现其他更晚的疾病分期。Myf5 的表达在两组间没有明显差异，在新生的同种肌球蛋白重链中也没有表达。抑蛋白的表达在健康成人肌肉中基本可以忽略，在胃癌患者的肌肉中则出现明显上调，在ⅠA-

ⅠB 期患者中增长明显，但Ⅱ、Ⅲ期和对照组水平相似。在胃癌患者骨骼肌中，这种基因表达增加与肌肉再生相关现象提示与普遍认为的观点相反，肿瘤恶病质中肌肉再生没有受影响。

三、结论

对患者和医生而言，肿瘤恶病质仍是一个令人烦恼的问题。迄今为止，被广泛"认可"的是预防和治疗肿瘤相关厌食和恶病质而采取的治疗。近十年来，在动物模型和初步人体试验开展的药物研究取得了令人满意的结果。对于早期有效预防的研究，其发展旨在预防和逆转这种导致肌萎缩和恶病质的新陈代谢的紊乱。我们迫切需要开展这方面的研究，为此，需要加强基础和临床研究。

参 考 文 献

[1] Inui A (2002) Cancer anorexia-cachexia syndrome: current issues in research and management. CA Cancer J Clin 52:72-91

[2] MacDonald N, Easson AM, Mazurak VC et al (2003) Understanding and managing cancer cachexia. J Am Coll Surg 197:143-161

[3] Rossi Fanelli F, Cangiano C, Muscaritoli M et al (1995) Tumour-induced changes in host metabolism: a possible marker of neoplastic disease. Nutrition 11:595-600

[4] Bossola M, Muscaritoli M, Costelli P et al (2003) Increased muscle proteasome activity correlates with disease severity in gastric cancer patients. Ann Surg 237:384-389

[5] Tisdale MJ (2003) Pathogenesis of cancer cachexia. J Support Oncol 1:159-168

[6] Stepp L, Pakiz TS (2001) Anorexia and cachexia in advanced cancer. Nurs Clin North Am 36:735-744

[7] Barber MD, Ross JA, Fearon KC (1999) Cancer cachexia. Surg Oncol 8:133-141

[8] Laviano A, Meguid MM, Rossi Fanelli F

(2003) Cancer anorexia: clinical implications, pathogenesis, and therapeutic strategies. Lancet Oncol 4:686-694

[9] Dempsey DT, Knox L. S, Mullen JL et al (1996) Energy expenditure in malnourished patients with colorectal cancer.Arch Surg 121:789-795

[10] Gibney E, Elia M, Jebb SA et al (1997) Total energy expenditure in patients with non small-cell lung cancer: resulrs of a validated study using the bicarbonate-urea method. Metabolism 46:1412-1417

[11] Falconer JS, Fearon KC, Plester CE et al (1994) Cytokines, the acute-phase response, and resting energy expenditure in cachectic patients with pancreatic cancer. Ann Surg 219:325-331

[12] Jeevanandam M, Horowitz GD, Lowry SF et al (1984) Cancer cachexia and protein metabolism. Lancet 1:1423-1426

[13] Fearon KCH (1992) The mechanisms and treatment of weight loss in cancer. Proc Nutr Soc 51:251-265

[14] Bossola M, Pacelli F, TortorelliA et al (2008) Skeletal muscle in cancer cachexia: the ideal target of drug therapy. Curr Cancer Drug Targets 8:285-298

[15] Costelli P, Baccino FM (2003) Mechanisms of skeletal muscle depletion in wasting syndromes: role of ATP-ubiquitin-dependent proteolysis. Curr Opin Clin Nutr Metab Care 6:407-412

[16] Costelli P, Tullio RD, Baccino FM et al (2001) Activation of Ca (2+)-dependent proteolysis in skeletal muscle and heart in cancer cachexia. Br J Cancer 84:946-950

[17] Ciechanover A (1994) The ubiquitin-proteasome proteolytic pathway. Cell 79:13-21

[18] Tiao G, Hobler S, Wang JJ et al (1997) Sepsis is associated with increased mRNAs of the ubiquitin-proteasome proteolytic pathway in human skeletal muscle. J Clin Invest 99:163-168

[19] Fang CH, Li BG, Fischer DR et al (2000) Bum injury upregulates the activity and gene expression of the 20S proteasome in rat skeletal muscle. Clin Sci 99:181-187

[20] Bailey JL, Wang X, England BK et al (1996) The acidosis of chronic renal failure activates muscle proteolysis in rats by augmenting transcription of genes encoding proteins of the ATP-dependent ubiquitin-proteasome pathway. J Clin Invest 97:1447-1453

[21] Costelli P, Carbo N, Tes.sitore L et al (1993) Tumour necrosis factor-alpha mediates changes in tissue protein tumover in a rat cancer cachexia model. J Clin Invest 92:2783-2789

[22] Baracos VE, DeVivo C, Hoyle DH, et al (1995) Activation of the ATP-ubiquitin-proteasome pathway in skeletal muscle of cachectic rats bearing a hepatoma. Am J Physiol 268:E996-E1006

[23] Bodine SC, Latres E, Baumhueter S et al (2001) Identification of ubiquitin ligases required for skeletal muscle atrophy. Science 294:1704-1708

[24] Smith I, Aversa Z, Hasselgren PO et al (2010) Calpain activity is increased in skeletal muscle from gastric cancer patients with no or minimal weight loss. Muscle Nerve 43:410-414

[25] Williams AB, DeCourten-Myers GM, Fischer JE et al (1999) Sepsis stimulates release of myofilaments in skeletal muscle by a calcium-dependent mechanism. FASEB J 13:1435-1443

[26] Goll DE, Thompson VF, Li H et al (2003) The calpain system. Physiol Rev 83:731-801

[27] Hasselgren PO, Fischer JE (2001) Muscle cachexia: current concepts of intracellular mechanisms and molecular regulation. Ann Surg 233:9-17

[28] Jackman RW, Kandarian SC (2004) The molecular basis of skeletal muscle atrophy. Am J Physiol Cell Physiol 287:C834-C843

[29] Du J, Wang X, Miereles C et al (2004) Activation of caspase-3 is an initial step triggering

accelerated muscle proteolysis in catabolic conditions. J Clin Invest 113:115-123

[30] Bossola M, Mirabella M, Ricci E, et al (2006) Skeletal muscle apoptosis is not increased in gastric cancer patients with mild-moderate weight loss. Int J Biochem Cell Biol 38:1561-1570

[31] Rhoads MG, Kandarian SC, Pacelli F et al (2010) Expression of NF-kappaB and IkappaB proteins in skeletal muscle of gastric cancer patients. Eur J Cancer 46:191-197

[32] Hunter RB, Stevenson E, Koncarevic A et al (2002) Activation of an alternative NF-kappaB pathway in skeletal muscle during disuse atrophy. Faseb J 16:529-538

[33] Judge AR, Koncarevic A, Hunter RB et al (2007) Role for I{ kappa } B { alpha }, but not c-Rel, in skeletal muscle atrophy. Am J Physiol Cell Physiol 292:C372-C382

[34] Agusti A, Morla M, Sauleda J et al (2004) NF-KappaB activation and iNOS upregulation in skeletal mucle of patients with COPD and low body weight. Thorax 59:483-487

[35] Bossola M, Muscaritoli M, Costelli P et al (2001) Increased muscle ubiquitin mRNA levels in gastric cancer patients. Am J Physiol Regul Integr Comp Physiol 280:R1518-R1523

[36] Sandri M (2002) Apoptotic signaling in skeletal muscle fibers during atrophy. Curr Opin Clin Nutr Metab Care 5:249-253

[37] Ishiko O, Yoshida H, Sumi T et al (2001) Expression of skeletal muscle cells apoptosis regulatory proteins in plasma-perfused VX2 carcinoma bearing rabbits. Anticancer Res 21:2363-2368

[38] Fujita T, Jeevendra Martyn JA (2000) Skeletal muscle apoptosis after bums is associated with activation ofproapoptotic signals. Am J Physiol Endocrinol Metab 279:E1114-E1121

[39] Allen DL, Linderman JK, Roy RR et al (1997) Apoptosis: a mechanism contributing to remodelling skeletal muscle in response to hindlimb suspension. Am J Physiol Cell Physi-

ol 273:C579-C587

[40] Rodrigues AC, Schmalbruch H (1995) Satellite cells and myonuclei in long-term denervated rat muscles. Anat Rec 243:430-437

[41] Dirks A, Leeuwenburgh C (2002) Apopto.sis in skeletalmuscle with aging. Am J Physiol Regulatory Integrative Comparative Physiology 282:R519-R527

[42] Adams V, Jiang H, Yu L et al (1999) Apoptosis in skeletal muscle of myocytes of patients with chronic heart failure is associated with exercise intolerance. J Am Coll Cardiol 33:959-965

[43] Tews DS (2002) Apoptosis and muscle fibre loss in neuromuscular disorders. Neuromuscul Disord 12:613-622

[44] Vescovo G, Volterrani M, Zennaro R (2000) Apoptosis in the skeletal muscle of patients with heart failure: Investigation of clinical and biochemical changes. Heart 84:431-437

[45] Schoser BGH, Wehling S, Blottner D (2001) Cell death and apoptosis-related protein in muscle biopsies of sporadic amyotrophic lateral sclerosis and polyneuropathy. Muscle Nerve 24:1083-1089

[46] Tews DS, Goebel HH (1996) DNA-fragmentation and bcl2 expression in infantile spinal muscular atrophy. Neuromuscul Disord 6:265-273

[47] Zammit PS, Golding JP, NagataY et al (2008) Muscle satellite cells adopt divergent fates: a mechanism for self-renewal? J Cell Biol 166:347-357

[48] Cossu G, Biressi S (2005) Satellite cells, myoblasts and other occasional myogenic progenitors: possible origin, phenotypic features and role in muscle regeneration. Semin Cell Dev Biol 16:623-631

[49] Coletti D, Moresi V, Adamo S (2005) Tumor necrosis factor-alpha gene transfer induces cachexia and inhibits muscle regeneration. Genesis 43:120-128

[50] Moresi V, Pristera A, Scicchitano B et al

(2008) TNF inhibition of skeletal muscle regeneration is mediated by a caspase dependent stem cell response. Stem Cells 6:997-1008

[51] Sciorati C，Touvier T，Buono R et al（2009）Necdin is expressed in cachectic skeletal muscle to protect fibers from tumor-induced wasting. J Cell Sci 122:1119-1125

[52] Pessina P，Conti V，Pacelli F et al（2010）Skeletal mucle of gastric cancer patienrs expresses genes involved in muscle regeneration. Oncol Rep 24:741-745

Daniele Marrelli,Stefano Caruso,
and Franco Roviello

第 8 章

胃癌预后因素与评分系统

【摘要】 胃癌预后相关因素包括与肿瘤相关、与患者相关和治疗相关等方面。肿瘤分期、手术根治率、肿瘤部位和患者年龄是最重要的预后因素。扩大淋巴结清扫和切除更多的淋巴结也可改善预后。其他的因素仍受争议,未被证实。预后分数主要特点是,考虑可能影响预后的相关参数,从而计算肿瘤复发或个体死亡风险。GIRCG 制定了预后评分系统,此系统是根据对胃癌患者术后定期随访研究发展而来。此评分系统数据库容易录入,准确性好。目前多个中心正采用新版胃癌 TNM 分期系统进行预后评分。

【关键词】 胃癌;预后;生存;评分系统;预后因素;复发;多变量分析;胃切除术;淋巴结清扫;Lauren 病理分型;R0 切除率

胃癌是预后较差的肿瘤。最近 EURO-CARE 研究中收集 23 个欧洲国家 82 个癌症中心数据资料,结果显示 1995—1999 年确诊为胃癌的患者 5 年生存率小于 25%,近年来生存率有所提高[1]。在日本和韩国,胃癌筛查系统提高了胃癌早诊率,而对于进展期胃癌,常规进行扩大淋巴结清扫手术,得到了更好的生存率[2,3]。西方国家一些胃癌中心对患者同样采取扩大淋巴结清扫手术,也取得了较好的远期结果;但生存率方面,仍未能达到亚洲水平[4,5]。

评价胃癌患者治疗的终点是总体生存期(包括任何原因导致的死亡)和癌症相关生存期(因胃癌进展导致的死亡)。总体生存率和癌症相关生存率相关预后因素有所区别,对生存预计方面的权重也不同。通常,预后因素包括以下三类:①肿瘤相关的;②患者相关的;③治疗相关的。

一、肿瘤相关预后因素

肿瘤相关预后因素最重要的是肿瘤分期。最近 AJCC/UICC 分类 TNM 系统(第 7 版)对 pT 和 pN 进行修订,并引入 M 分期(腹腔冲洗液脱落细胞学)[3]。图 8-1 显示的是根据新 TNM 分期(第 7 版)而统计的癌症相关生存率。对 2320 名胃癌切除术后患者进行生存分析并将其纳入意大利胃癌研究协会(GIRCG)数据库。其中并不包括胃食管结合部肿瘤。亚洲国家早期胃癌患者生存率很高[2,3];西方国家大样本数据也得到了类似的结果[6]。对于有淋巴结转移的早期胃癌,如转移淋巴结超过 6 个,则生存率明显降低。

浸润胃壁程度越深则预后越差。如肿瘤穿透浆膜,患者生存期明显降低[3,6-8]。如肿瘤侵犯邻近脏器,即使患者进行手术切除,预后也会很差。对于没有淋巴结转移的病例,如果能进行联合脏器 R0 切除或许可以得到治愈的机会[9]。

胃癌一个重要的预后因素是淋巴结。西方国家,没有淋巴结转移的进展期胃癌患者(pT2)生存率较高[10]。新版 TNM 分期系统中,对淋巴结个数和预后的关系进行了修订。新版 TNM 分期系统中,一个明显的不足是 pN3a(7～15 个淋巴结转移)和 pN3b(超过 15 个淋巴结转移)亚组没有被区分。如术中切除较多的淋巴结时,N 分期会对于预后造成影响[3]。

胃癌患者如存在远处转移则预后较差,部分肝转移或腹膜转移患者如接受综合治疗后或许能得到较好的结果[11]。

腹腔冲洗液中脱落癌细胞是另一个重要的预后因素。几项研究显示脱落细胞学阳性的患者即使 R0 切除后,生存率仍然较低[12]。新版 TNM 分期系统中,如脱落细胞学阳性被视为远处转移(pM1),即归为 Ⅳ 期。

多项文献报道胃近端肿瘤预后较差[5,7,13,14];不过,新版 TNM 分期中胃-食管结合部肿瘤被归为食管肿瘤,此方面需要后续研究再行评价。

胃癌组织学特征和预后之间的关系颇受争议。据报道除单因素分析或独立预后指标外[14,15],肿瘤分级和 WHO 组织学分型对预后并没有影响。Lauren 病理分类(肠型、弥漫性、混合型)似乎更具有临床价值。对肠型和弥漫型胃癌不同的流行病学、临床和分子学特征进行分析[16],临床主要区别是不同的复发形式,弥漫型-混合型胃癌更多出现腹膜播散,尤其对于肿瘤浸润浆膜层的胃癌患者;而肠型胃癌更容易出现肝转移[8,16]。但是病理类型和淋巴结转移数目之间的关系在一定程度上限制了 Lauren 分类作为胃癌预后独立影响因素的作用。

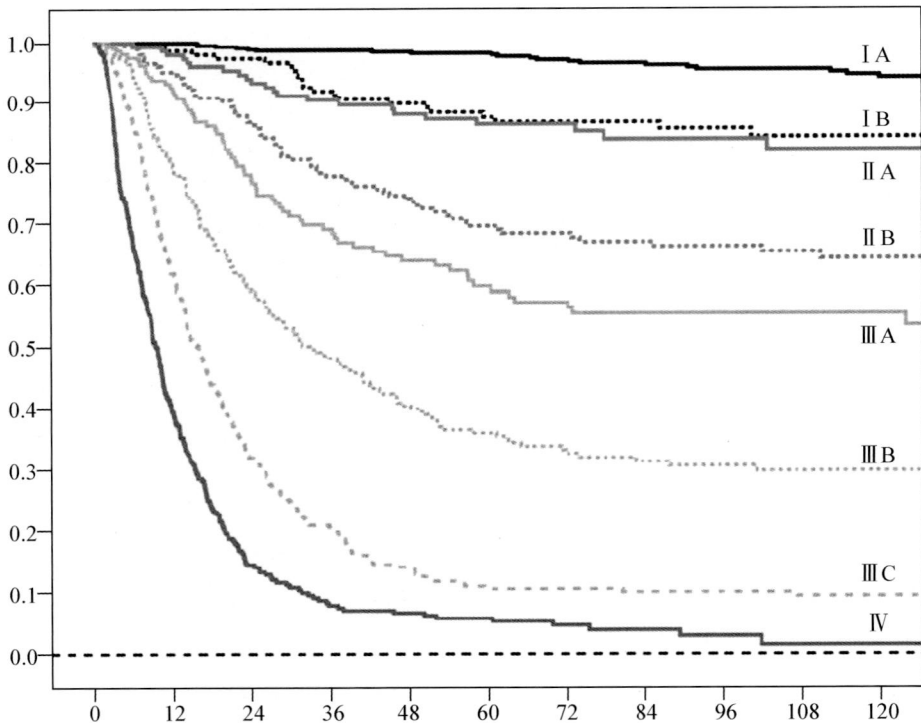

图 8-1 根据新版 TNM 分期统计的肿瘤相关生存曲线
GIRCG 数据库统计 2320 名胃癌切除手术患者信息

肿瘤大小并不是胃癌独立预后因素。较大的肿瘤组织学类型常为低分化或弥漫型，呈浸润性生长并穿透浆膜层，也容易出现腹膜复发[16,17]。Borrmann Ⅳ型胃癌常具有以上特征。

胃癌组织血管和淋巴管浸润对于预后的价值已有报道[18]，但其对生存率的主要影响主要限于肿瘤侵犯固有肌层/浆膜下层或者是无淋巴结转移的肿瘤[10,19]。与预后有关的少见的和生物学预后因素见于第2章。

二、与患者相关的预后因素

年龄是与患者预后相关的最重要的因素。年龄因素对总体生存率的影响差于肿瘤相关生存率[5,13,14]。部分学者认为患者年龄越小（<45岁），预后越差[20]。年轻人弥漫型胃癌较为常见，且肿瘤分期较晚；如结合肿瘤分期，年龄并不是胃癌预后的独立因素。

性别与预后的关系尚不明确。男性患者预后较女性差，可能是由于前者近端胃癌比例较高。对于癌症相关生存率，性别并不是一个独立的预后因素[5,14]。

地区差异和人种也逐渐成为胃癌的预后因素。美国研究显示，亚裔美国人比其他种族人群预后更佳[21]。亚洲胃癌患者的生存优势似乎仅限于在外国出生的个体，而美国出生的亚洲人则与当地居民的生存率相近。这说明患者成长经历影响到患者肿瘤发生和生物学类型。最近发表的一篇文章显示的是来源于意大利不同地区，但在同一中心进行治疗的胃癌患者，其预后并不相同[22]。对比意大利南部（该地胃癌发生率很低）和Tuscany（高风险区）胃癌患者，前者L弥漫型胃癌更多、分期更晚、预后更差。流行病学调查中也观察到高风险和低风险区胃癌患者生存率不同[22]。

其他与患者相关的预后因素是免疫系统。术前外周血中性粒/淋巴细胞比（NLR）较高的患者预后较差[23]。中性粒细胞计数的增加可能是由于不成熟和没有功能的中性粒细胞增加，导致相对的淋巴细胞减少，从而削弱了淋巴细胞对肿瘤的免疫应答。

三、与治疗相关的预后因素

毫无疑问，根治性手术是最重要的与治疗相关的预后因素。UICC定义R0切除是指完整切除肿瘤，镜下和肉眼均无残余肿瘤细胞。它采取的是十分精确的术前（临床）、术中（脱落细胞学检查）和术后（切缘）肿瘤分期。如果此定义是准确的，那么手术的根治性可能是胃癌最重要的预后因素。尽管许多胃癌患者进行了R0切除，但是仍然出现肿瘤复发，一定程度上反映了此定义的局限性[5,7,13,14]。

目前尚未完全确立淋巴结清扫在胃癌治疗过程中的地位。最近，Dutch研究结果显示D2比D1具有更好的生存优势[24]。经过15年随访，D2淋巴结清扫后局部复发率低，与癌症相关的死亡率更低。由此确立了D2手术是进展期胃癌的标准手术方式[25,26]。而且，扩大淋巴结清扫将与更准确的pN有关，肿瘤分期与患者预后之间的关系将更准确[26]。

胃癌淋巴结切除数目是与预后相关的一个因素[4,27]。淋巴结清扫数目增加，癌症死亡率也随之降低。因此，UICC建议最少切除16个淋巴结获得准确pN分期。阳性淋巴结比例（N比）是一个较新的预后因素，可用于识别N分期中的不同亚组[27]。但是阳性淋巴结比例对预后的影响尚不清楚[28]。

胃切除范围不会影响患者预后。即使对于进展期胃癌，如果能够确保切缘阴性和足够的淋巴结清扫，那么胃部分切除和全胃切除的治愈机会没有差异。

研究显示术前输血胃癌患者预后较差。近期 GIRCG 研究显示输血与预后较差有关,但不是胃癌独立预后因素。输血与患者年龄、肿瘤位置、手术范围、术后并发症有关,这可以解释其与长期生存之间的关系[29]。

四、预后评分

预后评分其实是同时结合一系列参数来对个体患者计算风险分数。目前已经设计出几种数学模型来预测胃癌患者预后情况[5,13]。根据患者人口统计学和临床特点,发明了电脑软件(Maruyama 程序),对东京国际癌症中心医院的大量患者资料进行分析。利用这个模型,计算出 Maruyama 指数,确定其与患者长期生存相关[30]。Katten 等根据 Memorial Sloan Kettering 癌症中心胃癌患者信息,设计出胃癌预后列线图[13]。列线图的终点是与肿瘤相关的死亡和 R0 切除术后生存预测[7,14]。

R0 切除后预测复发风险评分是根据近年来隶属于 GIRCG 的三家中心治疗的患者资料而计算的分数[5]。GIRCG 预后评分的特点:①对接受根治性手术的患者进行定期检查,取得生存数据;②临床实践中患者、肿瘤和治疗相关参数分析;③研究终点:采用的是肿瘤复发时间,而不是从病历资料、家庭医生或人口统计学方面得到的患者生存时间;④预测每个患者的复发风险。

此评分系统采用的多因素回归分析模型,以肿瘤复发作为因变量,一系列临床/病理参数(年龄、性别、肿瘤位置、肿瘤大小、Lauren 分型、浸润深度、淋巴结转移情况、淋巴结清扫程度和手术切除范围)作为协变量。

肿瘤复发风险用该公式预测:

$$(e^z/1+e^z)\times100$$

e:自然对数;Z:来自来回归分析公式的结果:

$$Z=c+B1X1+B2X2+\cdots BpXp$$

c:回归分析模型常数,X1...p 该模型和回归系数(B1...p)的独立参数。通过此种计算方法,可以对患者复发情况进行预测。在胃癌数据库中含有此公式,可以对复发风险实现自动计算。根据第 6 版 TNM 分期,GIRCG 首先考虑预后因素是 pT 和 pN[5]。随着新 TNM 分型(第 7 版)的应用,此评分系统需要根据新标准重新计算,其中除外胃-食管结合部肿瘤和皮革胃患者。

计分新公式:

$$Z=-1.978-0.366(\text{middle third})+2.123(\text{upper third})+0.912(\text{pT2})+1.363(\text{pT3})+2.307(\text{pT4})+1.333(\text{pN1})+1.634(\text{pN2})+3.616(\text{pN3a})+4.728(\text{pN3b})-1.290(\text{D2-D3 dissection})$$

GIRCG 评分系统的最重要特点是数值分布(图 8-2)。多数病人可被分为低危组和高危组,显示出此评分系统的重要临床特点。

得分较高的患者在随访过程中容易早期出现复发,只有少数得分低的患者出现复发情况(图 8-3)。图 8-2 显示的是评分高低与复发风险呈直线相关。

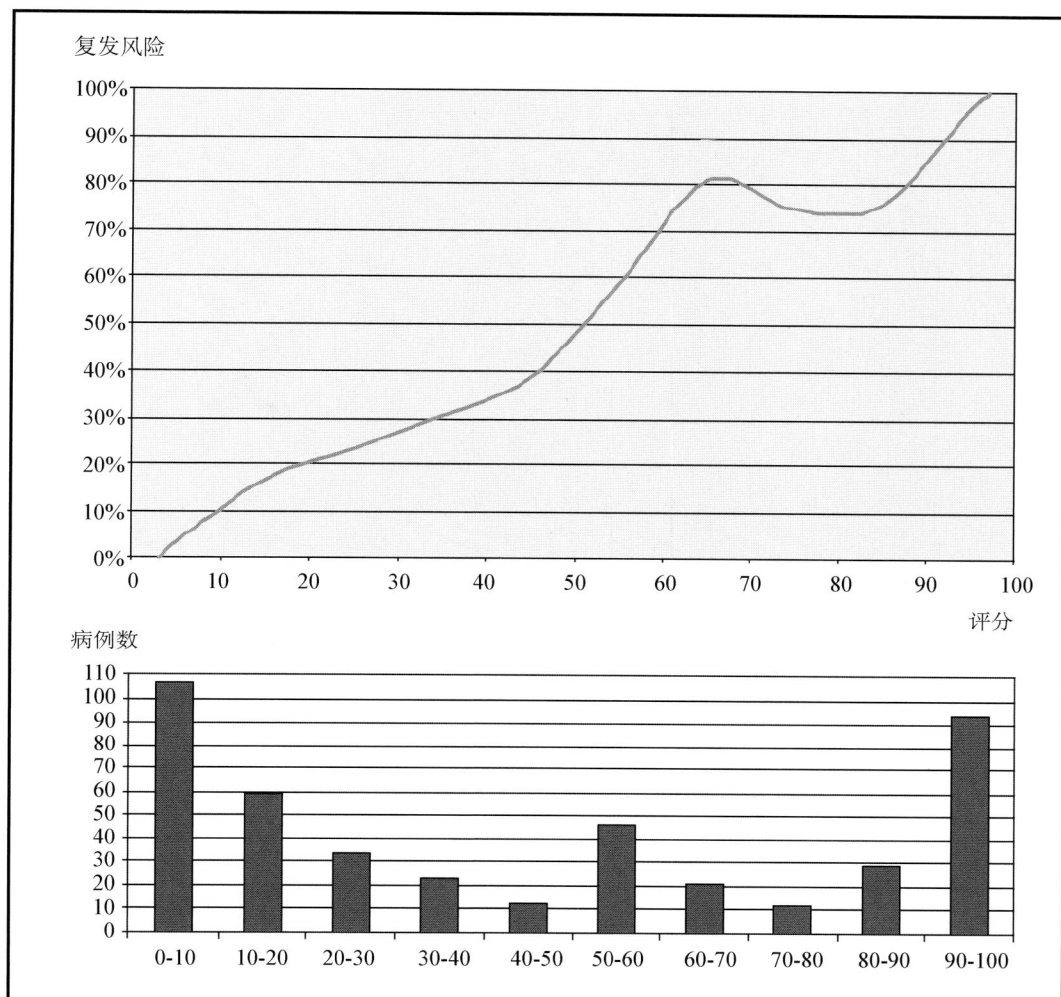

图 8-2　显示的是评分高低与复发风险呈直线相关

五、如何更容易地计算 GIRCG 预后评分

如图 8-4 所示,利用 Excel 即可轻松使用此公式。需要输入四个参数:肿瘤部位、pT 和 pN 分期(TNM 第 7 版)和淋巴结清扫范围。为计算患者的预后分数,不同空格的数字"0"可根据不同参数用"1"取代(例如,如果患者 TNM 分期是 T2N1,在空格 T2 和 N1 空格上填 1,其他参数如肿瘤位置和淋巴结清扫等)。

EQ(P3)空格插入公式:

$= -1.978 - 0.366(C3) + 2.123(D3) + 0.912(F3) + 1.363(G3) + 2.307(H3) + 1.333(J3) + 1.634(K3) + 3.616(L3) + 4.728(M3) - 1.290(O3)$

SCORE(Q3)插入空格公式:

$= 1/[1 + 1/EXP(P2)] * 100$

SCORE 空格上的数字就是对患者复发风险的预计分数。

数年来 GIRCG 开展了多项研究来探索预后评分。此评分模型需要在不同地区开

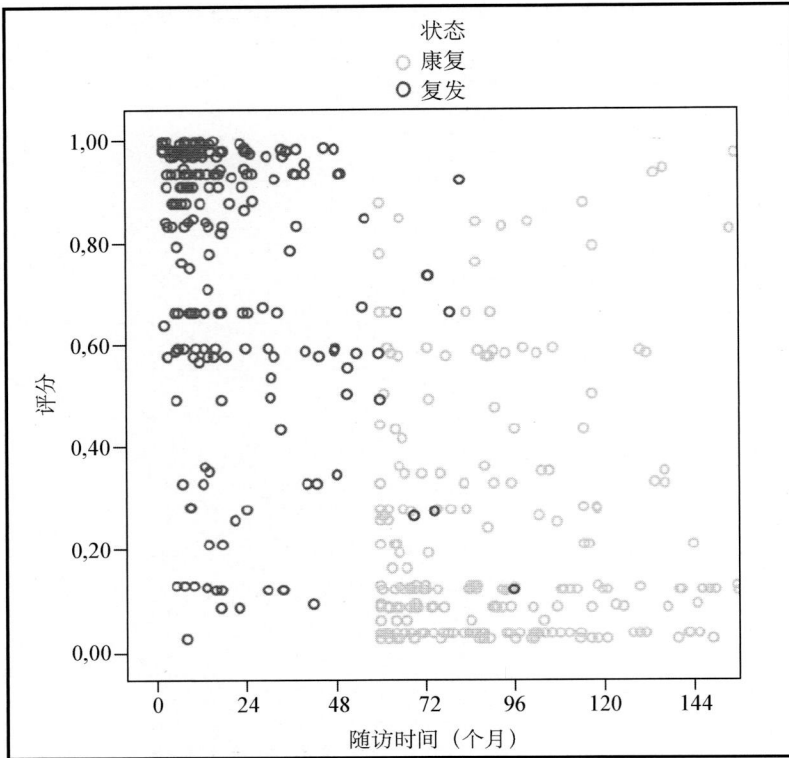

图 8-3　评分与随访时间之间的关系

	A	B	C	D	E	F	G	H	I	J	K	L	M	N	O	P	Q
1	NAME	LOCATION			DEPTH OF INVASION				NODAL STATUS					LYMPHADENECTOMY		EQ	SCORE
2		LOWER	MIDDLE	UPPER	T1	T2	T3	T4	N0	N1	N2	N3a	N3b	LIMITED	EXTENDED		
3	EXAMPLE 1	0	0	0	0	0	0	0	0	0	0	0	0	0	0		
4																	
5																	
6																	

图 8-4　如何应用 EXCEL 更容易地计算 GIRCG 评分

展，并得到多数学者的认可。此模型可以在 GIRCG 网址进行下载：www. gircg. it

参 考 文 献

[1]　Verdecchia A, Guzzinati S, Francisci S et al (2009) Survival trends in European cancer patients diagnosed from 1988 to 1999. Eur J Cancer 45:1042-1066

[2]　Japanese Gastric Cancer Association Registration Committee (2006) Gastric cancer treated in 1991 in Japan: data analysis of nationwide registry. Gastric Cancer 9:51-66

[3]　Ahn HS, Lee HJ, Hahn S et al (2010) Evaluation of the Seventh American Joint Committee on Cancer/International Union Against Cancer Classification of gastric adenocarcinoma in comparison with the sixth classification. Cancer 116:5592-5598

[4] Smith DD，Schwarz RR，Schwarz RE（2005）Impact of total lymph node count on staging and survival after gastrectomy for gastric cancer：data from a large US-population database. J Clin Oncol 23：7114-7124

[5] Marrelli D，De Stefano A，de Manzoni G et al（2005）Prediction of recurrence after radical surgery for gastric cancer：a scoring system obtained from a prospective multicenter study. Ann Surg 241：247-255

[6] Roviello F，Rossi S，Marrelli D et al（2006）Number of lymph node metastases and its prognostic signifIcance in early gastric cancer：a multicenter Italian study. J Surg Oncol 94：275-280

[7] Strong VE，Song KY，Park CH et al（2010）Comparison of gastric cancer survival following RO resection in the United States and Korea using an intemationally validated nomogram. Ann Surg 251：640-646

[8] Roviello F，Marrelli D，de Manzoni G et al（2003）Prospective study ofperitoneal recurrence after curative surgery for gastric cancer. Br J Surg 90：1113-1119

[9] Cheng CT，Tsai CY，Hsu JT et al（2011）Aggressive Surgical Approach for Patients with T4 Gastric Carcinoma：Promise or Myth? Ann Surg Oncol 18：1606-1614

[10] Baiocchi GL，Tiberio GA，Minicozzi AM et al（2010）A multicentric Western analysis of prognostic factors in advanced，node-negative gastric cancer patients. Ann Surg 252：70-73

[11] Glehen O，Gilly FN，Arvieux C et al（2010）Peritoneal carcinomatosis from gastric cancer：a multi-institutional study of 159 patients treated by cytoreductive surgery combined with perioperative intraperitoneal chemotherapy. Ann Surg Oncol 17：2370-2377

[12] Mezhir JJ，Shah MA，Jacks LM et al（2010）Positive peritoneal cytology in patients with gastric cancer：natural history and outcome of 291 patients. Ann Surg Oncol 17：3173-3180

[13] Kattan MW，Karpeh MS，Mazumdar M et al（2003）Postoperative nomogram for disease-specific survival after an R0 resection for gastric carcinoma. J Clin Oncol 21：3647-3650

[14] Novotny AR，Schuhmacher C，Busch R et al（2006）Predicting individual survival after gastric cancer resection：validation of a U.S.-rived nomogram at a single high-volume center in Europe. Ann Surg 243：74-81

[15] Adachi Y，Yasuda K，Inomata M et al（2000）Pathology and prognosis of gastric carcinoma：well versus poorly differentiated type. Cancer 89：1418-1424

[16] Marrelli D，Roviello F，de Manzoni G et al（2002）Different patterns of recurrence in gastric cancer depending on Lauren's histological type：longitudinal study. World J Surg26：1160-1165

[17] Kunisaki C，Makino H，Takagawa R et al（2008）Tumor diameter as a prognostic factor in patients with gastric cancer. Ann Surg Oncol 15：1959-1967

[18] Nozoe T，IguchiT，Egashira A（2010）Pathological prognostic score as a simple criterion to predict outcome in gastric carcinoma. J Surg Oncol 102：73-76

[19] Kooby DA，Suriawinata A，Klimstra DS et al（2003）Biologic predictors of survivalin node-negative gastric cancer.Ann Surg 237：828-835

[20] Santoro R，Carboni F，Lepiane P et al（2007）Clinicopathological features and prognosis of gastric cancer in young European adults. Br J Surg 200794：737-742

[21] Al-Refaie WB，Tseng JF，Gay G et al（2008）The impact of ethnicity on the presentation and prognosis of patients with gastric adenocarcinoma. Results from the National Cancer-Data Base. Cancer 113：461-469

[22] Marrelli D，Pedrazzani C，Corso G et al（2009）Different pathological features and prognosis in gastric cancer patients coming from high-risk and low-risk areas of Italy. Ann Surg 250：43-50

[23] Shimada H，Takiguchi N，Kainuma O et al

(2010) High preoperative neutrophil-lymphocyte ratio predicts poor survivalin patients with gastric cancer. Gastric Cancer 13:170-176

[24] Songun I, Putter H, Kranenbarg EM et al (2010) Surgical treatment of gastric cancer: 15-year follow-up results of the randomised nationwide Dutch DID2 trial. Lancet Oncol 11: 439-449

[25] Marrelli D, Pedrazzani C, NeriA et al (2007) Complications after extended (D2) and super-extended (D3) lymphadenectomy for gastric cancer: analysis of potential risk factors. Ann Surg Oncol 14:25-33

[26] Verlato G, Roviello F, Marchet A et al (2009) Indexes of surgical quality in gastric cancer surgery: experience of an Italian network. Ann Surg Oncol 16:594-602

[27] Marchet A, Mocellin S, Ambrosi A et al (2007) The ratio between metastatic and examined lymph nodes (N ratio) is an independent prognostic factor in gastric cancer regardless of the type of lymphadenectomy: results from an Italian multicentric study in 1853 patients. Ann Surg 245:543-552

[28] Pedrazzani C, Sivins A, Ancans G etal (2010) Ratio between metastatic and examined lymph nodes (N ratio) may have low clinical utility in gastric cancer patients treated by limited lymphadenectomy: results from a single-center experience of 526 patients. World J Surg 34:85-91

[29] Pacelli F, Rosa F, Marrelli D et al (2011) Do perioperative blood transfusions influence prognosis of gastric cancer patients? Analysis of 927 patients and interactions with splenectomy. Ann Surg Oncol 18:1615-1623

[30] Hundahl SA, Peeters KC, Kranenbarg EK et al (2007) Improved regional control and survival with "low MaruyamaIndex" surgery in ga. stric cancer: autopsy findings from the Dutch Dl-D2 Trial. Gastric Cancer 10:84-86

第二部分

手术技术

Paolo Morgagni,Giuliano La Barba,
and Luca Saragoni

第 9 章

胃癌手术切缘

【摘要】 胃癌手术切缘分为近端和远端,而内镜下切除后的标本则应仔细检查肿瘤浸润深度和边缘是否有癌细胞。胃癌手术切缘肿瘤浸润风险包含多个方面,其中最重要的是低分化腺癌、肿瘤大小(最小直径>5cm)和肉眼 Borrmann Ⅲ型或Ⅳ型。胃癌浸润与原发肿瘤部位和食管、十二指肠切缘相关。对切除后的胃癌标本,应由术者检查肿瘤和切缘间距,如怀疑切缘为阳性,则应进行行术中冷冻病理检查。如切缘为阳性,应尽可能再次手术以达到根治性切除,除非对于非常晚的肿瘤患者。早期胃癌患者预后较好,在决定给予患者二次治疗之前,必须考虑患者年龄和相关疾病等因素。

【关键词】 切缘;冷冻切片;姑息性治疗;预后

一、背景

文献报道切缘(RMs)阳性严重影响胃癌患者术后生存。因此,术者和病理学专家应仔细检查术后切缘是否存在癌细胞浸润[1-4]。胃癌手术标本切缘分为近端和远端,而内镜下切除标本需要注意切除深度和外缘。

根据 UICC/AJCC 标准,R0 切除(根治性切除)定义为完整切除原发肿瘤,镜下和肉眼均没有癌细胞残留;R1 切除为术后镜下残余有癌;R2 切除为肉眼仍有癌残留[5]。

胃癌术后切缘肿瘤浸润风险因素包含多个方面。其中最重要的是低分化腺癌或黏蛋白生成型胃癌,如印戒细胞癌和黏液腺癌。此类胃癌即使分期为早期,常有增大趋势和向黏膜和黏膜下层浸润的倾向,切缘阳性比例更高[6,7]。此外,肿瘤较大(直径最小>5cm)[8]和 Borrmann Ⅲ型或Ⅳ型更容易出现阳性切缘。肿瘤浸润较深的Ⅲ期或Ⅳ期胃癌常与 Borrmann Ⅲ型或Ⅳ型和更多的未分化

肿瘤类型相关。这些类型胃癌更容易出现阳性切缘[9,10]。

考虑到肿瘤播散与原发肿瘤部位有关,但是应考虑到食管和十二指肠切缘的区别。一些学者发现,少数距离贲门癌切缘 8cm 仍会发现癌细胞黏膜下浸润[11]。一些学者认为,对于分化较好的近端胃癌,切缘至少应为距离肿瘤边缘 2cm 以上;如果切缘不完整,应尽可能切除更多食管部分,至少距离肿瘤边缘 4cm 以上[12]。如食管淋巴侵犯,如果没有联合开胸手术,则无法保证近端切缘无癌浸润。

十二指肠切缘则与之不同。十二指肠上皮下黏膜层 Brunner's 腺和密集相连纤维细胞能够防止癌细胞浸润。十二指肠浸润通常是由于癌细胞黏膜下层和浆膜下层浸润造成。Kakeji 等报道十二指肠浸润患者中,76%的患者侵犯幽门的距离一般<2cm,但是也有浸润 4cm 的患者[13]。对此类患者,一般无法实现根治性切除。

肿瘤与切缘的距离必须考虑到降低黏膜

下跳跃式转移的风险。此类转移需经病理学检查证实。

二、治疗选择

内镜下切除后切缘阳性患者需要进一步治疗。如内镜切除较为满意但深部切缘阳性，需要进行外科手术。如肿瘤边缘有癌浸润，则需要再次内镜切除，定期复查。

手术是胃癌一线治疗金标准。胃癌术后阳性切缘发生率为 0.8% ~ 20%。

为减少肿瘤切缘浸润的发生，术者应沿胃大弯剪开检查黏膜层，测量肿瘤大小和肿瘤与切缘间距，如怀疑切缘阳性时，应进行冷冻病理学切片。这些预防措施并不能完全排除切缘阳性。原因在于术中冷冻病理诊断假阴性率可达 21%。

术中误诊的原因之一 Lauren 分型中的弥漫型。对于这些病例，可快速免疫染色检查来排除假阴性结果[14]。

切缘阳性对胃癌患者预后影响较大[2-4,9-13,15]。如切缘阳性与局限性淋巴结清扫(D0,D1)有关，则原发肿瘤可能会被降期，难以评估阳性切缘对预后的影响。相反地，对于根治性手术的患者则可更好地评估阳性切缘对预后的影响。大量研究结果显示切缘阳性患者生存率明显比切缘阴性的患者差。

对于肿瘤较晚或淋巴结转移的患者，生存期明显受切缘影响不大，大多数患者死于腹腹肿瘤复发或远处转移[2,9,10,15]。

如果没有淋巴结转移的进展期胃癌(T2-T3-T4a)患者根治性切除后出现切缘阳性，则需要进行二次手术。如技术可行且可达到根治性切除时，则对有淋巴结侵犯或早期病灶的患者均没有统一要求。

文献报道，是否二次手术有时取决于淋巴结扩散的范围，尤其对于淋巴结 N1-2 阳性的患者[9,15]。比较特殊的情况是早期胃癌：也有研究发现切缘阳性的 N0 患者生存期更差[2,6]。但也有研究指出这些没有进一

步治疗的患者 5 年生存率为 100%[17,18]。对于这些患者，很难决定是否行二次手术，需要考虑年龄或与疾病相关的因素。

总之，对于切缘阳性的患者二次手术适应证尚无相关标准。考虑到肿瘤的病理学特征，肿瘤和切缘间的距离必须分辨清楚。若怀疑切缘阳性，则需要进行冷冻切片检查。如切缘阳性时，应尽可能行二次手术以达到根治性切除。早期胃癌患者预后较好，此外也需考虑到年龄与疾病相关的因素。

参 考 文 献

[1] Cunningham SC，Kamangar F，Kim MP et al (2005) Survival after gastric adenocarcmoma resection：eighteen-year experience at a single institution. J Gastrointest Surg 9：718-725

[2] Cho BC，Jeung HC，Choi HJ et al (2007) Prognostic impact of resection margin involvement advanced gastric cancer：a 15-year experience at a single institute. J Surg Oncol 95：461-468

[3] De Gara CJ，Hanson J，Hamilton S (2003) A populationbased study of tumor-node relationship，resection margins，and surgeon volume on gastric cancer survival. Am J Surg 186：23-27

[4] Kim SH，Karpeh MS，Klimstra DS et al (1999) Effect of microscopic resection line disease on gastric cancer survival. J Gastrointest Surg 3：24-33

[5] Sobin LH，Wittekind CH (2002) TNM classification of malignant tumor，6th edn. Wiley，New York

[6] Park JM，Jang YJ，Kim JH et al (2008) Gastric cancer histology：clinicopathologic characteristics and prognostic value. J Surg Oncol 98：520-525

[7] Piessen G，PhD，Messager M，Leteurtre E et al (2009) Signet ring cell histology is an independent predictor of poor prognosis in gas-

tric adenocarcinoma regardless of tumoral clinical presentation. Ann Surg 250:878-887

[8] Yokota T, Sawai K, Yamaguchi T et al (1993) Resection margin in patiems with gastric cancer associated wirh esophageal invasion: clinicopathological study. J Surg Oncol 53:60-63

[9] Zhe S, De-ming L, Zhen-ning W et al (2009) Prognostic significance of microscopic positive margins for gastric cancer patients with potentially curative resection. Ann Surg Oncol 16:3028-3037

[10] Shang-Yu W, Chun-Nan Y, Hsiang-Lin L et al (2009) Clinical Impact of positive surgical margin status on gastric cancer patients undergoing gastrectomy. Surg Oncol 16:2738-2743

[11] Bozzetti F, Bonfanti G, Bufalino R et al (1982) Adequacy of margins of resection in gastrectomy for cancer. Ann Surg 196:685-690

[12] Tsujitani S, Okuyama T, Orita H et al (1995) Margins of resection of the esophagous for gastric cancer with esophageal invasion. Hepatogastroenterology 42:873-877

[13] Kakeji Y, Tsujitani S, Baba H et al (1991) Clinicopathologic features and prognostic significance of duodenal invasion in patients with distal gastric carcinoma. Cancer 68:380-384

[14] Yokota T, Yamaguchi T, Sawai K ei al (1989) Intraoperative immunostaining for detection ofinvasive cells at the resection margin of Borrmann type 4 gastric carcinoma using monoclonal antibody S202. Br J Surg 76:690-692

[15] Morgagni P, Garcea D, Marrelli D et al (2008) Resection line involvement after gastric cancer surgery: clinical outcome in nonsurgically retreated patients. World J Surg 32:2661-2667

[16] Cascinu S, Giordani P, Catalano V et al (1999) Resection line involvement in gastric cancer patients undergoing curative resections: Implication for clinical management. Jpn J Clin Oncol 29:291-293

[17] Morgagni P, Garcea D, Marrelli D et al (2006) Does resection line involvement affect prognosis in early gastric cancer patients? An Italian multicentric study. World J Surg 30:585-589

[18] Nakamura K, Ueyama T, Yao T et al (1992) Pathology and prognosis of gastric cancer: Findings in 10,000 patients who underwent primary gastrectomy. Cancer 70:1030-1037

Giovanni de Manzoni,Alberto Di Leo,
and Giuseppe Verlato

第 10 章

胃癌：标准或扩大式淋巴结清扫

【摘要】 胃肿瘤切除合并 D2 淋巴结清扫是进展期胃癌和黏膜下层早期胃癌的标准术式。D2 淋巴结清扫可改善胃癌患者预后，术后发病率与死亡率较低。日本临床肿瘤协会(JGOG)研究结果显示，胃癌腹主动脉旁淋巴结清扫并不能提高进展期胃癌患者生存期。然而，腹主动脉旁淋巴结清扫是否利于患者还备受争议，原因在于转移到腹主动脉旁淋巴结的患者 5 年生存期是一个不容忽视的问题。

【关键词】 局限淋巴结清扫(D1)；扩大淋巴结清扫(D2)；超大淋巴结清扫(D3)；Dutch 研究；British 研究；Taiwanese 研究；腹主动脉旁淋巴结清扫

一、标准或扩大淋巴结清扫

胃癌治疗方式多种多样。日本外科医生开展胃癌手术的经验较多，原因在于日本胃癌发生率特别高，每年新发病例约 100 000 例[1]。1970-1908 年，日本外科医生开展扩大型(D2)和超扩大型淋巴结清扫(D3)手术预防淋巴结转移[2-4]。而欧洲和美国多开展局限性淋巴结清扫(D1)手术。

手术方式不同，患者预后也不同。日本胃癌患者总体 5 年生存率可达 74%[5]，而 20 世纪 90 年代欧洲胃癌患者生存率是日本 1/3 (24%)[6]。日本学者取得了手术成功，西方国家学者也逐步接受 D2 手术是进展期胃癌标准手术方式[7]。

20 世纪 90 年代，西方学者在胃癌手术方面作出了巨大努力。荷兰[8]和英国[9]外科医生开展了一项大型临床研究，将患者随机分到 D1 或 D2 淋巴结清扫组。后续研究中纳入了大量患者，但手术质量低，术者缺乏扩大型淋巴结清扫经验。手术经验的缺乏使得 D2 淋巴结清扫术后患者病死率很高（荷兰研

究为 9.7%，英国研究为 13.5%），同时脾切除（分别为 37% 和 65%）和胰切除术（30% 和 56%）比率较高，淋巴结切除数目较少（英国研究平均 17 个淋巴结）[10]。对比之下，日本胃癌患者 D2 淋巴结清扫术后病死率 < 2%[11]，胃癌专科中心 < 1%[12]，清扫淋巴结数目平均为 54 个[12]。

西方国家研究经 5 年随访，结果显示 D2 淋巴结清扫并没有延长总体生存期[13,14]，但此项结果受手术质量参差不一影响较大[15]。Dutch 研究经较长时间随访，D2 淋巴结清扫患者取得生存优势：D2 组 15 年总体生存率为 29%，D1 组为 21%($P = 0.34$)[16]。D2 淋巴结清扫与肿瘤相关病死率下降相关（37% vs 48%）。有趣的是，如果除外胰尾脾切除的患者，总体生存率将具有统计学意义（D2 组为 35%，D1 组为 22%，$P = 0.006$)[16,17]。

中国台湾胃癌研究显示 D2 与 D1 相比具有显著生存优势，5 年生存率分别为 59.5% 和 53.6%($P = 0.041$)[18]。

最近《新英格兰医学杂志》发表了 Dutch 研究带头人-日本外科医生 Sasako 的文章：

"这些研究(Dutch 和 British 研究)中大量早期死亡患者可能掩盖了 D1 和 D2 术后长期生存率的不同"。Dutch 研究中,术者经验有限使得他们难以安全而有效地完成手术,而且胃癌病例偏少,一定程度上影响到了医生处理手术并发症的能力。而台湾单中心对此研究 D1 和 D2 手术结果,所有术者在参加该研究前至少具有 80 例 D2 淋巴结清扫手术经验,结果两组均未出现死亡病例[19]。

此外,多项研究显示 D2 淋巴结清扫最少需要切除 15 个淋巴结才能得到精确的病理学肿瘤分期[20-22]。

因此,D2 和 D1 淋巴结清扫间的平衡更偏向 D2 手术(图 10-1)。如今,胃切除合并 D2 淋巴结清扫是日本胃癌指南(2004)治疗进展期胃癌标准方法,欧洲胃癌联盟网络(ⅡEUNE Gastric Cancer International Work-shop,Madrid,2010 年 3 月)将其列为推荐方法。

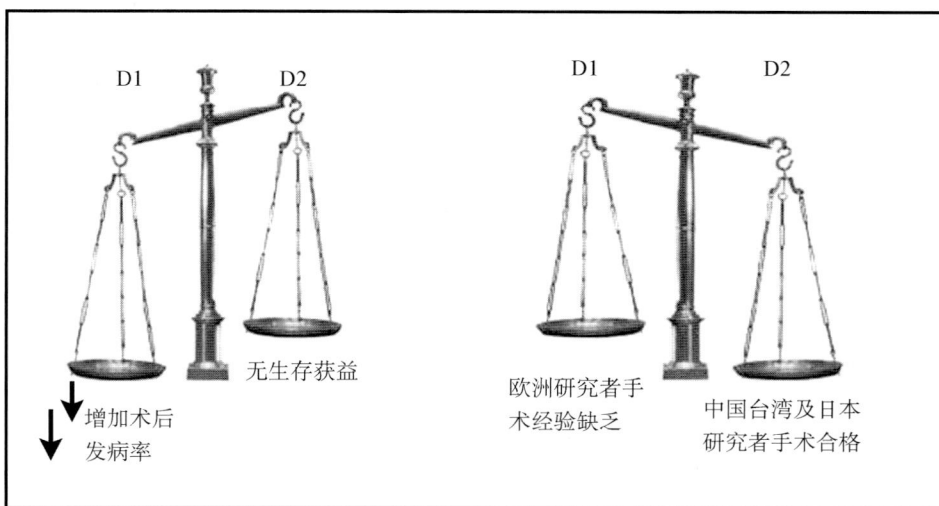

图 10-1　D1 和 D2 淋巴结清扫平衡关系
20 世纪 90 年代(左);2010 年(右)

二、淋巴结清扫质量:术后病死率与复发率,淋巴结清扫数量

多项研究发现只有手术质量足够好,D2 淋巴结清扫才能改善预后。

上文已提及过,D2 淋巴结清扫手术后病死率各有不同:东亚较低,大约为 0.8%[12,24],日本<2%[11],西方观察研究却升至 2%~5%[21,26-30]或者为 3.1%(Ⅱ期试验)[31],而欧洲临床研究则高至 5%~13%[8,9,32]。

扩大淋巴结清扫术后发病率与上述结果类似,东亚最低(17%~21%)[12,25],欧洲观察性研究[21,28-30]或Ⅱ期试验[31]次之(21%~35%),最高的是欧洲Ⅲ期试验(43%~46%)[8,9]。

淋巴结清扫数目各不相同。D1 手术清扫淋巴结中位数为 12~13 个[9,21,28],而 D2 淋巴结清扫,欧洲研究为 17 个,日本研究为 54 个[12],西方观察性研究为 25~26 个[21,28]。D2 淋巴结清扫至少 15 个淋巴结的患者比例在西方观察研究中为 86%[21]~95%[28],而日本研究所有患者都可达到[12]。

文献报道了与胃癌手术质量相关的因

素:淋巴结清扫数目、避免联合脾-胰切除、术后发病率和病死率[22]。GIRCG 研究对 1032 名患者分析结果见表 10-1 和图 10-2[22]。

因此,多数欧洲外科医生尚不能达到日本学者的手术质量,以上提及的研究结果可作为欧洲外科医生的标准。

表 10-1　GIRCG 1032 例胃癌手术质量指数[22]

	D1	D2	D3
淋巴结清扫数目	14(9~18.75)	29(21~38)	46.5(37~57)
脾切除	6.1	10.1	11.4
脾-胰腺切除	1.8	2.4	11.4
手术并发症	18.4	19.2	21.4
非手术并发症	11.0	16.3	11.8
术后死亡率	5.7	3.6	2.7

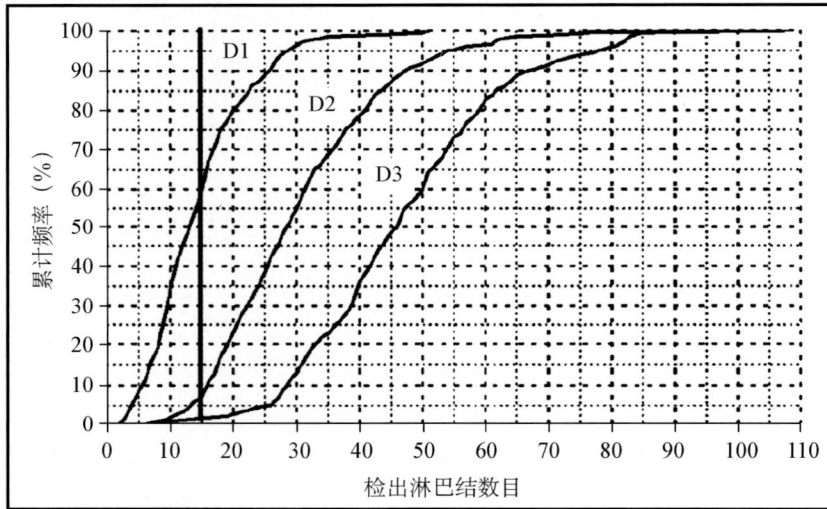

图 10-2　根据扩大淋巴结清扫术检出的淋巴结数目累计图其中灰色区域表示分期不完善,例如:当病理医师找到的淋巴结数目<15 个时

三、扩大淋巴结清扫

胃淋巴引流最后一站为第 16 组——腹主动脉旁淋巴结。一旦癌细胞越过此站,则可进入淋巴管网和血液系统。

TNM 分期系统中,如癌细胞转移至该站则考虑为远处转移(M1)[33]。20 世纪 80 年代以来,日本和西方胃癌专科中心开展腹主动脉旁淋巴结清扫(PAND)相关研究,结果发现并没有提高进展期胃癌患者生存期。日本 D2+PAND 淋巴结清扫术后发病率为 28%~38%,而病死率<1%[19,24]。西方专业中心也得到类似结果,发病率和病死率分别为 21%~35% 和 1%~4%[22,29,34,35]。

日本临床肿瘤协会(JCOG)组织的随机对照研究结果显示,包括腹主动脉旁淋巴结扩大式淋巴结清扫不能改善 T2b、T3 和 T4 胃癌生存期[19]。因此,根据日本胃癌指南,

D2＋PAND 并不再作为胃癌一线治疗方案。

不过，以上研究不能排除扩大淋巴结清扫有利于进展期胃癌的可能性[36,37]。JCOG研究中，如果除外肉眼发现第 16 组淋巴结转移的患者，行 D2＋PAND 术后第 16 组淋巴结转移率低（8.5％：22/259）。当然，有些研究结果与此不同。例如病理学淋巴结阴性的患者行 D2＋PAND 比仅行 D2 的生存率高（96.8％ vs. 78.4％）。

必须指出的是，转移到腹主动脉旁淋巴结的患者生存期不容忽视：在 JCOG 研究（18％）[19]和意大利胃癌研究小组（17.1％）中患者的 5 年生存期都较高[36]。意大利系列研究中，此类患者中位生存期为 19.4 个月（95％CI 为 15.6～23.2）。

四、结论

为了患者的利益，我们能做什么？2010年 3 月在 Madrid 召开的胃癌国际会议上，EUNE 将 D2 淋巴结清扫手术作为对进展期胃癌和浸润黏膜下层早期胃癌的标准术式。若术前无法区分黏膜和黏膜下层的早期胃癌，均建议行 D2 淋巴结清扫。

腹主动脉旁淋巴结清扫仍存有争议。GIRCG 相关研究结果仍需等待，对于第 16组淋巴结转移风险较高的患者应根据肿瘤位置、肿瘤浸润深度、病理和胃周淋巴结状态等综合考虑后再行 D2＋PAND 手术[38]。

参 考 文 献

[1] The Research Group for Population-based Cancer Registration in Japan（2004）Cancer incidence and incidence rates in Japan in 1999：Estimates based on data from 11 population-based cancer registries. Jpn J Clin Oncol 34：352-356

[2] Maeta M，Yamashiro H，Saito H et al（1999）A prospective pilot study of extended（D3）and superxtended para-aortic lymphadenecto-my（D4）in patients with T3 or T4 gastric cancer managed by total gastrectomy. Surgery 125：325-331

[3] Kunisaki C，Shimada H，Yamaoka H et al（2000）Indications for paraortic lymph node dissection in gastric cancer patients with paraortic lymph node involvement. Hepatogastroenterology 47：586-589

[4] Gunji Y，Suzuki T，Kobayashi S et al（2003）Evaluation of D3/D4 lymph node dissection for patients with grossly N2 positive advanced gastric cancer. Hepatogastroenterology 50：1178-1182

[5] Nakajima T（2002）Gastric cancer treatment guidelines. Gastric Cancer 5：1-5

[6] Berrino F，De Angelis R，Sant M et al（2007）Survival for eight major cancers and all cancers combined for European adults diagnosed in 1995-1999：results of the EUROCARE-4 study. Lancet Oncol 8：773-783

[7] Jatzko G，Pertl A，Jagoditsch M（1999）Chirurgische Therapie und Ergebnisse beim Magenfrühkarzinom. Chir Gastroenterol 15：223-226

[8] Bonenkamp JJ，Songun I，Hermans J et al（1995）Randomised comparison of morbidity after D1 and D2 dissection for gastric cancer in 996 Dutch patients. Lancet 345：745-748

[9] Cuschieri A，Fayers P，Fielding J et al（1996）Postoperative morbidity and mortality after D1 and D2 resections for gastric cancer：preliminary results of the MRC randomised controlled surgical trial. Lancet 347：995-999

[10] Guadagni S，Catarci M，de Manzoni G，Kinoshita T（1995）D1 versus D2 dissection for gastric cancer（letter）. Lancet 345：1517

[11] Fujii M，Sasaki J，Nakajima T（1999）State of the art in the treatment of gastric cancer：From the 71st Japanese Gastric Cancer Congress. Gastric Cancer 2：151-157

[12] Sano T，Sasako M，Yamamoto S et al（2004）Gastric Cancer Surgery：Morbidity and mortality results from a prospective randomized

controlled trial comparing D2 and extended para-aortic lymphadenectomy-Japan Clinical Oncology Group Study 9501. J Clin Oncol 22: 2767-2773

[13] Bonenkamp JJ, Hermans J, Sasako M, van de Velde CJH, for the Dutch Gastric Cancer Group (1999) Extended lymph node dissection for gastric cancer. N Engl J Med 340:908-914

[14] Cuschieri A, Weeden S, Fielding J et al, for the Surgical Cooperative Group (1999) Patients survival after D1 and D2 resections for gastric cancer: long term results of the MRC surgical trial. Br J Cancer 79:1522-1530

[15] de Manzoni G, Verlato G (2005) Gastrectomy with extended lymphadenectomy for primary treatment of gastric cancer (letter). Br J Surg, 92:784

[16] Songun I, Putter H, Meershoek-Klein Kranenbarg E et al (2010) Surgical treatment of gastric cancer:15-year follow-up results of the randomised nationwide Dutch D1D2 trial. Lancet Oncol 11:439-449

[17] Hartgrink HH, van de Velde CJH, Putter H et al (2004) Extended lymph node dissection for gastric cancer: who may benefit? Final results of the randomized Dutch Gastric Cancer Group trial. J Clin Oncol 22: 2041-2042

[18] Wu C, Hsiung C, Lo S et al (2006) Nodal dissection for patients with gastric cancer: a randomised controlled trial. Lancet Oncol 7: 309-315

[19] Sasako M, Sano T, Yamamoto S et al, for the Japan Clinical Oncology Group (2008) D2 lymphadenectomy alone or with para-aortic nodal dissection for gastric cancer. N Engl J Med 359:453-462

[20] de Manzoni G, Verlato G, Roviello F et al, for the Italian Research Group for Gastric Cancer (2002) The new TNM classification of lymph node metastasis minimizes stage migration problems in gastric cancer patients. Br J Cancer 87:171-174

[21] Smith BR, Stabile BE (2006) Aggressive D2

lymphadenectomy is required for accurate pathologic staging of gastric adenocarcinoma. Am Surgeon 72:849-852

[22] Verlato G, Roviello F, Marchet A et al (2009) Indexes of surgical quality in gastric cancer surgery: experience of an Italian network. Ann Surg Oncol 16:594-602

[23] Japanese Gastric Cancer Association (2004) Gastric cancer treatment guideline, 2nd edn. Kanehara, Tokyo

[24] Yonemura Y, Wu CC, Fukushima N et al, for the East Asia Surgical Oncology Group (2006) Operative morbidity and mortality after D2 and D4 extended dissection for advanced gastric cancer: A prospective Randomized trial conducted by Asian surgeons. Hepatogastroenterology 53:389-394

[25] Wu CW, Hsiung CA, Lo SS et al (2004) Randomized clinical trial of morbidity after D1 and D3 surgery for gastric cancer. Br J Surg 91:283-287

[26] Pacelli F, Doglietto GB, Bellantone R et al (1993) Extensive versus limited lymph node dissection for gastric cancer: a comparative study of 320 patients. Br J Surg 80:1153-1156

[27] Siewert JR, Bottcher K, Roder JD et al (1993) Prognostic relevance of systematic lymph node dissection in gastric carcinoma. Br J Surg 80:1015-1018

[28] de Manzoni G, Verlato G, Guglielmi A et al (1996) Prognostic significance of lymph node dissection in gastric cancer. Br J Surg 83: 1604-1607

[29] Marrelli D, Pedrazzani C, Neri A et al (2007) Complications after extended (D2) and super-extended (D3) lymphadenectomy for gastric cancer: Analysis of potential risk factors. Ann Surg Oncol 14:25-33

[30] Danielson H, Kokkola A, Kiviluoto T et al (2007) Clinical outcome after D1 vs D2-3 gastrectomy for treatment of gastric cancer. Scand J Surg 96:35-40

[31] Degiuli M, Sasako M, Ponti A, Calvo F

(2004) Survival results of a multicentre phase Ⅱ study to evaluate D2 gastrectomy for gastric cancer. Br J Cancer 90：1727-1732

[32] Kulig J，Popiela T，Kolodziejczyk P et al (2007) Standard D2 versus extended D2 (D+) lymphadenectomy for gastric cancer: an interim safety analysis of a multicenter, randomized, clinical trial. Am J Surg 193：10-15

[33] AJCC(American Joint Committee on Cancer) (2010) Cancer staging manual. Springer-Verlag New York,7th edition, pp.117-121

[34] Güunther K，Horbach T，Merkel S et al (2000) D3 lymph node dissection in gastric cancer: evaluation of postoperative mortality and complications. Surg Today 30：700-705

[35] Bostanci EB，Kayaalp C，Ozogul Y et al (2004) Comparison of complications after D2 and D3 dissection for gastric cancer. Eur J Surg Oncol 30：20-25

[36] Roviello F，Pedrazzani C，Marrelli D et al (2010) Super-extended (D3) lymphadenectomy in advanced gastric cancer.Eur J Surg Oncol 36：439-446

[37] Kodera Y (2010) Para-aortic lymph node dissection revisited: Have we been neglecting a promising treatment option for gastric carcinoma? (letter). Eur J Surg Oncol 36：447-448

[38] de Manzoni G，Di Leo A，Roviello F et al (2011) Tumor site and perigastric nodal status are the most important predictors of para-aortic nodal involvment in advanced gastric cancer.Ann Surg Oncol 18：2273-2280

Walter Siquini,Pierpaolo Stortoni,Emilio Feliciotti,Raffaella Ridolfo,Sonia Maurizi,
Alessandro Cardinali,Cristina Marmorale,Aroldo Fianchini,and Edoardo Landit†

第 11 章

全胃切除及胃大部切除术联合D2淋巴结清扫术：技术要点

【摘要】 R0 切除仍然是唯一可能治愈胃癌的方法。切除范围取决于肿瘤位置和分期。胃切除方式包括全胃切除、近端胃大部切除、远端胃大部切除。本章将对全胃切除手术和远端胃大部切除术（包括吻合器操作和人工操作）技术要点做详细讲解。即使对于有经验的胃外科医生，全胃切除术也是一个较大的手术。如果能够保证足够切缘，远端胃大部切除术后患者的生存率与全胃切除术后相同，但术后并发症更少、生活质量更高。我们认为，全胃切除和胃大部切除术都应行 D2 淋巴结清扫手术，本章我们也会详细描述 D2 淋巴结清扫过程。

【关键词】 全胃切除术；手工胃大部切除术；D2 淋巴结清扫术；吻合器胃大部切除术；食管空肠端-侧 Roux-en-Y 吻合术；空肠襻 Roux 襻；肠肠吻合术；残胃；胃空肠吻合术

一、患者准备

重度营养不良患者[过去 6 个月体重下降＞10％，和（或）无肝脏疾病情况下血清白蛋白＜3mg/dl]术后并发症及死亡率风险较大，需要围术期肠内或肠外营养支持。肠外营养需要通过中心静脉导管（CVC）实现。

手术前一天下午，患者口服 2L 电解质溶液进行肠道准备，术前 12h 用低分子肝素（皮下注射依诺肝素钠 4000U），预防血栓形成。

患者进入手术室前，备皮范围：上至乳头连线，下至耻骨，两侧至腋中线。

术中放置中心静脉导管（CVC），术后硬膜外导管镇痛，桡动脉管监测动脉压。

麻醉成功后预防性应用抗生素（2g 哌拉西林，静滴），3h 后再用一次（如果手术仍未完成）。

麻醉诱导后放置尿管和鼻胃管（NGT）。

二、手术体位

患者仰卧，左上肢外展，右上肢内收以便给术者及站在术者左侧的助手留足空间。患者与手术台之间垫加热垫；患者腿侧置暖空气管道加热。

手术床升高以提供最佳的手术视野。如果没有可升降手术床，可于患者背后放置一个软垫或者充气垫。

三、术者位置

术者位于患者右侧，一助位于术者对面，另外两个助手分别位于术者左侧和一助右边。刷手护士位于术者右侧。

四、手术步骤

全胃切除和胃大部切除术共同步骤

1. 切口 浸有聚维酮碘纱布连续消毒术野 2 次，如果患者对碘剂过敏，可使用苯扎氯铵消毒。消毒剂 1～2min 起效。

取上腹正中切口，上至剑突，下至脐下。对于身材矮或肥胖患者，双侧肋缘下横切口能更好显露食管贲门区域。使用 Kent 或 Rochard 拉钩也能显露术野（图 11-1）。

为降低手术部位感染风险，可以用浸有聚维酮碘或苯扎氯铵的纱垫全层包裹两侧切口，三针全层缝合固定，这样可避免切口两侧组织直接接触手术区域（图 11-1）。

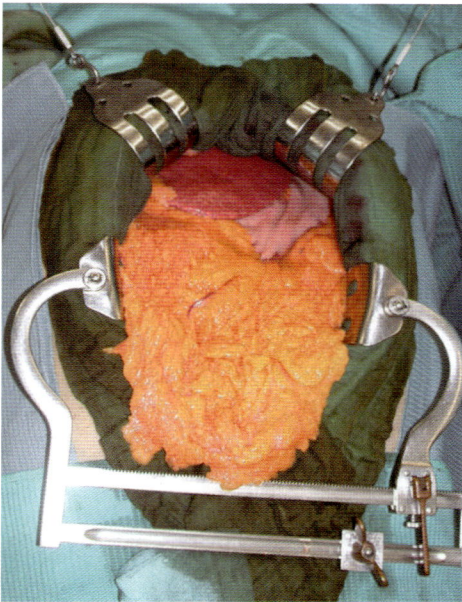

图 11-1　暴露术野

2. 探查腹腔　打开腹腔后，切断圆韧带和镰状韧带显露胃和肝脏前面。肝脏左外叶通常覆盖着贲门区和胃底中部。为此，我们选择完全切断左侧三角韧带，游离肝Ⅱ、Ⅲ段，并使用垫有纱布的 Mikulicz 拉钩将其牵开。这样可以最佳显露贲门和胃底。探查结肠系膜上下两侧，探查有无网膜转移或腹膜后转移。对于女性患者，还要探查卵巢以除外转移性疾病（Krukenberg 瘤）。触诊检查肝脏，并通过术中超声检查以排除是否存在术前未被 CT 和 MRI 发现的转移灶。

3. 腹腔脱落细胞学检查　如果结肠系膜上方发现腹水，则应收集标本进行术中细

胞学检查；否则就要进行腹腔冲洗，以 100ml 生理盐水冲洗被肿瘤侵犯的胃壁，收集冲洗液并送术中细胞学检查。

4. 横结肠上方游离大网膜　第一助手将横结肠轻轻牵向足侧，第二助手将大网膜折起并牵向头侧。术者确认大网膜和横结肠系膜前叶之间胚胎融合面无血管区，然后从右向左切开。右侧，向下方分离横结肠系膜右后附着处、游离无血管区，以到达并显露十二指肠和胰腺前面。在左侧，应避免过度牵拉，首先切断膈结肠韧带和脾结肠韧带，再向下方游离结肠脾曲，要注意避免脾被膜意外撕裂而导致脾脏出血。将大网膜自横结肠完全游离后，就可以进入小网膜囊并显露胃后壁、胰腺前面、胃网膜右血管蒂以及十二指肠第一、第二部分。这项操作保留胃网膜血管弓及附着于胃大网膜，以便整块切除。

5. 冲洗小网膜囊并行术中细胞学检查　将大网膜自横结肠完全游离后，探查小网膜囊以明确胃后壁浆膜层有无肿瘤侵犯。如果肿瘤侵犯胃后壁浆膜层，进一步探查就可能发现小网膜囊后方的腹膜后转移癌。如没有发现转移癌灶，检测小网膜囊可能存在的腹水将提供更为准确的分期。如果囊内没有腹水，则用盐水冲洗肿瘤，并将冲洗液回收送术中细胞学检查。

如果术前 CT 发现腹主动脉旁淋巴结增大，则应该在切断十二指肠前清扫这些淋巴结（D3 淋巴结清扫），完成 Kocher 切口并游离十二指肠和胰腺，显露下腔静脉和腹主动脉。切除腹主动脉旁淋巴结、左肾静脉和肠系膜下动脉起始部间脂肪组织，然后送术中病理检查（图 11-2）。这些淋巴结阳性提示预后很差。

6. 游离幽门血管　将大网膜自横结肠游离，显露胃网膜右血管蒂，游离并双重结扎后离断，清扫附着于胃壁的幽门下淋巴结（第6组）。接下来分离胃右血管，自前后方游离幽门及至少 3～4cm 的十二指肠球部。

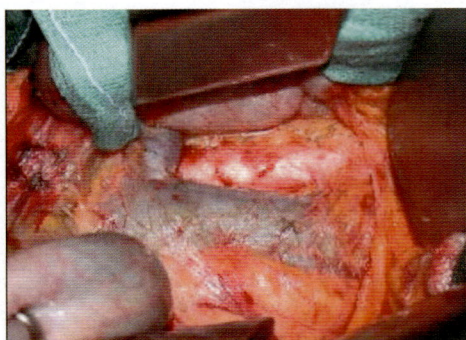

图 11-2 清扫主动脉旁淋巴结;左肾静脉和肠系膜下动脉起始部脂肪组织(D3 淋巴结清扫)

7. 切断并缝合十二指肠 在幽门下方 2~3cm 以直线切割闭合器 GIA 55 横断十二指肠,保留至少 1cm 十二指肠切缘以便随后缝合加固。确认设定切线后,关闭直线切割闭合器(图 11-3)然后击发完成十二指肠离断和切除。与 TA 55 不同,GIA 55 可以闭合上下两处残端,避免胃十二指肠内容物污染术区。不过,还是要用浸有聚维酮碘的棉球消毒两处残端以减少微小污染。然后用 3-0 可吸收薇乔线(polyglactin 910)间断浆肌层缝合十二指肠残端,以减少出现瘘的风险。

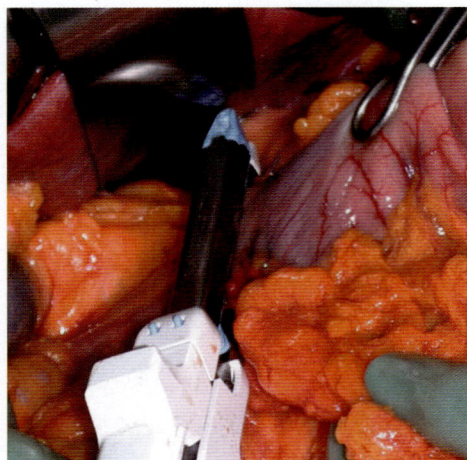

图 11-3 决定预防切除范围后,激发切割闭合器

8. 自起始部结扎胃左动脉、静脉 切断十二指肠后,向上提起胃,并拉紧肋下拉钩,胃后壁保持张力,进而可以轻易辨别胃左血管蒂并准备将其切断(图 11-4)。将胃向上方提起并拉紧,胃左静脉通常位于胃左动脉前方;首先游离静脉并在其根部,在其后方即可找到胃左动脉,在其根部双重夹结扎后离断。应收集此血管蒂根部周围的淋巴结(第 7 组),术后单独送术后病理检查。

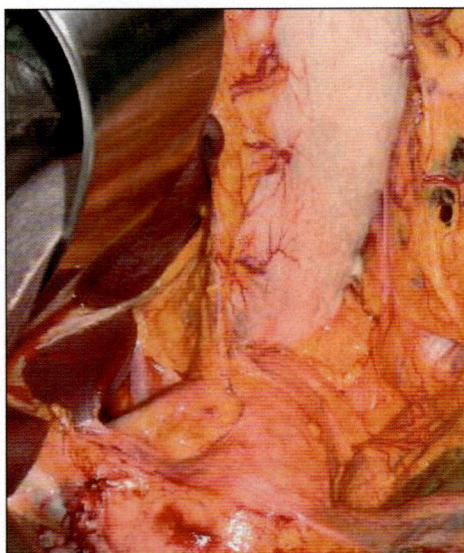

图 11-4 准备游离胃左和胃右动脉

五、全胃切除术

(一)切除小网膜

如果根据肿瘤的位置和肿瘤学的治疗方针需要行全胃切除术,则小网膜靠近肝脏的上下部分均需在内侧切除,以便它们可以同胃一起整块移除。如果小网膜被右侧膈肌脚和食管右壁分开,则小弯的淋巴和脂肪组织以及贲门右淋巴结将仍然附着于胃,应收集贲门右淋巴结(第 1 组)并于术后单独送术后病理检查。

(二)切断脾胃韧带

在大弯侧将大网膜自横结肠切除,由此切除平面可以找到脾胃韧带并将其切断,注意自低向高结扎胃脾韧带内的 4～6 支胃短血管。将胃短血管结扎后，脾脏自胃完全游离，进而到达左侧贲门旁和膈肌脚。游离两侧膈肌脚，腹腔内食管右后侧和左侧部分也已经被完全游离。只有当肿瘤与脾脏关系密切，或者存在多个肉眼可见的肿大脾门淋巴结时，才考虑联合行脾脏切除术。

（三）切断膈食管膜和迷走神经

切开膈食管膜游离食管前壁，从而完整切断腹腔内食管。两根迷走神经紧贴食管外侧壁并纵向走行，因此很容易将其找到并切断，这样就进一步游离了腹腔内食管。右侧迷走神经向后方走行，而左侧迷走神经则向胃前壁走行，这是由于在器官发生过程中，胃沿纵轴顺时针旋转了 90°。离断迷走神经将会更好地游离腹腔内食管。

（四）准备荷包缝合

术者用左手在胃食管结合部将胃固定，用右手在腹腔内食管中段的健康组织上夹闭荷包钳，贲门上方 1～2cm，注意不要夹住胃管。将两根带有不可吸收 2-0 单丝线直针穿过荷包钳孔，这样就完成了远端食管荷包缝合。

（五）切断食管，远端食管放入吻合器底钉座

用 Resano 钳夹闭贲门，避免手术区域污染。第一助理抓住荷包缝合线的末端，以防止它们被意外切断，术者用弯剪刀在靠近荷包钳处切断远端食管，移除标本。标本包括整个胃、大网膜、所有第一站淋巴结（1～6组）。标本术中送病理检查，明确肿瘤距离近端和远端切缘的距离并除外镜下转移。理论上来说，外科医生和病理医生应该仔细解剖胃周淋巴结及脂肪组织，将第一站的 6 组淋巴结分别分离出来。

先用聚维酮碘棉球消毒食管残端，术者再用右手打开荷包钳，同时用左手收紧荷包线，关闭食管残端，避免术区污染。第一助手持吸引器将自食管残端漏出的液体吸干净。松解荷包缝合线，然后以三把 Allis 钳各自成

120°方向钳夹食管残端全层。第一和第二助手轻轻牵拉 Allis 钳，打开食管残端，术者将 Carmalt 或者圆钳置入食管，轻轻地将管壁撑开，注意避免黏膜撕裂，确定用于食管空肠吻合的圆形吻合器的口径。

通常使用 25mm 吻合器。术者用右手将润滑过的底钉座放入食管，助手将 Allis 钳移走，同时收紧荷包线。荷包线于底钉座杆根部打结，这样食管残端就已经做好了吻合准备（图 11-5）。为了预防食管残端回缩入胸腔，可以在底钉座上方食管置一把直角钳，但是我们不这样做。我们用一把 Pean 钳夹紧荷包缝合线的两端，吻合后再将荷包线移走，这样做安全而且恢复快。

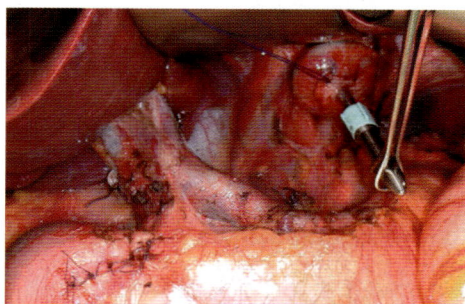

图 11-5　荷包线固定底钉，预留食管残端行下一步吻合

（六）D2 淋巴结清扫术

将胃取出之后，按照日本胃癌学会 JG-CA 的标准行 D2 淋巴结清扫，之后进行消化道重建。CT 扫描动脉像可以显示腹腔干动脉各分支的走行，为了避免失误，还要确定有无解剖变异（图 11-6）。为了安全正确地实施 D2 淋巴结清扫，术前需要识别任何解剖变异。我们选择在十二指肠残端内侧辨认胃十二指肠动脉，逆向地找到它在肝总动脉的起始部并切断，由此开始 D2 淋巴结清扫。血管蒂处放置血管带，在腹腔干处分离血管蒂，充分显露腹腔干动脉。然后进行完整的淋巴结清扫[包括胃左动脉（第 7 组）、肝总动

脉（第 8 组）、腹腔干（第 9 组）]（图 11-6）。沿着肝总动脉的走行，辨别肝固有动脉的左支、右支、胆总管，然后移除肝十二指肠韧带前方淋巴结（第 12a 组）。如果在这一区域发现肿大的淋巴结，则需要用血管带将这一区域的结构标记，然后清扫胆总管（12c 组）、门静脉区淋巴结（12p 组）（图 11-7）。上 1/3 和中 1/3 胃癌还要求清扫脾动脉和脾门淋巴结（11d 和 10 组）（图 11-8），下 1/3 胃癌要求清扫脾动脉近端淋巴结（11p 组）。彻底地切除这些淋巴结并不需要胰尾＋脾切除术，此手术只有在肉眼判断肿瘤浸润胰腺时才进行。

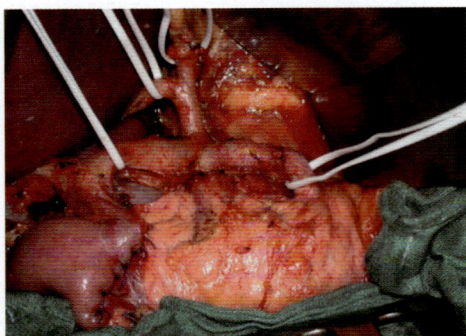

图 11-6　完成包括胃左动脉旁（第 7 组）、肝总动脉（第 8 组）和腹腔干旁（第 9 组）在内的淋巴结清扫。该患者存在解剖变异，其肝左动脉起源于胃左动脉

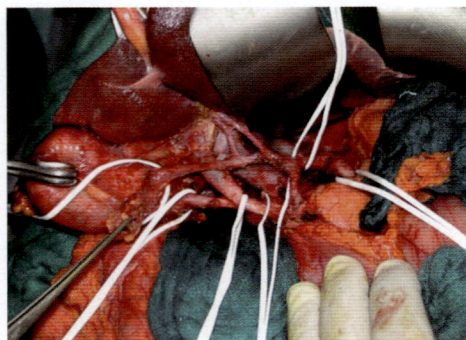

图 11-7　用血管带提起血管，清扫肝十二指肠韧带动脉（第 12a 组）、胆总管（第 12c 组）、门静脉（第 12p 组）淋巴结

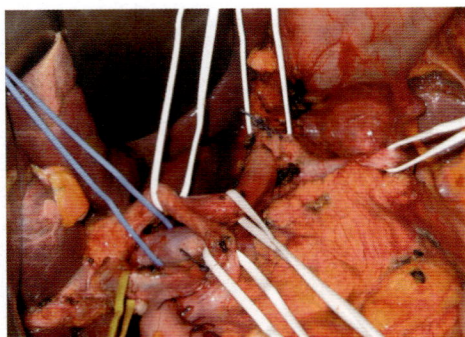

图 11-8　完成脾动脉和脾门（第 11 和 10 组）淋巴结 D2 淋巴结清扫后手术视野

六、全胃切除术后消化道重建：食管空肠 Rou-en-Y 端侧吻合术

（一）空肠襻准备

将横结肠轻轻牵开，展开第二段空肠，用透照法检查动脉弓。切开空肠系膜，结扎小血管，直至肠系膜根部，游离空肠，使远端空肠能够无张力地提至贲门区域。于空肠拟切断处两侧放置两把无创肠钳，切断空肠。无创肠钳夹闭输入襻，纱布覆盖后放入腹腔。在横结肠中部的左下方区域找出肠系膜的无血管区，切开肠系膜，将空肠的输出襻自此穿过而达到横结肠系膜上方。

（二）食管空肠端侧吻合术

以三把 Allis 钳成 120°保持空肠襻开放；在第一助手给予对抗牵引的同时，术者将润滑过的吻合器放入 Roux 襻 10～15cm，确定吻合器长钉在空肠襻的穿出点，注意务必使食管残端与空肠襻之间无张力。空肠壁穿孔。牵拉荷包线使底钉座和食管残端复位，将衔接吻合器和底钉座。逐渐旋转闭合吻合器，吻合器的标尺位于安全区后，击发完成吻合（图 11-9）。检查两个吻合环的完整性，食管切环送病理检查。注意保持吻合无张力并无扭转。

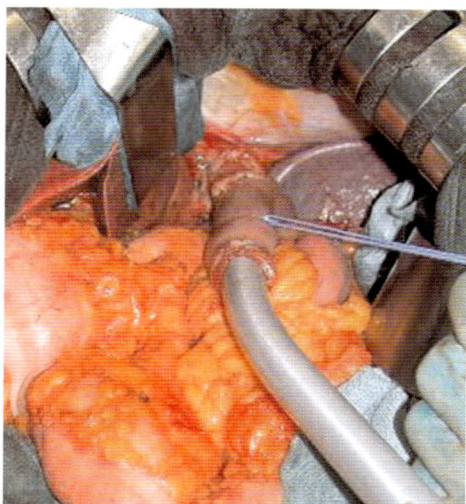

图 11-9 食管空肠端侧吻合

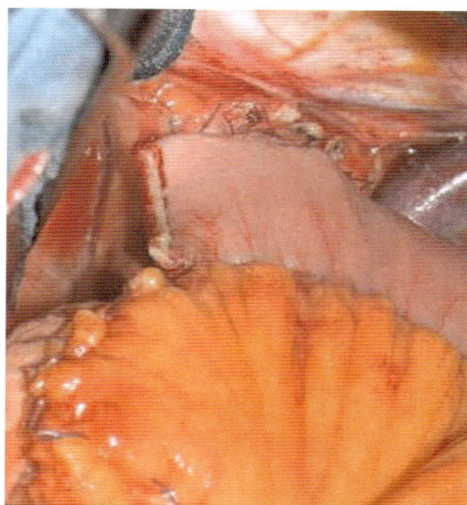

图 11-10 食管空肠吻合处外侧 2～3cm 用 TA30 切割闭合器闭合空肠残端

(三)关闭空肠残端、加固缝合食管空肠吻合口

轻轻牵拉空肠襻残端的三把 Allis 钳,延展空肠至合适的位置以便于关闭空肠残端。然后切除多余的空肠系膜。使用 TA30 闭合器在食管空肠吻合口旁 2～3cm 夹闭空肠襻,以刀片将多余的空肠切除（图 11-10 ）。消毒空肠残端,以 3-0 可吸收缝线间断缝合加固。注意空肠残端要短,以免影响食物在吻合口的传输(图 11-11)。

食管空肠吻合口瘘在很大程度上与术后死亡率相关,为了降低瘘的风险,我们以 3-0 可收缝线间断浆肌层缝合吻合口一圈,以避免钉线张力并强化吻合。打结时要注意避免牵拉食管（图 11-11 ）。

为了降低内疝的风险,使用 3-0 可吸收缝线间断缝合 1～2 针来关闭横结肠系膜。

(四)术中检查吻合口的完整性

在吻合口下方 10cm 的空肠处放置一把无创肠钳;将鼻胃管逐渐前进约 5cm 通过吻合口,注入 40～60ml 加入亚甲基蓝的生理盐水来检测有无吻合口瘘:溶液使吻合口膨胀的过程中可以发现任何瘘。

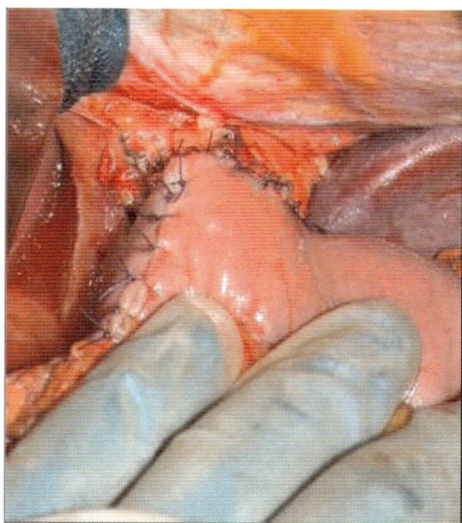

图 11-11 使用 3-0 可吸收线间断缝合加固食管空肠吻合口及空肠残端

然后将溶液从鼻胃管抽出,移除无创肠钳,拔除鼻胃管(因为鼻胃管并不能降低食管空肠吻合口的风险)。对于术后需要肠内营养支持的重度营养不良的患者,可以将鼻胃管放置在吻合口远端 30～40cm,术后进行营养支持。

（五）肠肠吻合术

重建小肠连续性：将空肠输入襻断端与距食管空肠吻合口60cm的输出襻小肠行端侧吻合，使用3-0可吸收缝线间断缝合两层来完成吻合。使用3-0可吸收缝线间断缝合肠系膜以降低内疝的风险。

（六）引流和关腹

仔细止血后，腹腔放置2根引流管，右侧引流管置于吻合口后方及肝十二指肠韧带下方，这样也便于引流十二指肠残端，左侧引流管置于吻合口前方并引流季肋部。

以2-0可吸收缝线连续缝合关闭腹膜，间断缝合筋膜层、皮下组织，皮肤用皮钉缝合。

七、手工远端胃大部切除术

（一）小弯上部的切除

如果肿瘤的位置可以行远端胃大部切除术，胃的切割线必须满足以下两个条件：肉眼判断切缘足够，切除胃窦G细胞（从而避免残窦综合征）。为了实现胃窦G细胞的切除，小弯至大弯的胃切割线的角度必须与小弯成120°～130°。

完整地切除贲门右侧小弯近端的淋巴和脂肪组织后，能够显露胃壁内侧部和食管胃结合部，并能确保残胃内侧部分良好的显露和安全的关闭。贲门右（第1组）和小弯近端淋巴脂肪组织（第3组）切除后送常规病理检查。于近胃壁处切断穿入胃壁的胃左血管蒂的动静脉分支。

（二）保留残胃血供

于确认好的胃大弯侧的离断点切断胃壁，注意保留2支以上的胃短血管和胃后动脉，以确保胃残端的血供和营养。

（三）D2淋巴结清扫

将胃向上提起，按上文所述的方法完成D2淋巴结清扫。

八、远端胃大部切除术后重建：残胃空肠 Roux 吻合

远端胃大部切除后，我们选择的重建方法需满足逆蠕动、手工、端对侧、双层，并在胃空肠吻合口下方做去功能化的Roux襻。我们不选择Billroth Ⅱ式吻合的主要原因是：①尽管胃空肠吻合术很安全且吻合口瘘的发生率低，但是做Roux吻合后，由于胆汁不会经过胃，任何吻合口瘘都不会明显增加患者的死亡率，这点与Billroth Ⅱ式吻合不同。②肠肠吻合口距离胃肠吻合口60cm，这样就避免了胆汁反流性胃炎；胃空肠Billroth Ⅱ式吻合术20年后的残胃癌发生率约5%，而胆汁反流性胃炎正与此密切相关，因此Billroth Ⅱ吻合仅用于70岁以上的老年患者。

（一）准备 Roux 襻并转位至结肠系膜上

轻轻的牵开横结肠，将第二段空肠襻及其肠系膜展开，用照透法检查动脉弓。切开空肠系膜，结扎小血管，直至肠系膜根部，游离空肠使其能够与残胃无张力吻合。

确定空肠离断处后以TA30直线闭合器将空肠离断，输入襻放置一把无创肠钳，然后用刀片将输入襻切开并保持开放。以3-0可吸收线间断缝合输出襻残端。将横结肠轻轻提起，于横结肠中部的左下方区域找出肠系膜的无血管区，切开肠系膜，将空肠的输出襻自此穿过而达到横结肠系膜上方。

（二）放置 Haberer 胃肠钳

将胃复位，自胃底放置Haberer胃肠钳，注意与小弯成钝角，吻合在钳子下方约2cm进行（图11-12）。测量肿瘤近侧缘与切割线的距离，要保证正确的切缘。闭合钳子之前要将胃管移除。

第二助手再次将胃向上提起，保持适度张力以显露胃后壁，第一助手用两把钳子将之前准备好的Roux襻提起，术者在肠系膜缘水平夹紧肠钳（图11-13）。将胃和空肠钳彼此靠近，当胃壁与空肠壁在大弯侧接近时关闭第三把钳子。为了避免术区污染以及缝合线被钳口缠住，在开始吻合前分别于胃后、Roux襻前及三把钳子上放置三个纱垫。

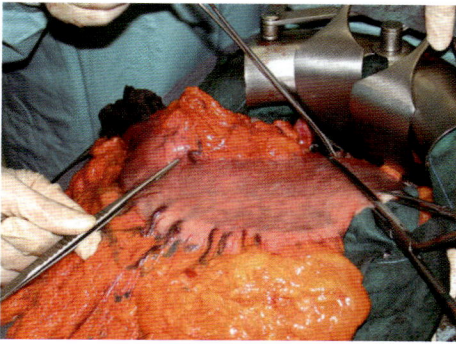

图 11-12　把 Haberer 肠胃钳以钝角（12°～130°）夹在胃底和小弯侧，从而确保肿瘤远端和切除线之间有足够的距离

14）。我们习惯将吻合口下方宽度设置为6cm 或三指宽。缝合线的两端各置一把蚊式钳。

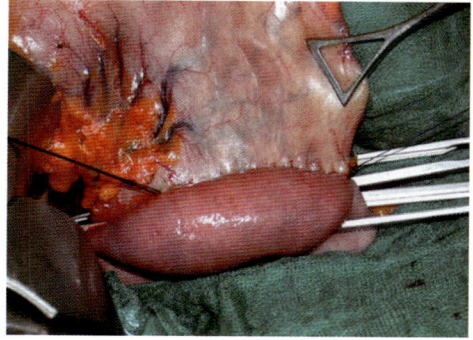

图 11-14　后壁第一层。用 2-0 线从胃大弯侧至小弯侧连续缝合浆肌层

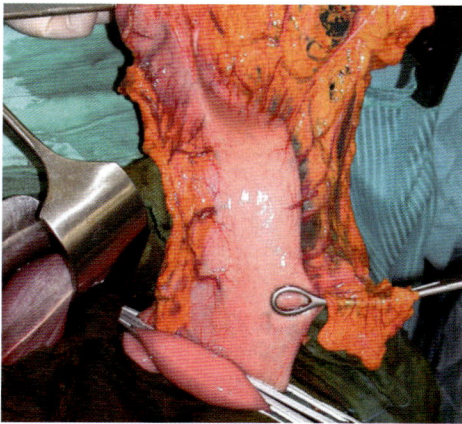

图 11-13　用 Haberer 钳把系膜边缘夹紧；然后把胃钳和空肠钳靠近，并用第 3 个钳夹闭

（三）胃空肠吻合

1. 后壁第一层缝合　后壁的第一层缝合起始于大弯的外侧部，此处的胃壁和空肠壁已贴近，以 30mm 针及 2-0 可吸收缝线向小弯侧做连续的浆肌层缝合。进针方向与缝合主轴成 45°，针距 5～7mm，要缝合足够的胃壁浆肌层组织。第一助理收紧连续缝合线，使胃壁肠壁紧密贴近，小心地避免撕裂组织，看不见缝线通常表明张力正好（图 11-

2. 切除胃并送术中病理检查　在缝合线的上方以一把长钳将整个胃夹闭，以避免术野污染；然后首先将胃后壁切开，在大弯侧距离缝合线 1cm，小弯侧距离缝合线 1.5～2cm。用电刀切开浆肌层（图 11-15），在靠近切缘处将黏膜下丰富的静脉丛血管用电凝切断，以免留下过多的黏膜，因为过多的黏膜将使吻合口的内层缝合复杂化。然后用电刀将胃后壁的黏膜和黏膜下层切断。用浸有聚维酮碘的纱布消毒开放的胃残端；同法切断胃前壁，将胃切除。胃前壁的切除线在大弯侧要距离缝合线 2cm，在小弯侧距离缝合线 3cm，这样方便吻合并且便于缝合胃残端内侧。

切断胃前壁后移除标本（图 11-16）并送快速病理检查，镜下确认切缘无残留。最后，用聚维酮碘消毒胃残端。

3. 关闭胃残端内侧　依据 O'Connell 方法以 2-0 可吸收线连续缝合关闭胃残端内侧部分（不与小肠襻缝合）。第一针选在紧贴吻合口后壁第一层缝线的线结处，全层缝合胃前后壁（图 11-17）。将缝线的一端与此处的吻合口缝线打结后剪除。术者将两层胃壁

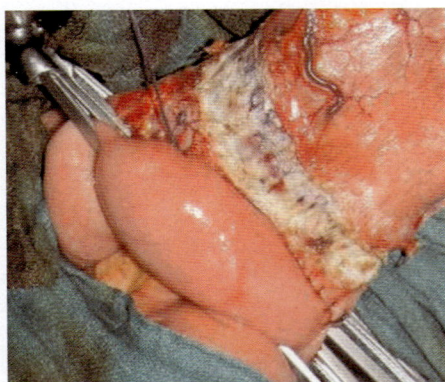

图 11-15 首先切除胃后壁,大弯侧缝合间
隔为 1cm,小弯侧间隔为 1.5~
2cm

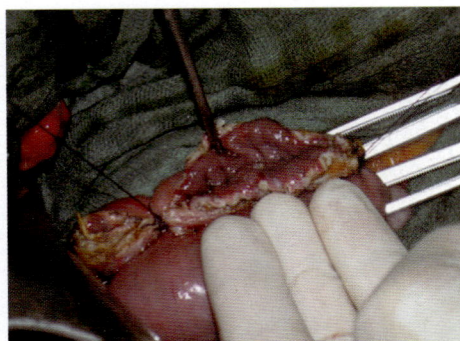

图 11-17 胃残端中部缝合,应从吻合口后壁
开始缝合,确保吻合口大小为 3 指
宽度

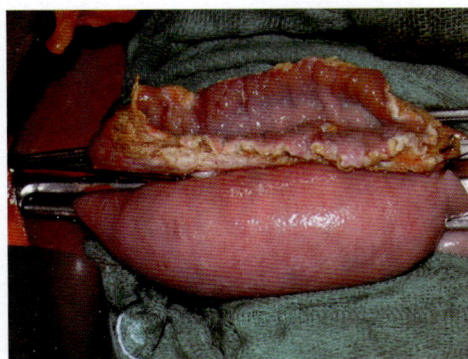

图 11-16 切开胃前壁和后壁,移除标本

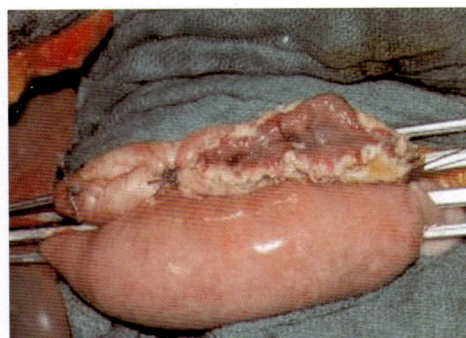

图 11-18 根据 O'Connell 用 2-0 可吸收线连
续闭合胃残端中部

连续全层缝合(内-外-内),进针点距离胃残
端内侧 5~7mm(图 11-18),同时第一助手将
黏膜层内翻并使浆肌层贴紧,注意避免撕裂
组织。

4. 切开空肠襻后行后壁第二层缝合及
前壁第一层缝合 距离后方缝合线约 1cm
处切开空肠,长度要与吻合口宽度一致(图
11-19)。

消毒空肠黏膜,然后开始后壁第二层缝
合:自小弯侧向大弯侧以 2-0 可吸收线做连
续锁边缝合。第一针自内向外,首先穿过胃
壁然后穿过空肠壁内侧,术者打结的同时第

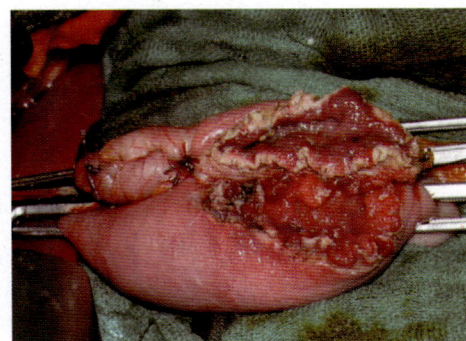

图 11-19 相对应吻合口宽度,距离缝合线后
方约 1cm 切割空肠

一助手用两把钳子将黏膜层内翻以便将吻合口内角关闭,将此缝线的一端与后壁第一层连续缝合线打结并剪断。然后术者在一助的配合下以连续锁边缝合的方式缝合胃壁与空肠壁,距离浆肌层缝合线上方5～7mm,可保证内层的止血和密闭(图11-20)。

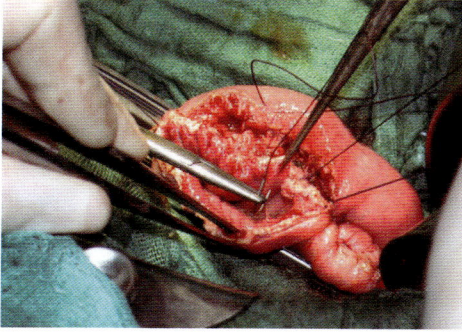

图11-20　后壁第2层用2-0可吸收线从胃小弯到大弯侧连续锁边缝合

后壁第二层缝合完成后(图11-21),针自空肠壁穿出后再插入吻合口大弯侧末端。

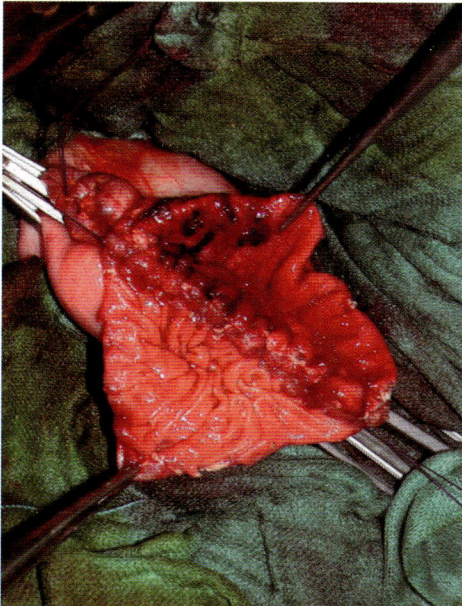

图11-21　锁边缝合后壁第二层以利于止血和闭锁内层

从这里开始,使用同一根缝合线,自大弯侧向小弯侧做前壁的第一层缝合,自胃壁向空肠壁做全层缝合,针距5～7mm。由第一助手缝合关闭胃壁与空肠壁,并将吻合口内侧端关闭,小心地避免撕裂组织(图11-22)。该缝线的末端与后壁第一层缝线末端打结。

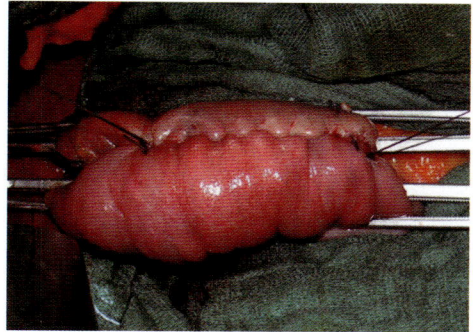

图11-22　根据O'Connell从胃壁到空肠壁全层缝合前壁第一层,针距为5～7mm

5. 加固缝合胃残端内侧　连续缝合关闭未参考吻合的胃残端部分,调整由此形成的锐角部分(图11-23)。具体方法:自距离锐角2～3cm胃前壁开始向胃后壁做浆肌层半荷包缝合,第一助手完成缝合后将锐角推向胃内并打结。这样就矫直了胃壁并使胃残端缩小到与吻合口大小相仿。自半荷包缝线至贲门右侧区域之间,以2-0可吸收线间断缝合浆肌层2～3针;以同样方法,在靠近胃肠吻合口的内角附近,加固缝合胃残端内侧的下部1～2针。这样就完成了未参与吻合的胃残端的第二层缝合(图11-24)。

6. 前壁的第二层缝合　前壁的第二层缝合开始于后壁第一层缝合线的侧面,使用2-0可吸收缝线,自大弯侧向小弯侧做浆肌层缝合,针距5～7mm。第一助手拉紧前壁的第二层缝合线,小心地避免撕裂组织。第二层缝线在残胃内角旁与第一层缝合线汇合,再将未参与吻合的残胃前壁、后壁及空肠做第三层浆肌层加固缝合(图11-25)。吻合

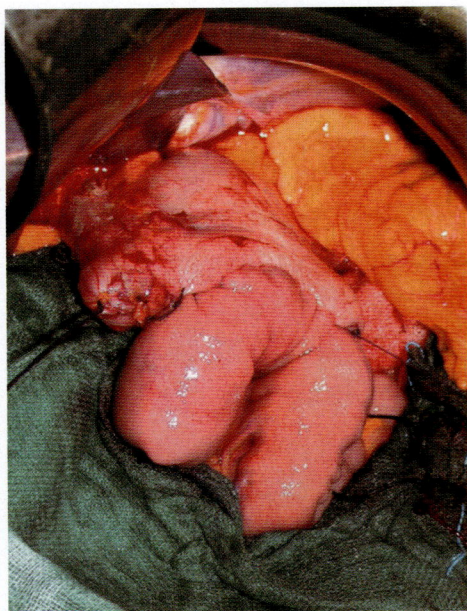

图 11-23　连续缝合胃残端，成锐角

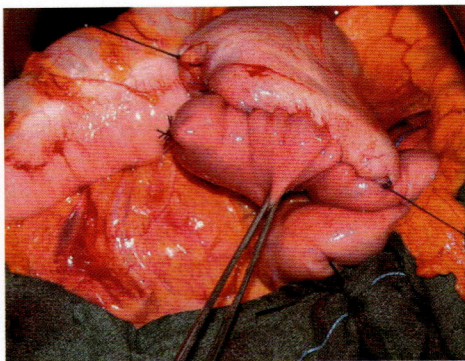

图 11-25　胃空肠吻合后外观

免内疝。

(五)引流及关腹

仔细止血后,腹腔放置 2 根引流管,右侧引流管置于吻合口后方及肝十二指肠韧带下方,这样也便于引流十二指肠残端,左侧引流管置于吻合口前方并引流季肋部。

以前文所述方法关腹。

九、应用吻合器的远端胃大部切除术

应用吻合器的远端胃大部切除术有以下几种技术:使用直线切割闭合器 GIA 行侧侧吻合,应用 GIA 关闭并切断残胃后行圆形吻合。我们更喜欢应用 GIA90 将残胃完全关闭后,在大弯侧的低点外侧,以圆形吻合器将残胃与空肠 Roux 襻行端侧吻合。用前文所述的方法准备空肠 Roux 襻,并将其转位至肠系膜上方。

(一)以 GIA 闭合器切除胃

通常以 GIA90 直线切割闭合器仅需单次击发就可完成胃的关闭和横断,通过大弯、小弯的横断线与小弯侧成 120°～130°。这个角度能够确保切缘足够,并能去除胃窦 G 细胞。关闭切割闭合器之前,要将鼻胃管向口侧牵拉以避免被夹到。

(二)以吻合器做胃-空肠端侧吻合

在胃闭合线与大弯形成的锐角处置荷包钳,然后置入不可吸收单丝 2-0 荷包缝合线。

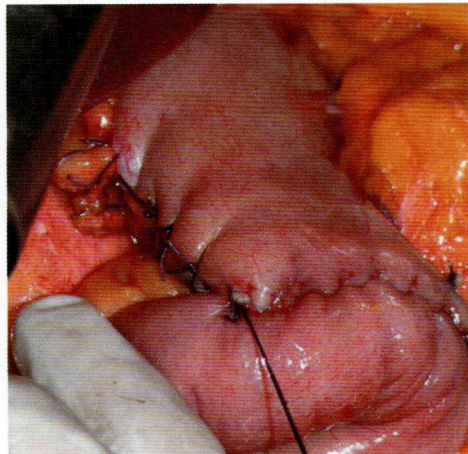

图 11-24　最后缝合胃残端第 2 层

完成后,放置鼻胃管引流残胃,并注意避免将胃管尖端放置于缝合线处。

(四)肠肠吻合术

将输入襻空肠残端复位。在距胃空肠吻合口 60cm 处,行双层空肠-空肠端侧吻合。以 3-0 可吸收缝线间断缝合关闭肠系膜以避

切除多余的胃组织，于胃残端置入 25mm 或 31mm 的圆形吻合器底钉座。将吻合器中心杆置入预先准备好 Roux 襻空肠后，完成为胃-空肠端侧吻合，再以 TA 30 闭合器关闭空肠残端。以 3-0 可吸收缝线间断缝合加固吻合口及空肠残端。以 2-0 可吸收缝线连续或间断缝合加固残胃切割线。最后，行空肠空肠端侧吻合，关闭肠系膜并放置引流管，具体操作方法同前。

参 考 文 献

[1] Brennan MF（2006）Total gastrectomy for carcinoma. In：Fischer J E（ed）Mastery of surgery,5th edn.,vol 1. Lippincott Williams & Wilkins,Philadelphia,PA,pp 916-926

[2] Mullen JT,Pisters PWT（2006）Subtotal gas-trectomy for gastric cancer. In：Fischer JE（ed）Mastery of surgery,5th edn.,vol 1. Lippincott Williams & Wilkins, Philadelphia, PA，pp 927-937

[3] Sasako M（2007）Total gastrectomy with radical systemic lymphadenectomy（Japanese procedure）. In：Clavien PA, Sarr MG, Fong Y（eds）Atlas of upper gastrointestinal and hepato-pancreato-biliary surgery. Springer,Berlin Heidelberg New York，pp 179-188

[4] Staley CA（2010）Subtotal gastrectomy. In：Wood CW, Staley CA, Skandalakis JE（eds）Anatomic basis of tumor surgery. Springer, Berlin Heidelberg New York,pp 317-328

[5] Staley CA（2010）Total gastrectomy. In：Wood CW, Staley CA, Skandalakis JE（eds）Anatomic basis of tumor surgery. Springer, Berlin Heidelberg New York,pp 328-334

Claudio Cordiano,Gerardo Mangiante,Simone Giacopuzzi,
and Giovanni de Manzoni

第 12 章

近端胃切除术：技术要点

【摘要】 食管-胃结合部（EGJ；Siewert Ⅱ 型且侵犯食管<2cm 和 Siewert Ⅲ 型）腺癌和上 1/3 早期胃癌近端胃切除术后消化道重建技术已经比较成熟。2000 年 1 月以来,50 例胃癌患者采用了此项新技术。术后并发症和病死率分别为 25% 和 2%,吻合口瘘为 8%。术后 6m 和 12m 反流率分别为 30% 和 33%,吻合口狭窄率分别为 20% 和 6.7%。这些数据表明此项技术临床可行,值得推广。

【关键词】 近端胃切除术；食管胃结合部腺癌；上 1/3 早期胃癌；端端吻合

一、背景

全胃切除后 Roux-en-Y 吻合手术是食管-胃结合部（EGJ）早期癌和上 1/3 胃癌的标准手术。为改善全胃切除术后进食和体力恢复方面问题,有学者推荐使用近端胃切除联合空肠间置手术[1,2]。由于需要 3 次吻合,操作复杂、耗时,风险性大。其他的替代方法是近端胃切除术联合残胃管状重建手术。本章重点介绍此项简单而实用的技术。

如图 12-1 所示,该手术需要清扫除胃网膜右动脉旁和幽门下淋巴结之外的所有第一站和第二站淋巴结,对于 T1—T2 期胃癌,上述两组淋巴结极少受到侵犯[3]。

二、外科技术

选择上腹正中切口进腹。自横结肠将大网膜分离,向左右两侧游离至结肠脾曲、肝曲;完成 Kocher 切口后结扎胃网膜左血管和胃短动脉。完全游离胃大弯后,充分暴露食管腹腔段,离断迷走神经前后两支。用 GIA 60 直线闭合器离断食管,离断位置可选择在 EGJ 上方;如果为 EGJ 早癌,也可以在肿瘤上方至少

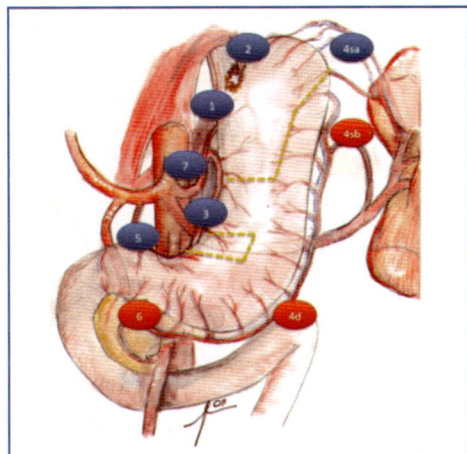

图 12-1 近端胃切除术淋巴结清扫（蓝椭圆）和不切除淋巴结（红椭圆）

2cm 处离断（图 12-2）。随后,术者在大弯侧以 GIA60 或 80 构建管状胃。第一步,自胃底开始,与胃大弯平行方向向下离断胃 5～6cm,后转向小弯方向继续离断（图 12-3）。第二步,沿小弯远端平行于大弯的方向开始闭合,止于上部切割处约 5cm 处。最终形成一个长 20cm、宽 4cm 管状胃,剩余的小口作为通路可以放入圆形吻合器（图 12-4）。

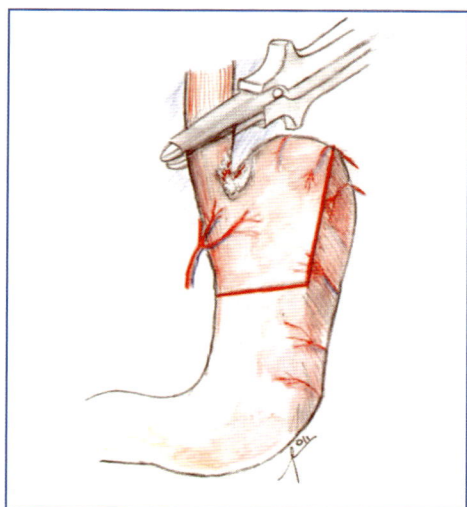

图 12-2　距离肿瘤上 2cm 切断食道

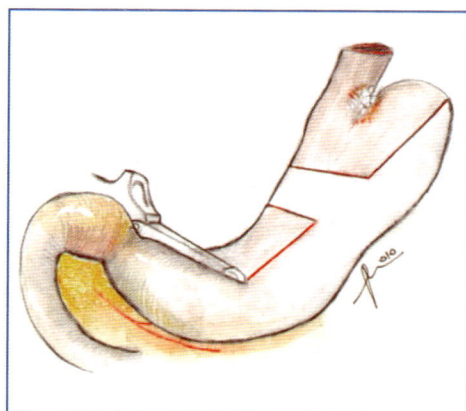

图 12-4　为完成管状胃操作,首先在幽门上小弯侧制作一个储袋

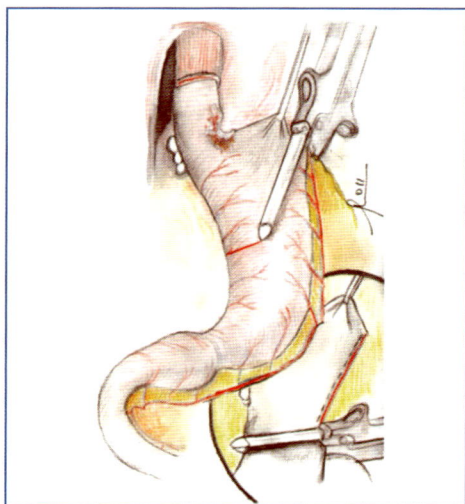

图 12-3　从胃底开始重建,沿大弯侧到小弯侧方向平行离断

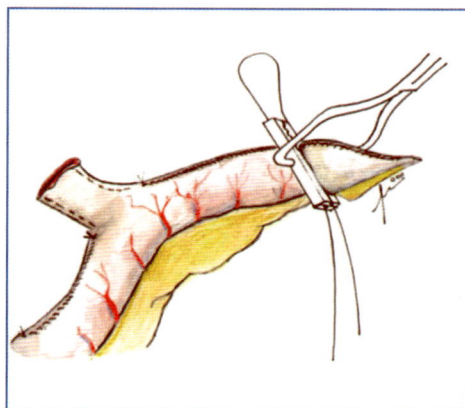

图 12-5　管状胃顶部第 2 次放置荷包钳

完成黏膜外幽门成形术后打开食管裂孔充分松弛食管下段,清扫纵隔下淋巴结。食管残端置入 25mm anvil 后荷包缝合固定,然后在管状胃尖部做第 2 处荷包缝合(图 12-5)。残余小口处置入圆形吻合器,沿管状胃向上至顶端荷包缝合处穿出。

将圆形吻合器与食管残端 anvil 衔接,完成端端吻合(图 12-6)。残余小口处以 GIA 60 切割闭合器关闭。吻合口缝合加固(图 12-7)。直视下放置 1 根鼻胃管通过吻合口后远端置于幽门成形处上方。

三、随访

术后 6 天,患者常规进行 X 线造影检查有无吻合口瘘。根据 Lerut 分类方法将吻合口瘘进行分类[4]。记录所有与手术直接相关的并发症,统计发病率。

出院后患者遵循严格随访计划,包括:门

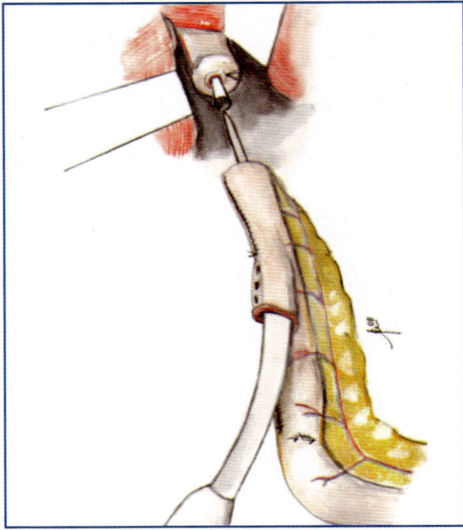

图 12-6　圆形吻合器吻合

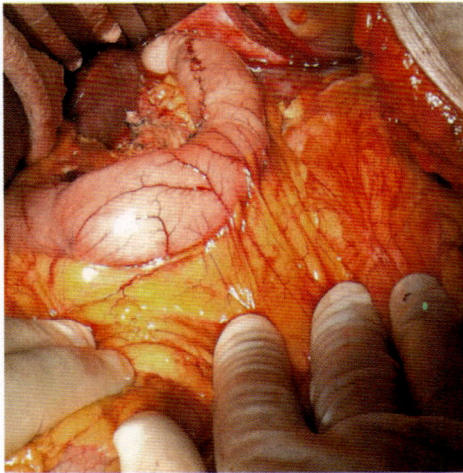

图 12-7　食道胃吻合完成后外观

诊复查、胸腹部 CT 平扫、肿瘤标记物和胃镜检查，术后 4 个月首次复查，之后每 6 个月复查一次。复查时需要评估反流症状（例如反酸、胸骨后或颈部烧灼感或疼痛、咽部不适或夜间咳嗽）。

内镜检查可以发现反流性食管炎或吻合口狭窄。如果应用 9.8mm 内镜无法通过吻合口，将诊断为吻合口狭窄。临床上，存在吞咽困难或有吻合口狭窄的患者需要进行内镜下扩张术。根据内镜检查食管炎临床表现，则诊断为迟发性反流。

四、结果

2000 年 1 月至 2010 年 12 月，共 50 名患者接受近端胃切除联合胃管状重建手术，其中包括 26 名食管胃结合部早癌和 24 名分期为 T1－T2 上 1/3 胃癌患者。4 例患者（8％）出现术后吻合口瘘：3 例接受药物保守治疗联合内镜下修补手术[5]，1 例接受二次手术。

随访期间，术后 4 个月吻合口狭窄的发生率为 20％，术后 1 年下降至 6.7％。所有患者均接受吻合口气囊扩张治疗。术后 1 年，I 级反流性食管炎发生率为 33％。

五、总结

本章重点介绍的是近端胃切除联合食管-胃端端吻合手术，具有以下几种优点：第一，技术安全，手术时间较短；第二，它是真正的端端吻合，保留了胃大弯侧血管；第三，容纳食物能力较好，反流性食管炎的发生率稍高于接受全胃切除联合 Roux-en-Y 吻合患者。

参 考 文 献

[1] Stein J (2005) Surgery for early stage esophageal adenocarcinoma. J Surg Oncol 92：210-217

[2] Takeshita K，Saito N，Saeki I et al (1997) Proximal gastrectomy and jejunal pouch imersposition for the treatment of early gastric cancer of the upper third of the stomach：surgical techniques and evaluation of postoperative function. Surgery 121：278-286

[3] Di Leo A，Marrelli D，Roviello F，de Manzoni G (2007) Lymph node involvement in gastric cancer for different tumor sites and T stage. Italian Research Group for Gastric Cancer (IR-

GGC) Experience. J Gastroint Surgery 11(9)：1146-1145

[4] Lerut T，Coosemans G，Deker P et al（2002）Anastomotic complications after esophagectomy. Dig Surg 19：92-98

[5] Rodella L，Laterza E，de Manzoni G et al（1998）Endoscopic clipping of anastomotic leakages in esophagogastric surgery. Endoscopy 30：453-456

Raffaele Pugliese,Dario Maggioni,Giovanni C.Ferrari,Andrea Costanzi,
and Monica Gualtierotti

第 13 章

全胃切除和胃大部切除微创手术：技术要点

【摘要】 日本胃癌协会（JGCA）胃癌治疗指南（2010）在手术改良章节提及腹腔镜远端胃大部切除术（LADG）。2010 年一项 meta 分析研究显示胃癌 LADG 近期疗效似乎优于开腹远端胃大部切除术（ODG）。肿瘤学角度方面，一项 RCT 研究和两项回顾性分析结果都显示 LADG 不差于 ODG。对于腹腔镜全胃切除手术研究较少，关注点越来越趋向远期肿瘤治疗效果。

腹腔镜胃大部切除手术过程中，4 个 trocar 上腹半圆形分布，经脐置入腹腔镜头。腹腔镜手术步骤主要包括大网膜分离、切除；切断胃结肠韧带；分离胃网膜血管。使用直线切割闭合器横切十二指肠。切开小网膜，离断肝十二指肠韧带完成 D2 淋巴结清扫。从胃大弯侧胃网膜左、右血管连接处使用线性闭合器切断约 4/5 胃壁。使用腔镜下钉仓进行胃空肠侧侧吻合和空肠空肠侧侧吻合，即 Roux-en-Y 吻合。Orringer 认为腹腔镜胃癌手术消化道重建时食管空肠侧侧吻合会更好。

借助机器人方法增加了淋巴结清扫和消化道重建的精准度。

【关键词】 微创胃切除术；腹腔镜胃大部切除术；机器人手术

一、引言

（一）腹腔镜胃部手术的历史

腹腔镜胃部手术的历史需要追溯至 1992 年，Goh 报告了第一例完全腹腔镜 Billroth Ⅱ 远端胃大部切除术，患者为慢性胃溃疡患者[1]。同年，Kitano 完成了第一例腹腔镜 Billroth Ⅰ 远端胃大部切除术，用于治疗一例胃癌患者[2]。1999 年 Azagra 完成第一例腹腔镜辅助全胃切除手术[3]。Uyama 则完成了第一例腹腔镜全胃切除联合 D2 淋巴结清扫胃癌患者[4]。

（二）循证医学证据和适应证

日本胃癌协会（JGCA）胃癌治疗指南在手术改良章节涉及腹腔镜远端胃大部切除术（LADG）最早版本发表于 2004 年[5]。推荐 LADG 可用于 Ib 期（T1N1，T2N0）远端胃肿瘤。美国国家综合癌症网络指南（NCCN）2010 版指出，腹腔镜胃癌手术治疗必须要大规模随机临床试验研究结果证实其优势后才能临床推广[6]。

2010 年研究分析显示 LADG 似乎优于 ODG，它出血少、住院时间短、疼痛轻、并发症风险低[7]。一项随机对照研究[8]和两项回顾性分析[9,10]结果都显示 LADG 和 ODG 患者 5 年生存率并无明显差异。我们自己回顾性分析结果也支持这一研究结果[11]。

但腹腔镜全胃切除手术（LATG）结果仍令人担忧。胃癌 LATG D2 淋巴结清扫预后相关研究较少，原因在于手术技术困难，远期疗效尚不明确[12,13]。Kitano 对 1294 名早期胃癌患者多中心回顾性研究结果显示，55 例

LATG D1 或 D2 手术患者近期和远期预后较好[14]。

（三）关键问题

LADG 消化道重建有不同方式：Roux-en-Y 吻合和 Billroth I 吻合，这两种方式在日本和韩国早期胃癌大样本研究中常被提及[15-17]。

LATG D2 淋巴结清扫治疗胃癌存在两个问题：①是否同时行脾切除术实现第 10 组淋巴结清扫；②如何实现体内吻合。前者仍然是开腹手术具有争议的问题；后者已有不同的解决办法，但仍缺乏规范化技术[3,4,17-20]。

LATG 适用于早期胃体中部癌症患者，需要进行 D2 淋巴结清扫（7，8a，9，11p，12a）。

二、腹腔镜胃癌手术

（一）患者体位

患者全麻下截石位抬高床头 20°（反向特伦伯位），两腿分开，左臂外展。置入中心静脉导管、鼻胃管、导尿管。

术者位于患者两腿之间，扶镜医生位于术者左侧，助手位于术者右侧，显示屏放于患者头部右侧，第二显示屏放于病人头部左侧。

（二）腹腔镜器械

1 个 12mm Hasson trocar，3 个 10～12mm trocar，1 个 5mm trocar 备选。30° HD 腹腔镜头经脐置入。

应用 5mm 超声刀完成所有游离和离断（Harmonic Ace, Ethicon Endo-Surgery, Cininnati, OH）。应用 10mm 巴柯钳和 5mm 约翰钳将术野器官牵开。举肝器可以置于右季肋区 trocar。

其他可用的设备包括双极钳、持针器、吸引冲洗管、腹腔镜线性钉合器、连发钛夹钳。

（三）Trocar 放置

右侧脐周部位（图 13-1 T1）行开放性腹腔镜检查，建立 12mmHg CO_2 气腹。然后置入 3 个 10～12mm trocar，成半圆形；左腹部（T2）、右腹部（T3），分别位于脐正中线上方 3cm 水平线与两侧锁骨中线交点；右季肋部（T4）置入举肝器。5mm trocar 置入左季肋部（T5）备牵引用。

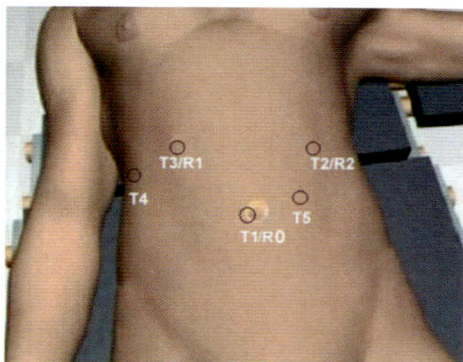

图 13-1 Trocar 位置

三、腹腔镜胃大部切除手术（LSG）

（一）技术要点

首先进行腹腔探查。如未发现肿瘤转移，第一步：分离结肠网膜和网膜切除术，然后切断胃结肠韧带。分离胃网膜左血管。这些步骤都可以通过超声刀实现。

进入小网膜囊，分离胰腺和胃后壁之间组织。

牵开右结肠曲，暴露十二指肠和胰头前表面，识别 henle 干，游离胃网膜右血管（图 13-2），置可吸收夹后切断。于胰头上方沿胃十二指肠动脉游离出胃网膜右动脉。完整切除第 6 组淋巴结，显露 Fredet 区，清扫第 14v 组淋巴结。

沿肝动脉和胃十二指肠动脉，游离出胃右动脉并切断。切断幽门区其他血管，清扫第 5 组淋巴结。

用 45mm 切割闭合器（蓝色、三排钉仓）横切十二指肠（图 13-3）。于左季肋部将胃提起，并向左旋转，将有助于淋巴结清扫[21]。

切除小网膜，沿肝十二指肠韧带可见第

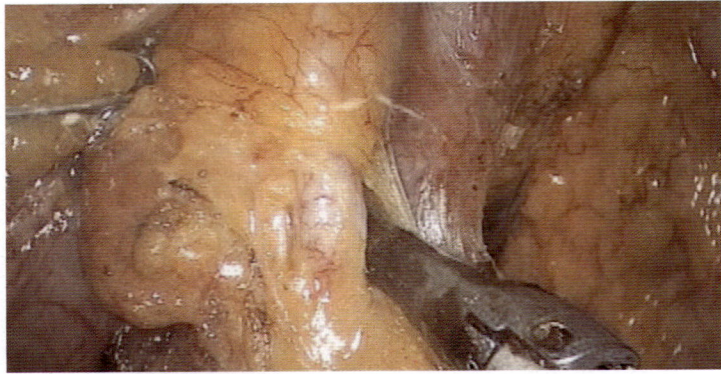

图 13-2 游离胃网膜动脉

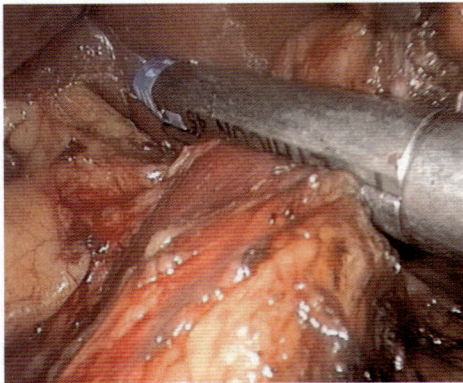

图 13-3 用 4-mm 内镜直线切割闭合器离断十二指肠

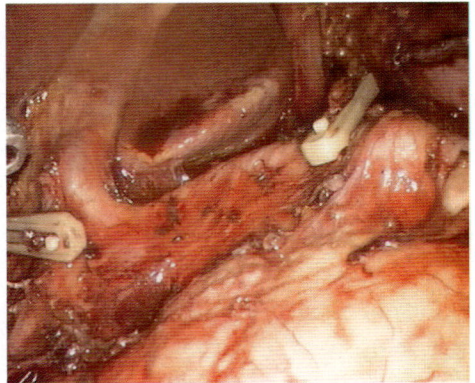

图 13-4 清扫第 7-9 组淋巴结后腹腔干区域,并用钛夹结扎胃右和胃左动脉

12a 组淋巴结,清扫肝总动脉第 8 组淋巴结,清扫腹腔动脉第 9 组淋巴结,沿脾动脉近端清扫第 11p 组淋巴结(图 13-4)。用线性切割闭合器或外科夹离断胃左动脉,清扫第 7 组淋巴结。将胃提起,清扫胃周淋巴结,包括胃小弯第 3 组淋巴结和胃食管区第 1 组淋巴结,从而完成所有淋巴结清扫。

用 45mm 线性闭合器(3～5 个,蓝色钉仓)从胃大弯胃网膜左右血管连接处切除 4/5 胃(图 13-5)。标本放入取物袋,临时置于肝表面。

(二)胃空肠吻合

选择合适空肠行 Roux-en-Y 吻合。用 45mm 直线切割闭合器行残胃空肠侧侧吻合(图 13-6)。缝合残胃和空肠远端开口。用

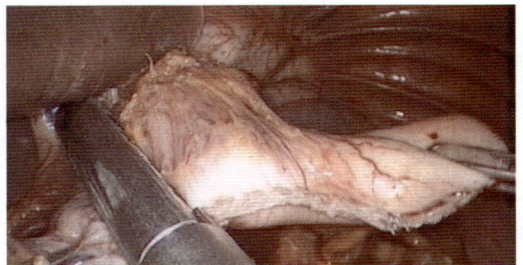

图 13-5 切除胃 4/5

45mm 切割闭合器行空肠空肠侧侧吻合。标本袋经脐孔道取出,必要时辅助 3～4cm 切口。引流管置于右侧 trocar 内靠近十二指肠残端处。关闭孔道切口。

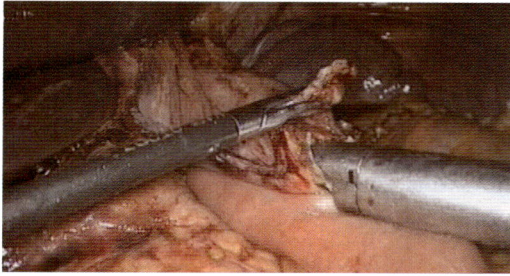

图 13-6　胃空肠侧侧吻合

四、腹腔镜下全胃切除术（LTG）

（一）技术要点

第一步是切除全胃并关闭十二指肠残端，方法同 LSG。淋巴结清扫范围要求近肿瘤旁，相当于 D2 淋巴结清扫，包括脾门前淋巴结。分离胃结肠韧带要比 LSG 更宽。胃短血管用超声刀离断，继续分离进入膈脚，分离膈食管膜和迷走神经。

清扫第 2 组淋巴结（贲门左淋巴结）。用 Endo GIA 45 切割闭合器横切食管，将全胃放入标本袋，临时置于肝表面。

（二）Orringer 吻合

Orringer 吻合是经横结肠系膜进行的 Roux-en-Y 吻合[22]。

用直线切割闭合器（白色钉仓）横断第二处空肠环。

用超声刀在横结肠系膜无血管区开口。

将第二处空肠环对系膜侧和食管后壁充分显露。用 45mm 蓝色直线切割闭合从左侧 trocar 进入，置入空肠开口，钉仓另一半置于食管开口内。在食管和空肠间不使用悬挂缝线，目的是增加吻合时自由度。食管空肠行侧侧吻合。将鼻空肠管通过吻合口，将开口残端用 3-0 线双层缝合。

空肠空肠侧侧吻合在距食管空肠吻合口下方约 70cm 处。扩大脐周切口，将标本袋取出。将引流管置于十二指肠残端旁。关闭切口，完成手术。

1. 食管空肠端侧吻合　1999 年，Azagra 报道传统吻合是使用环形吻合器[3]。经脐周切口（33mm）可以通过 25mm anvil。食管远端前壁开口，行荷包缝合，借助 Babcock 抓钳将 anvil 滑入食管内腔开口。用伤口保护器或 33mm trocar 套管扩大左上象限侧孔道，完成食管空肠端侧吻合。将空肠残端用 30mm 直线闭合器离断，用亚甲蓝注入胃管检验是否存在吻合口瘘。

全腹腔镜胃切除术比开腹手术吻合技术更加简化[23,24]。

2. 经口置入 anvil 食管空肠端侧吻合　OrVisystem（Covidien 医疗）可以经口插入 anvil 进入食管。在 Orvil 系统里，口胃管和 anvil 中心杆连接，所以 anvil 经口胃管引导插入食管。剪断连接线后，口胃管易从 anvil 脱离。Anvil 倾斜角度易于通过上段食管，用闭合器闭合[25]。

五、机器人辅助胃切除术

（一）机器人辅助胃切除术

尽管腹腔镜手术已经被广泛接受，但它确实存在局限性和缺点，例如器械操作移动范围局限、手颤、二维图像等。机器人手术可以通过遥控（机器人手术系统，达芬奇手术，山景城，CA，USA）实现手术，具有以下优势：①通过颤动过滤器，能够精确每个动作；②三维图像；③提供稳定的操作平台；④Endo 臂七级自由度增加操作敏捷性。胃癌淋巴结清扫时这些优势显得尤为重要[26-28]。但是，机器人胃癌切除手术也有缺点，包括视野小、操作耗时长、花费昂贵。

（二）操作系统

机器和光学系统置于病人两腿之间工作。通过电缆连接机器系统和手术操纵平台。测试完成后，包住各工作臂。选择 3D 高分辨率图像，将 12mm 套管置于脐周 trocar，打开腹腔镜和光学双筒镜头（R0）。

建立 12mmHg 气腹（图 13-1 T1）。肋缘

下腋前线水平放置两个 8mm trocar（R1 和 R2）。上腹部放置两个 10/12mm trocar，右侧者置于肋缘下用于举起肝脏，左侧者位于镜头和左机器孔之间，置入切割闭合器或施夹钳（T5）。其他孔道位置需要仔细设置，防止机器臂互相影响。

（三）机器人辅助 LSG

第一步：传统腔镜下操作：网膜切除术、结肠网膜分离、打开小网膜囊、横断十二指肠、清扫第 4 组和第 6 组淋巴结。完成 Roux-en-Y 吻合。

安装机器系统，清扫肝动脉前第 12a 组淋巴结。分离胃右动脉，清扫第 5 组淋巴结。切断十二指肠。

清扫第 7 组淋巴结，沿小网膜囊清扫第 1、3 组淋巴结，游离胃左动脉，清扫第 8、9、11p 组淋巴结。用线性闭合器切断 4/5 胃壁，暂时置于肝表面。Roux-en-Y 吻合重建消化道。横结肠前行残胃空肠吻合。缝合加固吻合口和残端。

（四）机器人辅助 LTG

机器人辅助 LTG 操作过程中，游离至两侧膈脚，分离膈食管膜，清扫第 1、2 组淋巴结，切断迷走神经。由于机器人操作灵活，它可以成为 Orringer 吻合的另一个选择。

参 考 文 献

[1] Goh PMY, Tekant Y, Kum CK et al (1992) Totally intra-abdominal laparoscopic Billroth II gastrectomy. Surg Endosc 6:160

[2] Kitano S, Iso Y, Moriyama M, Sugimachi K (1994) Laparoscopy-assisted Billroth I gastrectomy. Surg Laparose Endosc 4:146-148

[3] Azagra JS, Goergen M, De Simone P, Ibañez-Aguirre (1999) Minimally invasive surgery for gastric cancer. Surg Endosc 13:351-357

[4] Uyama I, Sugioka A, Fujita J et al (1999) Laparoscopic total gastrectomy with distal pancreatosplenectomy and D2 lymphadenecto-my for advanced gastric cancer. Gastric Cancer 2:230-234

[5] Japanese Gastric Cancer Association (2011) Japanese Gastric Cancer Treatment Guidelines 2010 (ver.3). Gastric Cancer 14:113-123

[6] National Comprehensive Cancer Network. Clinical Practice Guidelines in Oncology. Gastric Cancer. V.2.2010.http://www.nccn.org/professionals/physician_gls/PDF/gastric.pdf

[7] Ohtani H, Tamamori Y, Noguchi K et al (2010) Meta-analysis of laparoscopy-assisted and open distal gastrectomy for gastric cancer. J Surg Res doi:10.1016/j.jss.2010.04.008

[8] Huscher CG, Mingoli A, Sgarzini G et al (2005) Laparoscopic versus open subtotal gastrectomy for distal gastric cancer: Five-year results of a randomized prospective trial. Ann Surg 241:232-237

[9] Mochiki E, Kamiyama Y, Aihara R et al (2005) Laparoscopic assisted distal gastrectomy for early gastric cancer: Five years' experience. Surgery 137:317-322

[10] Lee JH, Yom CK, Han HS (2009) Comparison of longterm outcomes of laparoscopy-assisted and open distal gastrectomy for early gastric cancer. Surg Endosc 23:1759-1763

[11] Pugliese R, Maggioni D, Sansonna F et al (2010) Subtotal gastrectomy with D2 dissection by minimally invasive surgery for distal adenocarcinoma of the stomach: results and 5-year survival. Surg Endosc 24:2594-2602

[12] Shinoara T, Kanaya S, Taniguchi K et al (2009) Laparoscopic total gastrectomy with D2 lymph node dissection for gastric cancer. Arch Surg 144:1138-1142

[13] Sakuramoto S, Kikuchi S, Futawatari N et al (2009) Laparoscopy-assisted pancreas-and spleen-preserving total gastrectomy for gastric cancer as compared with open total gastrectomy. Surg Endosc. Surg Endosc 23:2416-2423

[14] Kitano S, Shiraishi N, Uyama I et al; Japanese Laparoscopic Surgery Study Group (2007) A multicenter study on oncologic out-

come of laparoscopic gastrectomy for earlycancer in Japan. Ann Surg 245:68-72

[15] Tanimura S, Higashino M, Fukunaga Y et al (2008) Laparoscopic gastrectomy for gastric cancer: experience with more than 600 cases. Surg Endosc 22:1161-1164

[16] Adachi Y, Shiraishi N, Shiromizu A et al (2000) Laparoscopy-assisted Billroth I gastrectomy compared with conventional open gastrectomy. Arch Surg 135:806-810

[17] Hyung WJ, Song C, Cheong JH et al (2007) Factors influencing operation time of laparoscopy-assisted distal subtotal gastrectomy: analysis of consecutive 100 initial cases. Eur J Surg Oncol 33:314-319

[18] Okabe H, Obama K, Tanaka E (2009) Intracorporeal esophagojejunal anastomosis after laparoscopic total gastrectomy for patienrs with gastric cancer. Surg Endosc 23: 2167-2171

[19] Kim SG, Lee YJ, Ha WS et al (2008) LATG with extracorporeal esophagojejunostomy: is this minimal invasive surgery for gastric cancer? J Laparoendosc Adv Surg Tech A18:572-578

[20] Huscher C, Mingoli A, Sgarzini G et al (2007) Totally laparoscopic total and subtotal gastrectomy with extended lymph node dissection for early and advanced gastric cancer: early and long-term results of a 100-patient series. Am J Surg 194:839-844

[21] Pugliese R, Maggioni D, Sansonna F et al (2009) Efficacy and effectiveness of suture bolster with Seamguard. Surg Endosc 23: 1415-1416

[22] Orringer MB, Marshall B, Iannettoni MD (2000) Eliminating the cervical esophagogastric anastomotic leak with a side-to-side stapled anastomosis. J Thorac Cardiovasc Surg 119:277-288

[23] Chau CH. Siu WT, Li MK (2002) Hand-assisted D2 subtotal gastrectomy for carcinoma of stomach. Surg Laparosc Endosc Percutan Tech 12:268-272

[24] Usui S,Ito K, Hiranuma S et al (2007) Hand-a-ssisted laparoscopic esophagojejunostomy using newly developed pursestring suture instrument "Endo-PSI." Surg Laparosc Endosc Percutan Tech 17:107-110

[25] Jeong O, Park YK (2009) Intracorporeal circular stapling esophagojejunostomy using the transorally inserted anvil (OrVil) after laparoscopic total gastrectomy. Surg Endosc 23: 2624-2630

[26] Kim MC, Heo GU, Jung GJ (2010) Robotic gastrectomy for gastric cancer: surgical techniques and clinical merits. Surg Endosc 24: 610-615

[27] Song J, Oh SJ, Kang WH et al (2009) Robot-assisted gastrectomy with lymph node dissection for gastric cancer: lessons learmed from an initial 100 consecutive procedures. Ann Surg 249:927-932

[28] Pugliese R, Maggioni D, Sansonna F et al (2008) Robot-as-sisted laparoscopic gastrectomy with D2 dissection for adenocarcmoma: initial experience with 17 patients. J Robotic Surg 2:217-222

Franco Roviello,Giovanni Corso,

第 14 章

标准和扩大淋巴结清扫术：技术要点

【摘要】 根据胃癌部位和临床分期,外科手术淋巴结清扫范围也不相同。日本胃癌学会《胃癌治疗指南》推荐 D2(标准的)淋巴结清扫作为进展期胃癌标准手术方式。对于年龄＜75岁,一般情况良好的进展期胃癌患者,也可以行 D3(扩大的)淋巴结清扫术。本章中,我们将讨论进展期胃癌 D2(标准)和 D3(扩大)淋巴结清扫外科技术要点。

【关键词】 胃癌;淋巴结清扫术;D2;D3;外科手术;远期生存;预后;日本规约

日本胃癌学会(JGCA)《胃癌治疗指南》规定并推荐 D2 淋巴结(LN)清扫术适用于绝大多数胃癌患者。缩小淋巴结清扫术,即 D1＋淋巴结清扫,仅适用于 T1 分期患者。D1＋清扫术指的是清扫第 1 站各组淋巴结＋第 7 组(胃左动脉)、第 8a 组(肝总动脉)、第 9 组(肝总动脉)[1,2]。D1 淋巴结清扫仅适用于部分 T1N0 肿瘤-黏膜层(M)和直径＜1.5cm 分化型黏膜下层(SM),黏膜下层肿瘤未达到上述条件者需接受胃切除术 D1＋[2,3]。

第 13 版日本《胃癌处理规约》于 1999 年 6 月发布,确立 D2 淋巴结清扫是为进展期胃癌标准手术方式。R0 切除、标准 D2 淋巴结清扫胃癌患者长期生存率更高[5]。扩大淋巴结清扫术,D3 手术,也是进展期胃癌手术方式之一,研究显示 D3 清扫患者生存期更长[6]。只有充分掌握胃癌淋巴结分站知识,才能准确完成 JCGA 制定的 D2 或 D3 淋巴结清扫术。

20 世纪 80 年代晚期,东京日本国家癌症中心医院 Keiichi Maruyama 和他的同事们制作了一种被称为"Maruyama 程序"的计算机程序,这款对扩大淋巴结清扫术(D2 或 D2 以上)胃癌患者进行分析,并评估 16 组主要淋巴结转移率。"Maruyama 程序"被广泛

用于日本、德国和意大利胃癌患者,研究证实准确性很高[7-9]。它对外科医生术前和术中制订治疗方案具有很高指导价值,便于胃癌手术中比较理性地确定淋巴结清扫范围。

本章,我们将讨论进展期胃癌手术 D2(标准)和 D3(扩大)淋巴结清扫术相关外科技巧。

一、D2(标准)手术淋巴结分组规则

进展期胃癌患 D2 手术淋巴结清扫范围取决于肿瘤位置。

1. 胃上 1/3 此类胃癌 D2 清扫包括以下各组淋巴结:贲门右侧(1 组)、贲门左侧(2组)、小弯侧(3 组)、沿胃短动脉(4sa 组)、沿胃网膜左血管(4sb 组)、沿胃网膜右血管(4d组)、胃左动脉干(7 组)、肝总动脉前上部(8a组)、腹腔动脉周围(9 组)、脾动脉近端(11p组)。T4 肿瘤还需要清扫脾门(10 组)和脾动脉远端(11d 组)淋巴结。

2. 胃中 1/3 此类胃癌 D2 清扫包括以下各组淋巴结:贲门右侧(1 组)、贲门左侧(2组)、小弯侧(3 组)、沿胃短动脉(4sa 组)、沿胃网膜左血管(4sb 组)、沿胃网膜右血管(4d组)、幽门上(5 组)、幽门下(6 组)、胃左动脉

干（7 组）、肝总动脉前上部（8a 组）、腹腔动脉周围（9 组）、脾动脉近端（11p 组）以及肝十二指肠韧带内（沿肝动脉，12a 组）。T3-T4 肿瘤伴有肉眼可见的淋巴结转移者，还需要清扫脾门（10 组）和脾动脉远端（11d 组）淋巴结。

3. 胃下 1/3　胃窦或幽门处胃癌患者 D2 清扫包括以下各组淋巴结：贲门右侧（1 组）、小弯侧（3 组）、沿胃网膜右血管（4d 组）、幽门上（5 组）、幽门下（6 组）、胃左动脉干（7 组）、肝总动脉前上部（8a 组）、腹腔动脉周围（9 组）、脾动脉近端（11p 组）以及肝十二指肠韧带内（沿肝动脉，12a 组）。

二、D3（扩大）手术淋巴结分组规则

与 D2 手术原则类似，D3 手术也取决于肿瘤位置。

1. 胃上 1/3　幽门上（5 组）、幽门下（6 组）、肝总动脉后方（8p 组）、肝十二指肠韧带内（肝动脉后方，12p 组）、中间组腹主动脉旁（16a2、b1 组）、膈下（19 组）以及食管裂孔部（20 组）。

2. 胃中 1/3　肝总动脉后方（8p 组）、脾门（10 组）、肝十二指肠韧带内（肝动脉后方，12p 组）、胰头后（13 组）、沿肠系膜上静脉（14v）以及中间组腹主动脉旁（16a2、b1 组）。

3. 胃下 1/3　沿胃网膜左血管（4sb 组）、肝总动脉后方（8p 组）、肝十二指肠韧带内（肝动脉后方，12p 组）、胰头后（13 组）、沿肠系膜上静脉（14v）以及中间组腹主动脉旁（16a2、b1 组）。

三、D2 淋巴结清扫术：手术步骤

JGCA 胃癌外科指南已经规定标准淋巴结清扫术方法[10]。

对于 T3—T4a 肿瘤，D2 清扫术，即剥离横结肠系膜前叶和胰腺被膜，自胃大弯侧向脾下极游离并显露 4d（胃网膜右）、4sb 组（胃网膜左）淋巴结。需要注意的是胰头处理。充分显露结肠中静脉、肠系膜上静脉、胃结干

以及胃网膜右静脉；如第 6 组淋巴结存在转移，需要解剖第 14v 组（肠系膜上静脉）淋巴结（图 14-1a）。将胃提起充分显露第 6 组（幽门下）淋巴结，显露并结扎胃网膜右静脉。图 14-1b 十二指肠断面图片更好地展示第 6 组淋巴结清扫步骤。

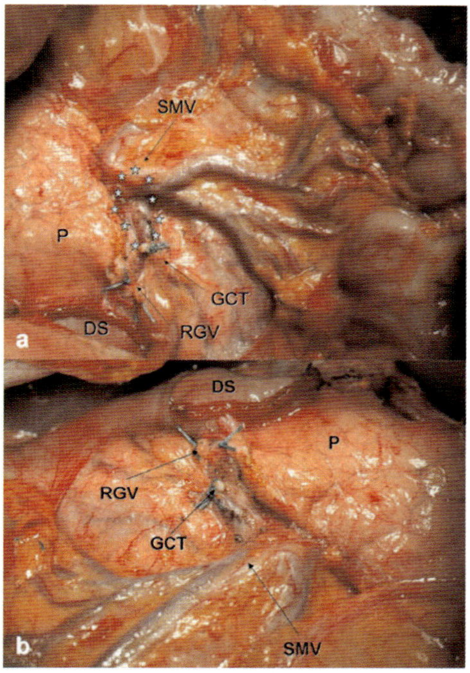

图 14-1　第 14 组淋巴结清扫，a. 骨骼化胃结干（GCT，Henle 干）、肠系膜上静脉（SMV）、胰腺（P）和十二指肠（D）。星号中间为第 14v 组淋巴结。b. 十二指肠横断面，切断胃结干 GCT 和胃网膜右静脉 RGV

下一步是游离胃十二指肠动脉、肝总动脉、肝固有动脉，清扫第 5 组（幽门上）和第 12a 组（肝十二指肠韧带左侧）淋巴结。充分骨骼化肝总动脉，清扫 8a、8p、腹腔动脉周围淋巴结（第 9 组）、脾动脉近端淋巴结（11p 组），分离并清扫胃左动脉周围淋巴结（第 7 组），如图 14-2 所示。沿胃小弯上 1/3 清扫第 1 组淋巴结（贲门右）。全胃切除术中，胃整体切除有利于清扫第 2 组淋巴结（贲门左）。

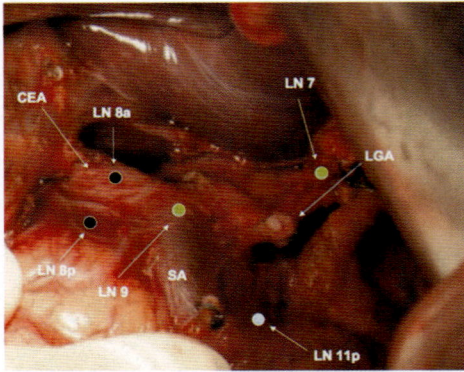

图 14-2　清扫第 7、8a、8p、9 和 11p 组淋巴结。游离并离断胃左动脉 LGA，清除第 7 组淋巴结，同时显露腹腔干（CT）动脉并清扫第 9 组淋巴结。这个操作会显露腹腔干的分支（也就是肝总动脉 CEA、脾动脉 SA），进而分别移除第 8a、8p、11p 组淋巴结

如此操作即可完成 D2 淋巴结清扫术。

四、D3 淋巴结清扫术：手术步骤

扩大 D3 淋巴结清扫术需要通过 Kocher 切口松解十二指肠。Kocher 切口也是到达腹主动脉旁淋巴结 PAN 的通路。腹主动脉旁淋巴结清扫是指，清扫腹腔动脉和左肾静脉之间淋巴结（16a2 组）和左肾静脉至肠系膜下动脉之间的淋巴结（16b1 组）。通常不需要常规清扫左上方淋巴结（16a2-lat 组），除非对于上 1/3 胃癌或肉眼可见淋巴结受累（图 14-3 ab）[6]。需要注意的是，上文提到的 Kocher 切口可以充分显露 8p 和 12p 组淋巴结，也能够使 D2 淋巴结清扫手术变得简单。

D3 淋巴结清扫术通常用于 75 岁以下，一般情况良好的进展期（cT2－T4）胃癌患者[11]。

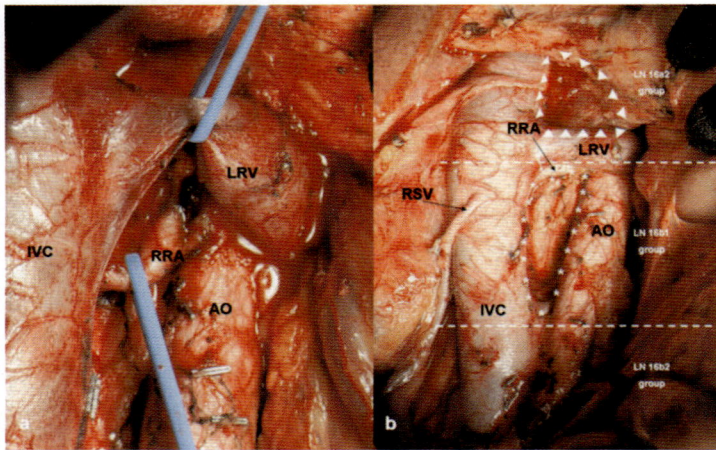

图 14-3　清扫第 16 组淋巴结。a. 显露腹主动脉、下腔静脉 IVC、左肾静脉 LRV 和右肾动脉 RRA；b. 箭头所示为 16a2 组淋巴结，星号中间为 16b1 组淋巴结，箭头所指为右侧生殖静脉 RSV

五、总结

D2 淋巴结清扫术是进展期胃癌标准手术方式。目前已经证明，在专业中心实施这项技术是安全的，术后并发症和病死率都很低。D3 淋巴结清扫手术要求清扫腹主动脉周围淋巴结(PAN)，这是特别针对上 1/3 部胃癌患者一项新技术。D3 手术并发症尚可接受，术后病死率与 D2 手术类似。

参 考 文 献

[1] Shimada Y（2004）JGCA（The Japan Gastric Cancer Association）. Gastric cancer treatment guidelines. Jpn J Clin Oncol 34：58

[2] Japanese Gastric Cancer Association（2011）Japanese Gastric Cancer Treatment Guidelines. Gastric Cancer 14：113-123

[3] Nakajima T（2002）Gastric cancer treatment guidelines in Japan. Gastric Cancer 5：1-5

[4] Aiko T, Sasako M（1998）The new Japanese Classification of Gastric Carcinoma：Points to be revised. Gastric Cancer 1：25-30

[5] Roviello F, Marrelli D, Morgagni P et al（2002）Survival benefit of estende D2 lymphadenectomy in gastric cancer with involvement of second level lymph nodes：a longitudinal multi center study. Ann Surg Oncol 9：894-900

[6] Roviello F, Pedrazzani C, Marrelli D et al（2010）Super-extended（D3）lymphadenectomy in advanced gastric cancer. Eur J Surg Oncolo 36：439-446

[7] Kampschöer GH, Maruyama K, van de Velde CJ（1989）Computer analysis in making preoperative decisions：a rational approach to lymph node dissection in gastric cancer patients. Br J Surg 76：905-908

[8] Bollschweiler E, Boettcher K, Hoelscher AH et al（1992）Preoperative assessment of lymph node metastases in patients with gastric cancer：evaluation of the Maruyama computer program. Br J Surg 79：156-160

[9] Guadagni S, de Manzoni G, Catarci M（2000）Evaluation of the Maruyama computer program accuracy for preoperative estimation of lymph node metastases from gastriccancer. World J Surg 24：1550-1558

[10] Japanese Gastric Cancer Association（1998）Japanese classification of gastric carcinoma-2nd English edn. Gastric Cancer 1：10-24

[11] Sano T, Sasako M, Yamamoto S et al（2004）Gastric cancer surgery：morbidity and mortality results from a prospective randomized controlled trial comparing D2 and extended paraaortic lymphadenectomy—Japan Clinical Oncology Group study 9501. J Clin Oncol 22：2767-2773

Francesco Tonelli,Stefano Scaringi,Francesco Giudici,
and Francesco Bellucci

第 15 章

胃切除术后的消化道重建

【摘要】 胃切除术后消化道重建方式多种多样,重建目的是为了术后有效地摄取食物和减少术后并发症。常用的胃切除术后消化道重建方式有 3 种:胃-十二指肠吻合(Billroth Ⅰ吻合或 pean 重建)、胃-空肠吻合(Billroth Ⅱ吻合)、胃-空肠 Roux-en-Y 吻合。通常认为,远端胃癌切除术后胃-空肠 Roux-en-Y 吻合术后恢复功能和内镜下检查结果好于 Billroth Ⅰ吻合和 Billroth Ⅱ吻合。术后病死率和并发症方面没有差异。由于并发症较少,Billroth Ⅱ吻合比 Billroth Ⅰ吻合更常用,还可用于晚期胃癌。全胃切除术后消化道重建方式有 3 种:食管空肠 Roux-en-Y 吻合、间置空肠消化道重建术(Longmire 手术)和空肠代胃手术。如考虑到手术操作和术后营养状况,食管空肠 Roux-en-Y 吻合比间置空肠手术更为科学。空肠代胃手术可以改善病人长期术后生活质量,但能否改善预后,有待进一步探讨和研究。

【关键词】 胃切除术;胃癌;远端胃切除术;全胃切除术;Roux-en-Y 吻合;Billroth I 吻合食管空肠吻合;间置空肠

一、远端胃切除术

胃切除术后消化道重建方式多种多样[1-3]。其目的是为了术后有效地摄取食物和减少术后并发症。远端胃切除术后消化道重建方式有 3 种:胃-十二指肠吻合(Billroth Ⅰ吻合或 pean 重建)、胃-空肠吻合(Billroth Ⅱ吻合)、胃-空肠 Roux-en-Y 吻合。

(一)胃-十二指肠吻合(Billroth I 吻合或 pean 手术)

胃-十二指肠吻合是一种连接残胃和十二指肠的端端吻合方式(图 15-1,图 15-2),有手工缝合和器械吻合两种方式。其优点是保留了消化道正常解剖结构,为此后内镜检查提供可能性。但是存在吻合口瘘的风险[4]。

胃-十二指肠吻合关键步骤是十二指肠残端游离充分,吻合口无张力。十二指肠残端应保证血运良好,吻合过程中应注意保护

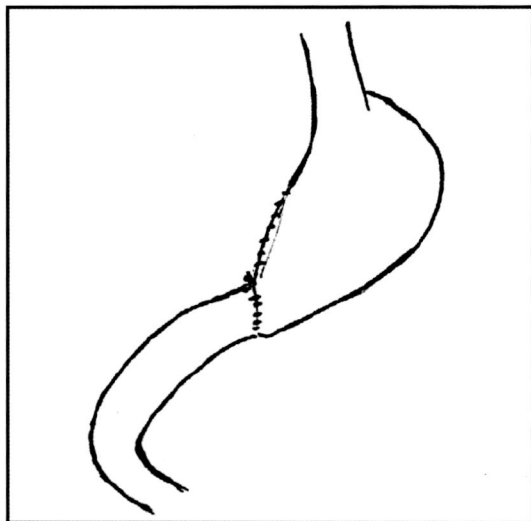

图 15-1 胃-十二指肠吻合:Billroth I 或 Pean 步骤

胆管。Kocker 手法有助于获得残胃和十二指肠残端之间足够吻合距离。西方国家胃十

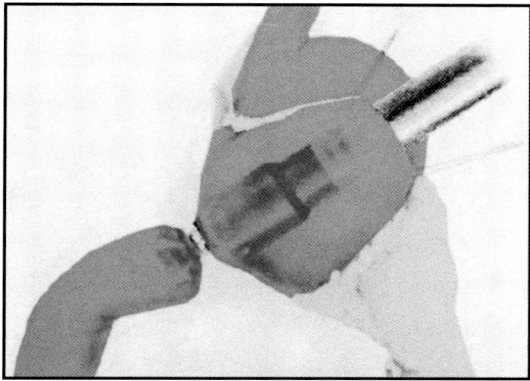

图 15-2 胃-十二指肠器械吻合

二指肠吻合比较少见,原因在于胃切除(要求切缘距肿瘤边缘≥5cm)和淋巴结清扫范围较广,难以实现无张力、血运较好的吻合[5]。值得注意的是,R0 切除后 5 年生存率为 50%,而 R1 切除 5 年生存率只有 22%[6]。印戒细胞癌也是一个高危因素[6,7]。另一个需要注意的是:和 Roux-en-Y 吻合相比,Billroth I 吻合增加了胆汁反流的风险[8]。

对于吻合技术方法的比较:2000 年开始的研究比较了胃-十二指肠吻合手工缝合和器械吻合[9]。研究中包括 374 例患者,结果显示两组患者吻合时间有所差别(14 vs 25min,$P=0.02$),而吻合口瘘和消化道梗阻等术后并发症等方面没有显著差异。术后病死率和并发症基本类似。研究中,没有比较两组患者术后复发率、花费等情况。意大利学者更倾向于选择手工缝合。

(二)胃-空肠吻合术(Billroth II 吻合)

胃-空肠吻合是胃残端和近端空肠侧侧吻合。吻合方式包括全部胃断端吻合(Polya 方法),部分胃断端吻合(Finsterer 方法)(图 15-3)[10,11]。两种吻合方法都能确保无张力吻合,但存在胆汁反流入胃可能性[8]。两种吻合方式中,近端空肠吻合口通常位于屈氏韧带下方 20~30cm,穿越横结肠系膜使输入襻位于小弯侧,此方法有利于胃排空。习惯

上,通常采用手工吻合,也可以选择器械吻合(图 15-4)。使用器械吻合时应注意避免吻合口出血。Billroth II 吻合采用双层加固胃肠吻合方式。没有研究表明胃肠吻合术后胃癌复发导致肠梗阻的概率增高,反而胃排空功能似乎得到改善[12]。

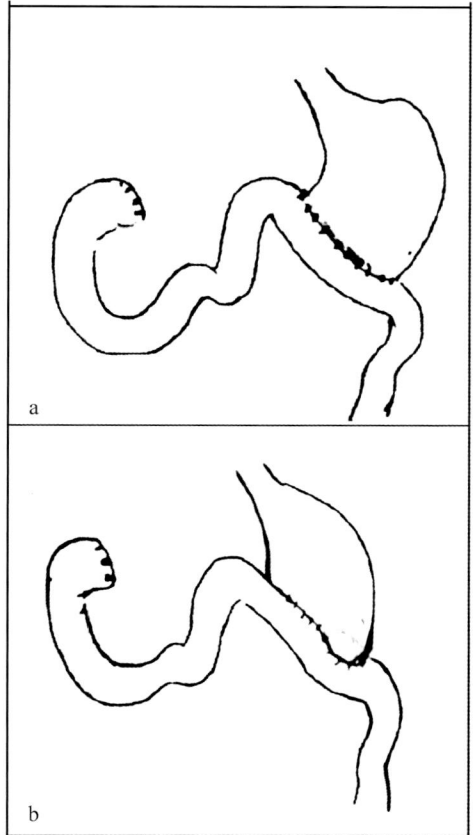

图 15-3 a. 胃-空肠 Billroth II 吻合(Polya 技术);b. Finsterer 改良技术

20 世纪 70 年代,与 Roux-en-Y 吻合相比,Billroth II 吻合是胃肠吻合的首选,因为 Roux-en-Y 吻合容易发生溃疡、排空等并发症。尽管早在 20 世纪 50 年代就有报道残胃溃疡和残胃癌之间的关系[13,14],20 世纪 70 年代末,外科理念发生了根本性变化,并发表了多项研究结果[15,16]。这些结果显示残胃癌的发生与慢性胆汁反流(20~30 年)有关。

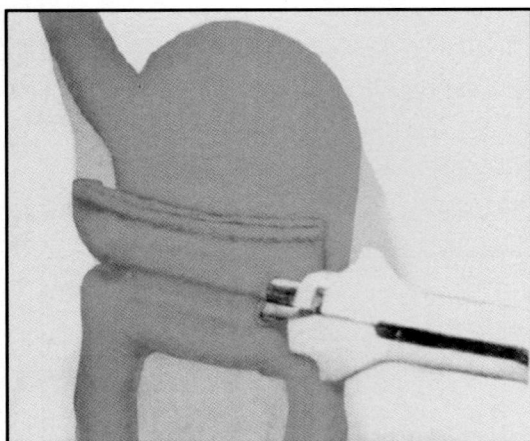

图 15-4 胃-空肠器械吻合

由于 Billroth Ⅱ式吻合并发症发生率较低，它仍然是 Roux-en-Y 吻合之外的另一种备选胃肠道重建方式，对于晚期胃癌患者尤其如此。

Billroth Ⅱ吻合最常见的并发症是输入襻梗阻，表现为大量消化液滞留在输入襻，此类患者通常表现为疼痛和呕吐。此种并发症通常发生于术后早期（术后 3 周），原因是输入襻排空障碍。分析认为输入襻过长弯曲，吻合口处内疝形成，或在屈氏韧带处弯曲。同时也可发生结肠系膜水肿，但此情况比较少见。十二指肠残端压力过高可以导致十二指肠瘘，后果严重。Billroth Ⅱ吻合术后并发症一旦发生，通常需要二次手术治疗。手术步骤包括输入襻和输出襻之间行空肠-空肠吻合（Braun 吻合），也可选择胃肠减压和瘘修补术。输入襻梗阻也可延迟发生，通常不易发现和诊断，因为在于患者梗阻症状常间断发生。造成此症状原因考虑为肠粘连、成角或输入襻弯曲（和长度相关）、肿瘤原位复发、体重减轻。外科治疗包括 Roux-en-Y 吻合手术。为避免此类并发症，术者通常要仔细检查输入襻长度，通常为 20～30cm。

（三）胃-空肠 Roux-en-Y 吻合

胃-空肠 Roux-en-Y 吻合的手术步骤是在距十二指肠悬韧带 30～40cm 处离断空肠，胃残端大弯侧通过横结肠系膜，与远端空肠进行吻合。距离此吻合口下方 60cm 处空肠与近端空肠行空肠-空肠吻合，主要目的是避免胆胰液反流（图 15-5）。一般认为，Roux-en-Y 吻合术式可以防止胆胰液反流。吻合通常采用手工缝合，也可应用器械吻合。这种术式和全胃切除吻合方式完全相同。结果显示两种吻合效果和预后相似。

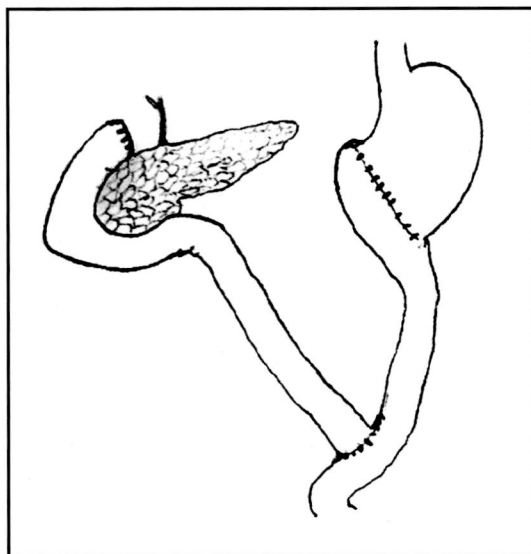

图 15-5 胃-空肠 Roux-en-Y 吻合

胃-空肠 Roux-en-Y 吻合术后常见的并发症是胃排空障碍[17]。临床表现特点是胃瘫和胃肠道梗阻症状[18]。其病理生理学改变包括从十二指肠到空肠肠道起搏点异常。因此一些学者建议在出现异常的肠道部位安装异位起搏器以恢复蠕动功能。Roux-en-Y 吻合术后并发症发生率为 0%～10%[21,22]。患者主诉术后呕吐隔夜宿食。胃镜检查提示胃残端和吻合口正常。X 线检查提示胃残端扩张。最终诊断依赖于上消化道钡剂造影检查。治疗主要口服促胃动力药物为主（多潘立酮、甲氧氯普胺等），如保守治疗效果不佳，可考虑行全胃切除手术[23,24]。

目前，已经有多项随机对照研究对消化道重建方式进行对比（表15-1），主要的方式有：Billroth Ⅰ、Billroth Ⅱ 和 Roux-en-Y 手术。仅有一项研究表明 Roux-en-Y 吻合术后并发症（胃排空障碍）较其他两种吻合方式多，远期结果显示 Roux-en-Y 手术后患者功能恢复好，内镜检查发现控制胆胰液反流效果较好[21,22,25]。除此之外，所有研究均未发现三种重建方式在术后并发症方面有所不同。

表 15-1　远端胃切除术后患者的消化道重建比较的随机研究研究

研究者 ［参考文献］	病例数 手术方式	消化道 重建比较	术后 发病率	长期结果	结论
Chareton et al.[43]	62 癌症 次全胃切除术	BⅠ vs. BⅡ	n. s. 胆瘘 13：3%	随访：38 个月 生存：n. s. 肝动脉复发 23：3%	BⅡ 的短期和长期结果较好
Montesani et al.[44]	45 癌症 次全胃切除术	BⅠ vs. BⅡ vs. Roux-en-Y	n. a.	随访：QoL*：n. s. 反流（内镜和显像）：33%：47%：13%	Roux-en-Y 的长期结果较好
Ishikawa et al.[21]	50 癌症 次全胃切除术	BⅠ vs. Roux-en-Y	8：29%	随访：6 个月 症状：n. s. 胃炎：6%2：30%	BⅠ 的短期结果较好；Roux-en-Y 的长期结果较好
Haglund et al.[45]	121 溃疡 胃窦切除＋选择性迷走神经切断术	BⅠ vs. Roux-en-Y	n. s.	随访：6 个月 症状：n. s.	
Kojima et al.[22]	133 癌症 腹腔镜辅助远端胃切除术	BⅠ vs. Roux-en-Y	n. s.	随访：1 年 胃灼热：37%：10% Roux-en-Y 的胃容纳较好 胃炎：34%：12%	Roux-en-Y 的短期结果较好
Csendes et al.[25]	75 溃疡 远端胃切除＋选择性迷走神经切断术	BⅡ vs. Roux-en-Y	n. s.	随访：12～21 个月 胃灼热：33%：3%* Barrett 食道：21%：3% 胃炎：39%：10%	Roux-en-Y 的长期结果较好
Rieu et al.[46]	22 溃疡 无切断迷走神经的远端胃切除	BⅡ vs. Roux-en-Y	n. s.	随访：2 年 溃疡：9：18% 胃炎：* 反流：n. s.	对于胃炎 Roux-en-Y 较好 对于溃疡 BⅡ 较好
Hirao et al.[47]	70 癌症 远端胃切除术	Roux-en-Y vs. 经修改的 Roux-en-Y	n. s.	随访：1 年 体重：n. s.	n. s.
Noh et al.[20]	90 癌症 次全胃切除术	Roux-en-Y vs. 经修改的 BⅡ胃切除术	n. a.	随访：2 年 Roux 症状：30%：12% 内镜：n. s. 体重增加：*	经修改 BⅡ 的长期结果较好
Personal experience	143 癌症 次全胃切除术	Roux-en-Y vs. BⅡ 比其他重建方式	n. s.	随访：2 年	n. s.

二、全胃切除术

全胃切除术后,主要有三种胃肠道重建方式:食管空肠 Roux-en-Y 吻合、间置空肠消化道重建术(Longmire 步骤)和胃储存器重建。

(一)Roux-en-Y 吻合

Roux-en-Y 吻合由 Roux 于 1897 年首次提出,是全胃切除术后最简单、最便捷的消化道重建方式。距离十二指肠悬韧带 15～20cm 处离断空肠,将食管和远端空肠顺肠蠕动方向行食管-空肠端侧吻合。距吻合口 60cm 处空肠与近侧断端空肠吻合,目的是防止胆汁、胰液反流[26](图 15-6)。

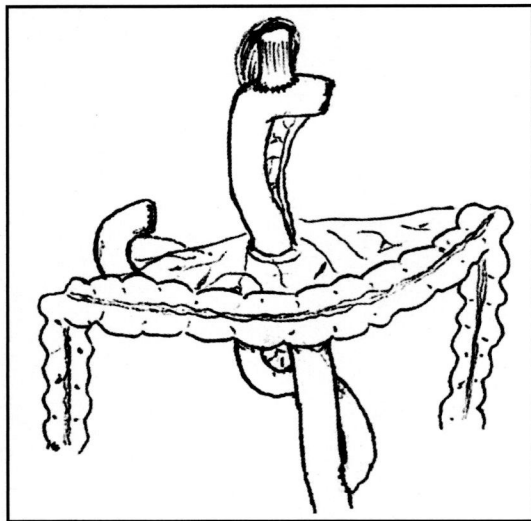

图 15-6　食管-空肠 Roux-en-Y 吻合

吻合技术中最重要的环节是选择一段长度足够、血运较好的空肠襻以保证吻合口血运良好、无张力。空肠襻可以放在横结肠系膜后,也可位于横结肠系膜前,后者可有效避免肿瘤复发。应尽量将肠襻靠近十二指肠屈氏韧带,以减小胃肠道张力。

食管-空肠吻合应尽量采用端侧吻合,这样可以保持正常、标准的吻合口直径,与端端吻合相比,它可以降低吻合口瘘的发生率。

可以采用手工缝合或器械吻合(图 15-7),使用器械吻合速度较快。吻合完成后需要间断吻合口浆肌层加固一圈。手工缝合时通常采用双层缝合技术,先全层缝合,外加浆肌层(图 15-8)[27]。器械吻合操作过程中,通常将 25mm 圆形吻合器杆至于空肠断端,吻合器头置于食管残端。距空肠断端 6～7cm 处收紧吻合器,行食管-空肠吻合,同时用直线切割器切断空肠。

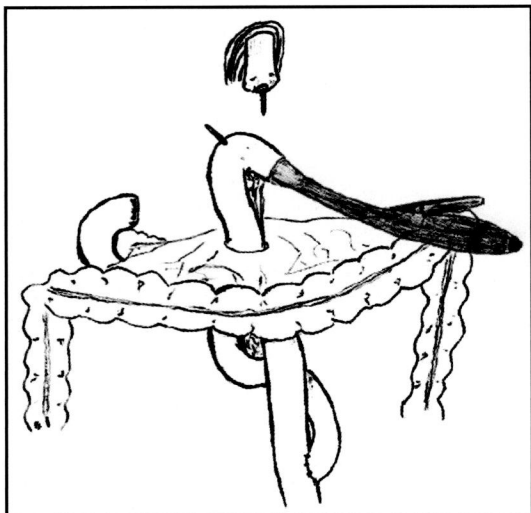

图 15-7　应用器械进行 Roux-en-Y 吻合

Roux-en-Y 吻合基础上联合胃储存器重建操作可以提高储存食物的能力(图 15-9)。通常采用和近端肠襻吻合形成一个长约 15cm 的 U 形肠襻,可以采用手工缝合或器械吻合。通常用肠管造胃储存器时长度不应超过 15～20cm。

(二)间置空肠消化道重建术

间置空肠消化道重建术也称为 Longmire 步骤,其优点是可以通过构造一个类似于术前胃的结构,能够保留十二指肠正常生理功能。首先截取一段长为 25～30cm 血运好的肠襻。将肠襻上端与食管吻合,然后将肠襻下端与十二指肠吻合,最后将空肠两断端进行吻合(图 15-10)。同时间置空肠消化

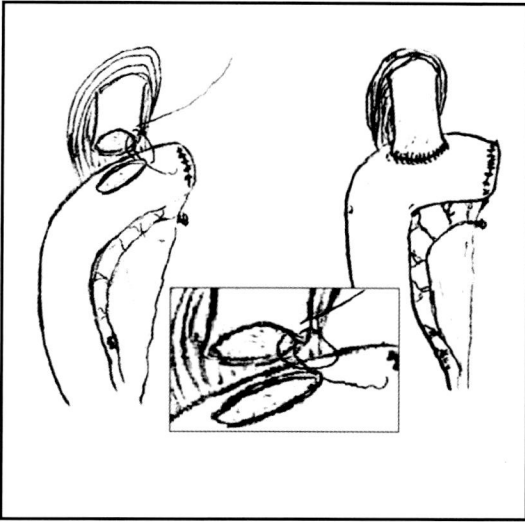

图 15-8　食管-空肠手工双层缝合[27]

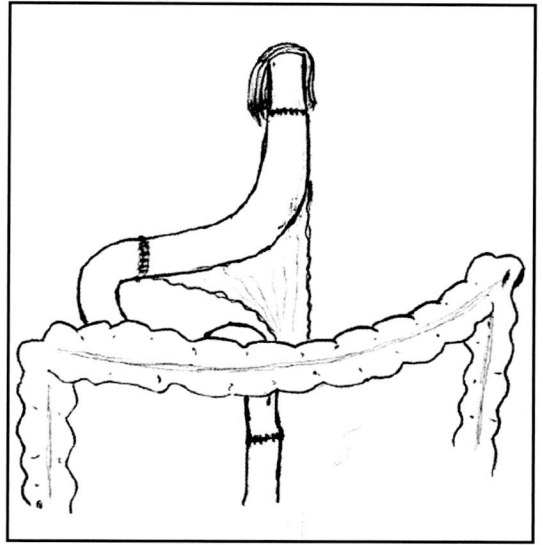

图 15-10　间置空肠（Longmire 步骤）

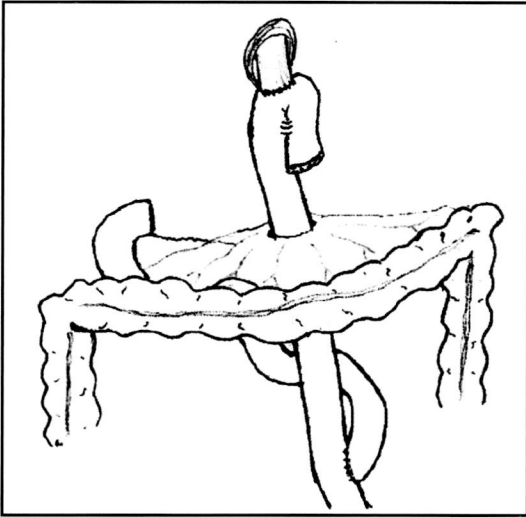

图 15-9　Roux-en-Y 吻合，空肠代胃

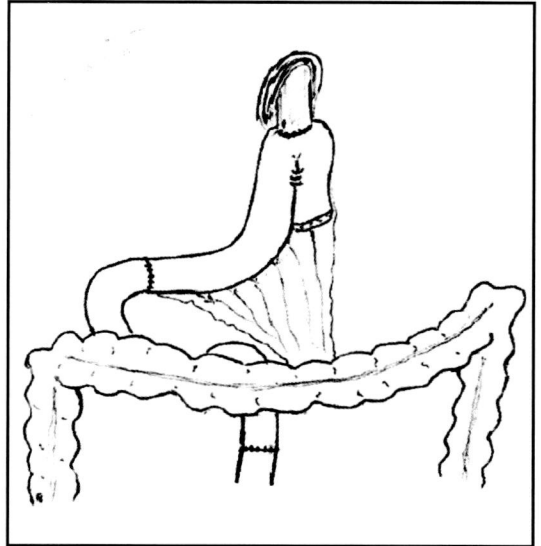

图 15-11　间置空肠，空肠代胃

道重建术也可以像 Roux-en-Y 吻合一样增加代胃结构（图 15-11）。选择的肠襻长度应超过 30cm。

（三）吻合、胃肠道重建方式和胃储存器重建

全胃切除术后如何进行胃肠道重建，已经开展了多项研究（表 15-2）。手工缝合和器械吻合对于消化道瘘发生率并无显著性差异，但手工缝合很少发生梗阻，器械吻合较为方便。但对于腹腔镜器械吻合效果仍需要进一步研究。保留十二指肠的优势在于接近正常的消化道结构，为后续胃镜检查提供可能性。另一方面,间置空肠消化道重建术增加患者胆胰反流和肿瘤复发概率方面尚缺乏证据[28-33]。但在病死率和术后并发症、体重减轻、生活质量等方面与其他吻合方式类似[29,30,33]。因此还不能证实间置空肠消化道重建术的临床优势。一些外科专家提出胃储存器重建来提高储存食物的能力,以此来促进营养吸收,提高生活质量;但相关研究表明在远期病死率和术后并发症方面没有差异[30,31,33-37]。研究表明,术后早期对于食物摄取具有益处[31,38-40],胃储存器重建可以提高患者远期生活质量,术后五年尤其明显[33,39,41,42]。

表 15-2　每组超过 30 名全胃切除术后患者消化道重建随机、对照研究

研究者 [参考文献]	病例数	消化道重建 比较	术后 发病率	长期结果	结论
Fuchs et al.[29]	106	Roux-en-Y vs. 内置	n. s.	随访:36 个月 体重增加:n. s.; QoL:n. s.	Roux-en-Y ＋ 与 内置 n. s.
Zhang et al.[48]	149	Roux-en-Y 与 Roux-en-Y ＋ vs. 内置＋	n. a.	随访:6 个月 体重增加*; QoL*	Roux-en-Y 较好
Fein et al.[35]	138	Y vs. Y＋	n. s.	随访:39 个月 体重增加:n. s.; 在起始 30 个月 QoL*	由于长期的 QoL 较好

n. s. 无差异;QoL. 生活质量;n. a. 无可避免,* $P < 0.05$

三、总结

胃远端切除术后通常采用 Roux-en-Y吻合,其术后功能恢复和内镜下情况好于Billroth Ⅰ 和 Billroth Ⅱ 吻合,在病死率和术后并发症方面没有差异。与 Billroth Ⅰ 吻合相比,Billroth Ⅱ 吻合手术的优点在于病死率较低,适用于进展期胃癌。全胃切除术后,食管-空肠 Roux-en-Y 吻合通常首选。其优势在于操作简单、术后营养状态较好。胃储存器重建可以改善患者远期生活质量,但是否可以改善预后有待进一步研究。

参 考 文 献

[1] Lawrence W Jr (1996) Reconstruction after total gastrectomy: what is preferred technique? J Surg Oncol 63:215-220

[2] Lehnert T, Buhl K (2004) Techniques of reconstruction after total gastrectomy for cancer. Br J Surg 91:528-539

[3] Piessen G, Triboulet JP, Mariette C (2010) Reconstruction after gastrectomy: which technique is best? J Visc Surg 147:e273-e283

[4] Hoya Y, Mitsumori N, Yanaga K (2009) The advantages and disadvantages of a Roux-en-Y reconstruction after a distal gastrectomy for gastric cancer. Surg Today 39:647-651

[5] Slim K, Blay JY, Brouquet A et al (2009) Digestive oncology: surgical practices. J Chir (Paris) 146 Suppl 2:S11-S80

[6] Piessen G, Messager M, Leteurtre E et al (2009) Signet ring cell histology is an independent predictor of poor prognosis in gastric adenocarcinoma regardless of tumoral clinical presenration. Ann Surg 250:878-887

[7] Gouzi JL，Huguier M，Fagniez PL et al (1989) Total versus subtotal gastrectomy for adenocarcinoma of the gastric antrum. A French prospective controlled study. Ann Surg 209:162-166

[8] Shinoto K，Ochiai T，Suzuki T et al (2003) Effectiveness of Roux-en-Y reconstruction after distal gastrectomy based on an assessment of biliary kinetics. Surg Today 33:169-177

[9] Hori S，Ochiai T，Gunji Y et al (2004) A prospective randomized trial of hand-sutured versus mechanically stapled anastomoses for gastroduodenostomy after distal gastrectomy. Gastric Cancer 7:24-30

[10] Pólya E (1911) Zur Stumpfversorgung nach Magenresektion. Zentralblatt für Chirurgie 38: 892-894

[11] Finsterer H (1918) Ausgedehnte Magenresektion bei Ulcus duodeni statt der einfachen Duodenalresektion bzw. Pylorusausschaltung. Zentralblatt fur Chirurgie, Leipzig 45:434-435

[12] Lillemoe KD，Sauter PK，Pitt HA et al (1993) Current status of surgical palliation of periampullary carcinoma. Surg Gynecol Obstet 176:1-10

[13] Debray C，Roux M，Chevillotte R，Segal S (1950) Cancers of the gastric stump after gastrectomy for ulcer. Arch Mal Appar Dig Mal Nutr 39:702-716

[14] Helsingen N，Hillestad L (1956) Cancer development in the gastric stump after partial gastrectomy for ulcer. Ann Surg 143:173-179

[15] Kivilaakso E，Hakkiluoto A，Kalima TV，Sipponen P (1977) Relative risk of stump cancer following partial gastrectomy.Br J Surg 64:336-338

[16] Schrumpf E，Serck-Hanssen A，Stadaas J et al (1977) Mucosal changes in the gastric stump 20-25 years after partial gastrecromy. Lancet 2:467-469

[17] Tonelli F，Corazziari E，Spinelli F (1978) Evaluation of "Alkaline" Reflux Esophagitis after total Gastrectomy in Henley and Roux-en-Y Reconstructive Procedures. World J Surg 2: 23-237

[18] Van der Mijle HC，Kleibeuker JH，Limburg AJ et al (1993) Manometric and scintigraphic studies of the relation between motility disturbances in the Roux limb and the Roux-en-Y syndrome. Am J Surg 166:11-17

[19] Karlstrom LH，Soper NJ，Kelly KA，Phillips SF (1989) Ectopic jejunal pacemakers and enterogastric reflux after Roux gastrecromy: effect of intestinal pacing. Surgery 106:486-495

[20] Noh SM，Jeong HY，Cho JS et al (2003) New type of reconstruction method after subtotal gastrectomy (Noh's operation).World J Surg 27:562-566

[21] Ishikawa M，Kitayama J，Kaizaki S et al (2005) Prospective randomized trial comparing Billroth I and Roux-en-Y procedures after distal gastrectomy for gastric carcinoma.World J Surg 29:1415-1420

[22] Kojima K，Yamada H，Inokuchi M et al (2008) A comparison of Roux-en-Y and Billroth-I reconstruction after laparoscopy-assisted distal gastrectomy. Ann Surg 247:962-967

[23] Forstner-Barthell AW，Murr MM，Nitecki S et al (1999) Near-total completion gastrectomy for severe postvagotomy gastric stasis: analysis of early and long-term results in 62 patients. J Gastrointest Surg 3:15-21. discussion

[24] Vogel SB，Woodward ER (1989) The surgical treatment of chronic gastric atony following Roux-Y diversion for alkaline reflux gastritis. Ann Surg 209:756-761

[25] Csendes A，Burgos AM，Smok G et al (2009) Latest results (12-21 years) of a prospective randomized study comparing Billroth II and Roux-en-Y anastomosis after a partial gastrectomy plus vagotomy in patients with duodenal ulcers.Ann Surg 249:189-194

[26] Collard JM，Romagnoli R (2000) Roux-en-Y jejunal loop and bile reflux. Am J Surg 179: 298-303

[27] Tonelli F，Ficari F，Burci P（1990）Total gastrectomy for gastric carcinoma：which perioperative treatment，surgical technique andt type of digestive reconstruction? Nutrition 6：254-256

[28] Adachi S,Inagawa S，Enomoto T et al（2003）Subjective and functional results after total gastrectomy：prospective study for long term comparison of reconstruction procedures. Gastric Cancer 6：24-29

[29] Fuchs KH，Thiede A，Engemann R et al（1995）Reconstruction of the food passage after total gastrectomy：randomized trial. World J Surg 19：698-705

[30] Iwahashi M，Nakamori M，Nakamura M et al（2009）Evaluation of double tract reconstruction after total gastrectomy in patients with gastric cancer：prospective randomized controlled trial. World J Surg 33：1882-1888

[31] Nakane Y，Okumura S，Akehira K et al（1995）Jejunal pouch reconstruction after total gastrectomy for cancer. A randomized controlled tria. Ann Surg 222：27-35

[32] Nakane Y，Michiura T，Inoue K et al（2001）A randomized clinical trial of pouch reconstruction after total gastrectomy for cancer：which is the better technique，Roux-en-Y or interposition? Hepatogastroenterology 48：903-907

[33] Schwarz A，Buchler M，Usinger K et al（1996）Importance of the duodenal passage and pouch volume after total gastrectomy and reconstruction with the Ulm pouch：prospective randomized clinical study. World J Surg 20：60-66

[34] Bozzetti F，Bonfanti G，Castellani R et al（1996）Comparing reconstruction with Roux-en-Y to a pouch following total gastrectomy. J Am Coll Surg 183：243-248

[35] Fein M，Fuchs KH，Thalheimer A et al（2008）Long-term benefits of Roux-en-Y pouch reconstruction after total gastrectomy：a randomized trial. Ann Surg 247：759-765

[36] Svedlund J，Sullivan M，Liedman B，Lundell L（1999）Long term consequences of gastrectomy for patient's quality of life：the impact of reconstructive techniques. Am J Gastroenterol 94：438-445

[37] Tanaka T，Fujiwara Y，Nakagawa K et al（1997）Reflux esophagitis after total gastrectomy with jejunal pouch reconstruction：comparison of long and short pouches. Am J Gastroenterol 92：821-824

[38] Iivonen MK，Mattila JJ，Nordback IH，Matikainen MJ（2000）Long-term follow-up of patients with jejunal pouch reconstruction after total gastrectomy. A randomized prospective study. Scand J Gastroenterol 35：679-685

[39] Kono K,Iizuka H，Sekikawa T et al（2003）Improved quality of life with jejunal pouch reconstruction after total gastrectomy. Am J Surg 185：150-154

[40] Liedman B，Andersson H，Bosaeus I et al（1997）Changes in body composition after gastrectomy：results of a controlled，prospective clinical trial World J Surg 21：416-420

[41] Gioffrè Florio MA，Bartolotta M，Miceli JC et al（2000）Simple versus double jejunal pouch for reconstruction after total gastrectomy. Am J Surg 180：24-28

[42] Svedlund J，Sullivan M，Liedman B et al（1997）Quality of life after gastrectomy for gastric carcinoma：controlled study of reconstructive procedures. World J Surg 21：422-433

[43] Chareton B，Landen S，Manganas D et al（1996）Prospective randomized trial comparing Billroth I and Billroth II procedures for carcinoma of the gastric antrum. J Am Coll Surg 183：190-194

[44] Montesani C，D'Amato A，Santella S et al（2002）Billroth I versus Billroth II versus Roux-en-Y after subtotal gastrectomy. Prospective randomized study. Hepatogastroenterology 49：1469-1473

[45] Haglund UH，Jansson RL，Lindhagen JG et al（1990）Primary Roux-Y gastrojejunostomy

versus gastroduodenostomy after antrectomy and selective vagotomy. Am J Surg 159:546-549

[46] Rieu PN，Jansen JB，Biemond I et al (1992) Short-term results of gastrectomy with Roux-en-Y or Billroth Ⅱ anastomosis for peptic ulcer.A prospective comparative study. Hepato-gastroenterology 39:22-26

[47] Hirao M，Kurokawa Y，Fujitani K，Tsujinaka T (2009) Randomized controlled trial of Roux-en-Y versus tho-shaped-Roux-en-Y recon-struction after distal gastrectomy for gastric cancer. World J Surg 33:290-295

[48] Zhang JZ，Lu HS，Wu XY et al (2003) Influ-ence of different procedures of alimentary tract reconstrucrion after total gastrectomy for gas-tric cancer on the nutrition and metabolism of patients：a prospective clinical study. Zhong-hua Yi Xue Za Zhi 83:1475-1478

Paolo Morgagni,Luca Saragoni,Filippo Catalano,Alessandro Casadei, and Mario Marini

第 16 章

早期胃癌内镜治疗和外科治疗

【摘要】 早期胃癌肿瘤局限于黏膜和黏膜下层,无论是否存在淋巴结转移。先进的色素内镜检查和病理活检可以提高早期胃癌诊断率。淋巴结转移对患者预后具有很大影响,必须对患者进行严格检查,只有没有淋巴结转移的患者才可进行内镜下切除。传统认为内镜下黏膜切除可以用于早期胃癌,如病变直径>15mm 时,则无法保证根治性切除。对于此类患者,可以采用内镜黏膜下完整剥离肿瘤。如不符合内镜下切除标准或不能排除淋巴结转移时,必须行外科手术治疗,要求手术切缘距肿瘤边缘 2cm 以上,并进行 D_2 淋巴结清扫。为确保预后和手术根治性,需要仔细辨别肿瘤边界。

【关键词】 早期胃癌;色素内镜检查术;内镜黏膜切除术;内镜黏膜下剥离术;D_2胃癌根治术;淋巴结清扫术;病理指南

西方国家胃癌患者 5 年生存率较低,原因是诊断时患者肿瘤分期较晚。此类患者如果能够早期诊断,可避免肿瘤进展,从而改善预后。

早期胃癌是指肿瘤局限于黏膜、黏膜下层,不管是否存在淋巴结转移。日本和西方研究数据表明早期胃癌 5 年生存率>90%。色素内镜检查和活检技术可以提高内镜下肿瘤评估质量,及早发现肿瘤,并进行更好的治疗。

为提高内镜检查质量和准确性,检查过程中患者需要处于镇静状态,检查前 5min,患者需要服用去泡沫剂和黏液溶解剂混合物(二甲硅油、链酶蛋白酶、$NaHCO_3$),从而提高胃部清晰度。通过采用靛青、胭脂红色素内镜检查,放大胃壁、血管、质地等早期胃癌有效征象的微妙变化,从而提高胃癌诊断率[1](图 16-1,图 16-2)。

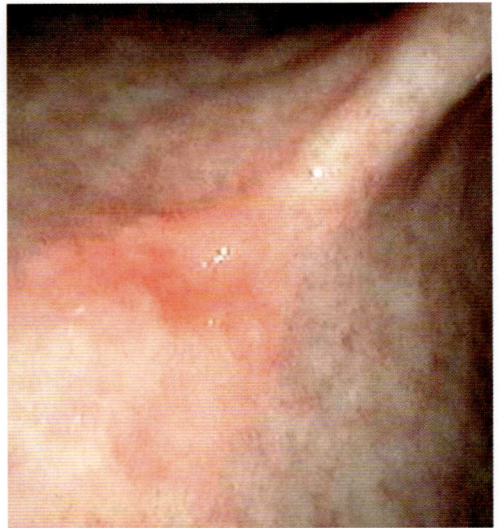

图 16-1 早期胃癌:普通白光

一、内镜下黏膜切除/黏膜下剥离标准

黏膜内早期胃癌患者淋巴结转移比例为

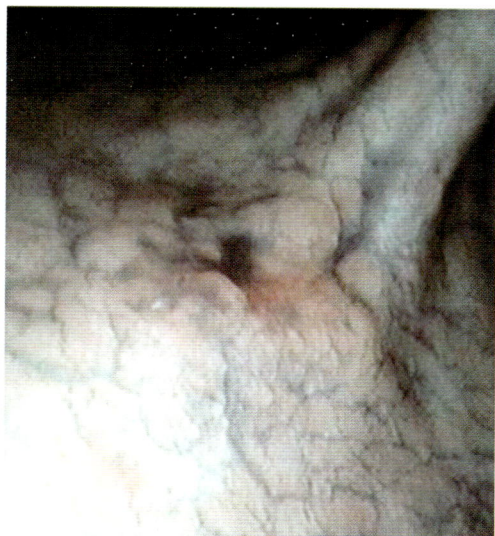

图 16-2　早期胃癌：色素内镜

3％,而黏膜下早期胃癌患者占 20％,淋巴结转移会影响到患者预后[2]。因此,需要通过严格检查发现患者是否存在淋巴结转移,只有此类患者才适合内镜下切除。目前公认的内镜下切除标准为:分化较好的黏膜内癌、非溃疡病灶直径＜2cm、无淋巴结转移或血管侵犯[3]。

尽管日本学者提出了扩大内镜下切除的适应证相关标准。西方国家专家建议对不符合内镜切除标准的患者,应进行标准的淋巴结清扫手术[4]。

最终肿瘤切除是否达到根治,还取决于病理报告:包括肿瘤类型、肿瘤侵犯深度、切缘状态和淋巴血管侵犯程度。

二、内镜下黏膜切除术

内镜下黏膜切除术(EMR)通常分为以下三个步骤:识别病灶分界、黏膜下注射、内镜下切除。此过程中,为防止并发症,通常采用直径约 2.8mm 的内镜[2]。

(一)分界

黏膜下注射有助于识别肿瘤病变边界,

易于肿瘤完整切除。距离病灶边缘 1～3mm 用细针标记,另一种较好的方法是采用氩气血浆凝固剂(图 16-3)。

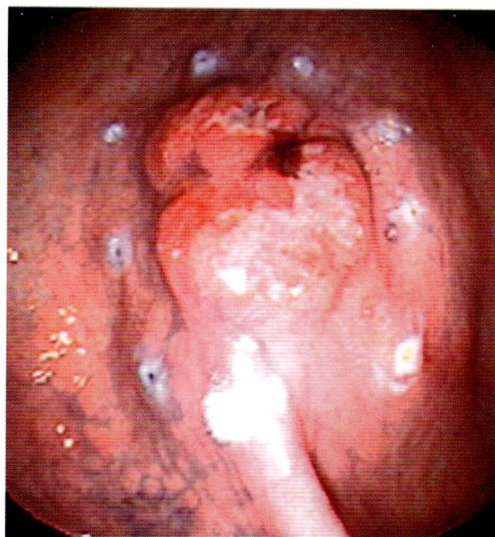

图 16-3　内镜下应用细针识别病变边界

(二)黏膜下注射

通常在病变部位黏膜下层注射,形成一个隆起的水疱,这使得肿瘤切除更加便利,同时可以减轻对胃壁深层组织造成的损害。注射溶液多少取决于病灶体积和部位,一般注射量为 5～50ml,多数需要重复注射。注射溶液里添加染料可以识别深层病变边界,如果应用几种不同溶液可以长时间维持黏膜下形成的水疱,使得切除过程更加安全,同时降低出现术后并发症的风险。日本常用的溶液是盐水和甘油[5]。

(三)内镜下切除

内镜下切除(EMR)常用的技术为吸引(吸、切)和非吸引(提、切)技术。前者将病变吸入到安装在内镜末端(EMRC)一个透明的塑料袋。治疗方法取决于术者经验和喜好,同时取决于病变大小和部位。研究表明每种方法各有利弊(表 16-1)[1,6,7]。

表 16-1　内镜下黏膜切除要点

非抽吸技巧：
1. 剥落活检：注射并圈套
2. 提起并切除活检，双重圈套息肉切除：抓起并圈套
3. 内镜下使用生理盐水及肾上腺素注射液切除：注射、预切并圈套
4. 内镜下使用透明外套管切除黏膜：抓起并使用外套管圈套

抽吸技巧：
1. 内镜下使用塑料帽切除黏膜：注射并使用塑料帽圈套
2. 内镜下使用结扎器械切除黏膜：内镜下结扎曲张静脉并圈套
3. 简单抽吸技巧：使用硬化圈套器

内镜下切除术后，黏膜缺损部位可以连续敲击以减轻术后并发症，促进愈合[8]。

（四）注射和切除（提、切）

黏膜下注射技术相对简单、安全。其理论基础是镶嵌于单通道内镜上的刀片。对于ⅡB和ⅡC早期胃癌，由于刀片在肿瘤表面容易滑过，造成无法切除肿瘤[2,6,7]。

（五）抓取和切除（剥脱活检）

双通道内镜可以使病变提取和切割变得更容易。黏膜下注射完成后，应用抓钳抓取病变，第二个通道里的刀片进行切除。此种技术尤其适用于ⅡB和ⅡC早期胃癌，穿孔风险比其他方法高，同时也需要更多容积的液体[2,6,7]。

（六）黏膜下注射和切除（EMRC）

通常在内镜头前面装有一个直径12.9～18mm、圆筒状的塑料袋。黏膜下注射完成后，打开月牙形状电刀，放在塑料袋顶端内边缘。内镜位于病变上面，将病变吸入塑料袋，随后将刀片夹闭，病变被切除[1]。

（七）内镜下静脉曲张套扎和切除术（EMRL）

无论是否黏膜下注射，都可以采用标准血管条带结扎仪器抓取病灶使其变为息肉性病变。EMRL 技术具有相对简便的优点，整块切除范围为直径＜10～15mm 的病变[2,6,7]。

三、内镜黏膜下剥离

传统黏膜内切除（EMR）对于早期胃癌治疗标准已经达成一致[2]。但对于直径＞15mm 病变，单纯黏膜内切除不足以保证根治性切除[8]。内镜黏膜下剥离（ESD）可以保证完整切除病变。西方国家对于黏膜下的可行性存有争论，原因是：早期胃癌检测率低，缺乏有效、可行的内镜切除标准、学习曲线困难。黏膜下剥离方法通常采用隔热绝缘刀技术（Olympus），此种方法首次由 Hosokawa 提出[9]。

（一）技术

此种技术通常采用直接向胃黏膜层喷洒5～10ml 0.2% 靛蓝胭脂红溶液准确定位病灶。采用 20W 促凝电流电刀标记病变周围5mm 处正常黏膜。向黏膜下注射含有肾上腺液（0.025mg/ml）盐水后，3 档 60W 切割模式切割标记线以外的黏膜，然后切除周围完整胃黏膜，继续注射肾上腺素盐水溶液，用隔热刀切割病变部位黏膜下层（图 16-4，图 16-5）。

（二）并发症

内镜下剥离并发症包括疼痛（较温和）、出血和穿孔[10]。出血是最常见的并发症，发生率高达 7%。术中少量出血较常见，可以电凝止血。迟发性出血和肿瘤位置、大小相关。黏膜下内镜剥离术穿孔发生率高达

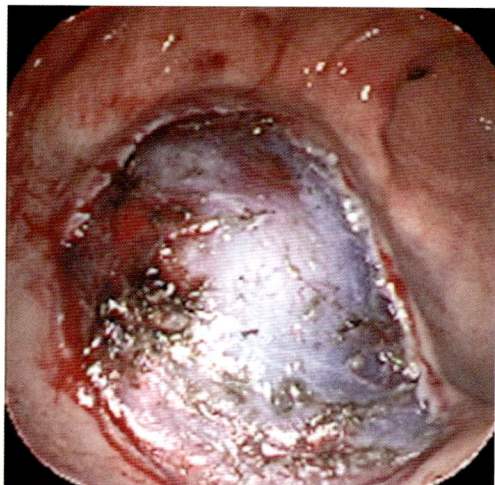

图 16-4 内镜黏膜下剥离后显示胃壁肌层

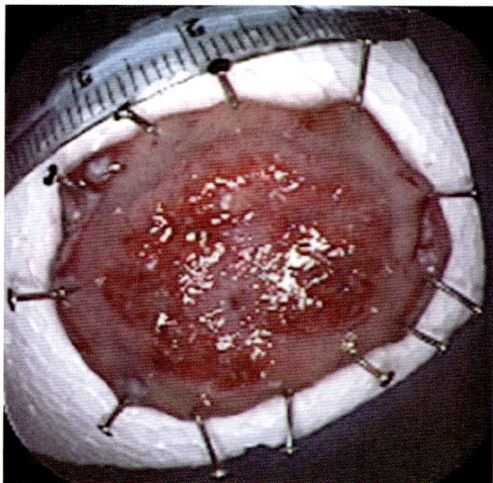

图 16-5 内镜下剥离标本

4%,通常采用钛夹夹闭穿孔处。

西方关于黏膜下内镜剥离术的研究较少。其中 GIRCG 合作中心发起了一个研究,但涉及的样本量较小,还需要大样本临床研究证实。研究显示内镜黏膜下剥离术效果与术者技术和严格适应证有关。

四、内镜下切除病理评估指南

内镜下黏膜切除或内镜下黏膜下剥离完成后,要求将标本黏膜面朝上送入实验室。通常采用印度墨水标记肿瘤边缘。病理学家必须提供以下信息:①标本尺寸(长度、宽度、厚度);②病变大小;③病变距切缘的距离;④肿瘤类型-依据 JSGE 病理分型。

将手术标本沿纵轴切成 2mm 薄片。内镜医生术中根据黏膜表面位置标记病变远端和近端,备病理学家重点检查。

尽管 EMR 和 ESD 具有诊断功能,但病理学家最终需要组织切片染色来提供最终诊断,这些参数包括:①内镜下尺寸;②内镜下有无溃疡;③组织类型;④组织分级;⑤最大侵犯深度;⑥有无淋巴血管侵犯;⑦切缘状态;⑧深部组织状态。所有这些参数必须体现在病理报告中。只有病理学家遵守标准原则才能够提供标准、可信的病理报告[12]。

五、外科治疗

亚洲早期胃癌患者手术治疗后,术后病死率和并发症较少。最近西方国家也开始应用 D_2 淋巴结清扫手术,患者 $5\sim10$ 年生存率>90%,并发症发生率降至 14.4%,病死率降至 2.2%[13,14],根据这些研究结果,早期胃癌逐渐被认为是可治愈的疾病。

淋巴结侵犯是最重要的独立预后因素。如患者不符合行内镜下治疗标准或者不能排除淋巴结转移,则需要行淋巴结清扫手术。

根据肿瘤特点选择外科术式,根治性切除(距肿瘤边缘 2cm)和标准 D_2 淋巴结清扫术仍然是首选的手术方式,对于术前不能排除进展期胃癌的患者尤其如此。

早期胃癌患者中多发病灶的发生率约 10%[15]。但是这不能说明全胃切除应该代替胃大部切除术。很多学者报道多发病灶通常位于病变边缘或远离病灶,因此,有必要术前进行内镜检查,对于胃上部 1/3 肿瘤尤其如此。

日本胃癌协会早期胃癌手术治疗指南:对于病灶较小的黏膜内分化癌采用 D_1＋胃

左动脉淋巴结清扫(改良 A)。对于病灶较小的黏膜下分化肿瘤,在改良 A 基础上+肝动脉和腹腔动脉淋巴结清扫术(改良 B)。其余的所有早期胃癌均采用 D_2 淋巴结清扫手术。虽然前哨淋巴结概念已经提出多年,但关于它的应用仍存有争议,原因在于假阴性率较高,导致治疗失误。

综上所述,如果术前检查比较准确,可以进行有限的淋巴结清扫手术。如果术前诊断不明确,可选择标准 D_2 手术。对于符合上述标准的早期胃癌,可以应用腹腔镜和机器人手术。

六、外科标本病理指南

通常外科手术后需要将手术切除标本黏膜面朝上送到病理室检查。建议外科医生将标本和淋巴结进行分类放入标本袋贮存,贴上标签。

标本大体形态检查必须遵守以下标准:①肿瘤类型;②淋巴结清扫情况;③肿瘤位置;④肿瘤大小;⑤肉眼类型和 Kodama 类型[16](表 16-2);⑥肿瘤切缘距离。所有标本必须完全做切片检查,病理报告必须包括表 16-3 所有的信息。

表 16-2 Kodama 早期胃癌分类

Kodama 分类	
小的黏膜内癌	黏膜内早期胃癌<4cm
小的黏膜下癌	早期胃癌浸润黏膜下层<4cm
较大的黏膜内癌	黏膜内早期胃癌>4cm
较大的黏膜下癌	早期胃癌浸润黏膜下层>4cm
浸润 A(Pen A)	早期胃癌浸润黏膜下层,管状,<4cm
浸润 B(Pen B)	早期胃癌浸润黏膜下层,锯齿状,<4cm
混合型	浸润类型 A 和浸润类型 B >4cm

表 16-3 病理报告信息

Lauren 病理类型
WHO 分类
浸润胃壁深度
Kodama 分类
淋巴管/静脉有癌栓
切缘是否癌残留
淋巴结个数
阳性淋巴结个数
病理 TNM 分期(第 7 版)

参 考 文 献

[1] Dinis-Ribeiro M (2006) Chromoendoscopy for early diagnosis of gastric cancer. Eur J Gastroenterol Hepatol 18:831-838

[2] Gotoda T(2007) Endoscopic resection of early gastric cancer. Gastric Cancer 10:1-11

[3] Japanese Gastric Cancer Association (2004) Gastric cancertreatment guideline (in Japanese).2nd edn. Kanehara-Shuppan,Tokyo

[4] Gotoda T,Yanagisawa A,Sasako M et al (2000) Incidence of lymph node metastasis from early gastric cancer: estimation with a large number of cases at two large centers. Gastric Cancer 3:219-225

[5] Gotoda T,Yamamoto H,Soetikno R (2006) Endoscopic submucosal dissection of early gastric cancer. J Gastroentero 141:929-942

[6] ASGE Technology Committee (2008) Endoscopic mucosal resection and endoscopic submucosal dissection. Gastrointest Endosc 68:11-18

[7] Giovannini M,Cesar Vivian L (2008) Endo-

scopic resection of superficial gastrointestinal tumors. World J Gastroenterol 14:4600-4606

[8] Educhi T, Gotoda T, Oda I et al (2003) Is endoscopic one piece mucosal resection essential for early gastric cancer? Dig Endosc15: 113-116

[9] Ohkuwa M, Hosokawa K, Boku N et al (2001) New endoscopic treatment for intramucosal gastric tumors using an insulated-tip diathermic knife. Endoscopy 33:221-226

[10] Gotoda T (2006) Endoscopic resection of early gastric cancer: the Japanese perspective. Curr Op Gastroent 22:561-569

[11] Catalano F, Trecca A, Rodella L et al (2009) The modern treatment of early gastric cancer: our experience in an Italian cohort. Surg Endosc 23:1581-1586

[12] Ishikawa S, Togashi A, Inoue M et al (2007) Indications for EMR/ESD in cases of early gastric cancer: relationship between histological type, depth of wall invasion, and lymph node metastasis. Gastric Cancer 10(1):35-38

[13] Folli S, Morgagni P, Roviello F et al (2001) Risk factor for lymph node metastases and their prognostic significance in EGC for the Italian Research Group for Gastric Cancer. Jpn J Clin Oncol 3:495-499

[14] Roviello F, Rossi S, Marrelli D et al (2006) Number of lymph node metastases and its prognostic significance in EGC: a multicenter Italian study. J Surg Oncol 94:275-280

[15] Morgagni P, Marfisi C, Gardini A. Marrelli D (2009) Subtotal gastrectomy as treatment for multifocal EGC. J Gastroint Surg 13:2239-2244

[16] Saragoni L, Gaudio M, Morgagni P et al (2000) The role of growth patterns, according to Kodama's classification and lymph node status, as important prognostic factors in early gastric cancer: analysisis of 412 cases. Gastric Cancer 3:134-140

Alberto Marchet,Gian Maria Rossi,Simone Mocellin,
and Donato Nitti

第 17 章

可切除进展期胃癌治疗

【摘要】　西方国家胃癌患者大部分为进展期。手术是进展期胃癌(T2－T4a)主要的治疗方法。手术目的是切除所有肿瘤病灶(R0)和足够切缘。脾切除手术并没有生存优势,仅适用于某些特定的病例。进展期胃癌患者标准术式要求最少切除 16 个淋巴结。如符合根治性手术原则,腹腔镜辅助远端胃切除术是可行、安全的。

【关键词】　进展期胃癌;胃癌手术;淋巴结清扫;脾切除;胃癌流行病学;微创手术;TNM;胃癌预后;胃癌分期

一、进展期胃癌发病率和预后

日本胃癌患者多数为早期胃癌(T1);西方国家胃癌患者以进展期为主(T2-T4)[1]。

新版 TNM 分期对 T 亚分期进行修改,浸润黏膜肌层的肿瘤具有独立的预后价值(T2,以前为 T2a)、浸润浆膜下层(T3,以前为 T2b)、浸润浆膜层的肿瘤为 T4a、而延至邻近脏器为 T4b[2]。

旧版 TNM 分期无法区分 T2a 和 T2b 肿瘤,新版 T2 和 T3 亚型肿瘤难以区分。意大利胃癌研究小组(GIRCG)研究分析了1853 例根治性切除胃癌病例,29.3％的病例为 T2/T3,37.1％的病例为 T4a[3]。最近 Nitti 研究报道,373 例根治性切除胃癌患者中,T2、T3 和 T4a 肿瘤分别占 13.1％,38.3％和 12.3％[4]。最近 Fotia 研究报道,624 例根治性切除胃癌患者,T2/T3 肿瘤比例为 29％[5]。Sarela 报道 T2/T3 肿瘤比例为 30.5％[6]。日本研究发现,T2/T3 肿瘤比例为 10％～38％[7-9]。文献[10,11]报道了 T2 vs T3 肿瘤和 T3 vs T4a 肿瘤比例不同,可能反映了病理学评估的精确性和病理学家区别

浆膜层浸润(T4a)和浆膜下层能力(T3)的不同。

不同研究结果报道了浸润胃壁 T2、T3 和 T4a 与 N 分期之间的相关性。Nitti 研究发现对于 T3 和 T4 肿瘤淋巴结转移数目相应地增加,而在 T1 和 T2 肿瘤则不会出现。这些学者也报道 T 和 N 分期之间具有显著相关性,T2 期肿瘤淋巴结转移低于 T3 和 T4a(55％ vs. 79％ vs. 91％)。T2 和 T3 患者 N1 发生率类似,但 T4a 期更高,N2 和 N3a 在 T3 和 T4a 期肿瘤比 T2 患者更多[4]。Sarela 等也报道了类似结果[6]。

肿瘤浸润深度和淋巴结侵犯程度是可切除性胃癌患者主要预后因素。早期胃癌生存率较高,而 T4a 胃癌患者生存率较低,T2 和 T3 胃癌生存率研究之间差异较大。据 Sarela 研究发现,T2 患者 5 年生存期较 T3 好(64.1％ vs. 45.9％,$P=0.005$)。不过,亚组分析只考虑了"准确分期的患者"(>15 个淋巴结),相同的学者报告不同结果:T2N0 和 T3N0 患者 5 年生存率相近(90％ vs. 86％,$P=0.8$),与 N1 无明显差异(T2 vs. T3:56％ vs. 44％,$P=0.3$)。最后,Sarela

多因素分析发现,N 分期和原发肿瘤部位是肿瘤复发导致死亡的独立预测因素,浸润胃壁深度并不属于此范围[6]。Fotia 研究结果与此类似,该研究包括 182 例行根治性切除 T2/T3 胃癌患者[5]。

Nitti 最新研究发现,T2 胃癌患者预后好于 T3 患者,5 年总体生存率比例为 73% vs. 31%($P<0.001$)。多因素分析认为 T 分期(包括 T2/T3 分期)是一个独立的预后因素。与 T1 比较,统计分析认为,T3 分期患者死亡相关风险>T2 患者(危险比:1.81 vs. 0.97),与 T4a 患者相近(危险比:1.89)[4]。Park 报道了一项 1118 例胃癌患者,切除>15 个淋巴结的大型临床研究,得到了类似结果。从统计学角度,研究结果显示,T2 比 T3 患者 5 年生存期优势明显(85.5% vs.55.7%,$P<0.001$)。此外,如根据 N 期分组,可观察到 T2 和 T3 患者间生存率的差异。多因素分析发现 T2/T3 亚组与预后相关[12]。

二、切除类型

手术是进展期胃癌主要治疗方式。胃癌根治性手术后肉眼和显微镜下均无癌残留(R0)原则是:①全或胃部分切除术后切缘无癌;②完整切除大网膜和小网膜;③清扫局域淋巴结;④完整切除与肿瘤粘连脏器。

20 世纪 70 年代,很多学者认为,胃癌治疗应选择全胃切除,原因如下:

1. 病灶可能为多灶病变。研究发现,多发胃癌病灶比率为 4.8%~8.3%,80% 的患者肿瘤浸润黏膜和黏膜下层。如发现胃下 1/3 部存在多发病灶,则上 1/3 部很少出现第 2 个病灶。最近一项 98 例多病灶早期胃癌研究发现如主要病灶位于胃下 1/3,胃上 1/3 没有发现存在第 2 个病灶。由此得出的结论是色素胃镜如果能够排除上 1/3 部肿瘤侵犯,对下 1/3 部胃癌多发病灶可考虑次全切除[13]。多发病灶与单发病灶胃癌相比,残

胃癌发生率没有显著差异,生存率基本相同。

2. 胃部分切除手术切缘阳性。日本和西方外科医生认为,近端切缘应至少距离肿瘤 5cm(早期胃癌为 2cm)。对于胃下 1/3 部肿瘤和较小、位于胃中部肿瘤行胃部分切除一般切缘比较安全。如果胃部分切除无法确保切缘阴性,则需要行全胃切除术。

3. 胃部分切除时淋巴结清扫不充分。远端胃切除术时,术者一般不会清扫贲门左淋巴结、脾门淋巴结和大弯侧上部淋巴结。对于胃下 1/3 肿瘤,以上淋巴结转移率较低。

4. 全胃切除预后更好。多项临床研究胃远端 1/3 患者行全胃切除和胃部分切除术后生存期没有区别,术后消化功能较好[14]。

总结

众所周知,胃切除范围依赖于肿瘤部位[15]。对于胃窦和幽门部位肿瘤,一般考虑选择远端胃切除,也适合于胃中 1/3 癌,可以得到阴性切缘,也可考虑行远端胃。对于胃中 1/3,切缘可疑阳性的肿瘤、上 1/3 肿瘤、多发病灶且侵犯胃上 1/3 的肿瘤,应考虑行全胃切除。所有消化道重建和缝合方式都是可行的。

为达到根治性治疗目的,应考虑到手术切缘问题[16]。行胃部分切除术时,远端切缘应距肿瘤 2cm,近端切缘为 5cm(早期胃癌为 2cm)。行全胃切除时,建议远端与近端切缘都应距肿瘤 2cm。全胃切除时应考虑将食道切缘送冷冻检查,如肉眼怀疑切缘阳性时,也应送冷冻检查(见第 9 章)。

三、脾切除术

过去几年对于胃癌手术过程中是否需要脾切除术这个理念已经发生了变化,根据如下:①根治性切除手术中脾切除不是必需的[17];②如肿瘤位于胃上 1/3 或贲门时,脾切除和保脾患者生存率没有明显区别[18];③脾切除患者住院时间更长,且术后并发症发生率更高。Dutch 研究对比了 165 名行脾除

与 546 名保胃癌患者,结果显示,术后发病率和病死率风险比分别为 3.03 和 2.67[19](图 17-1)。

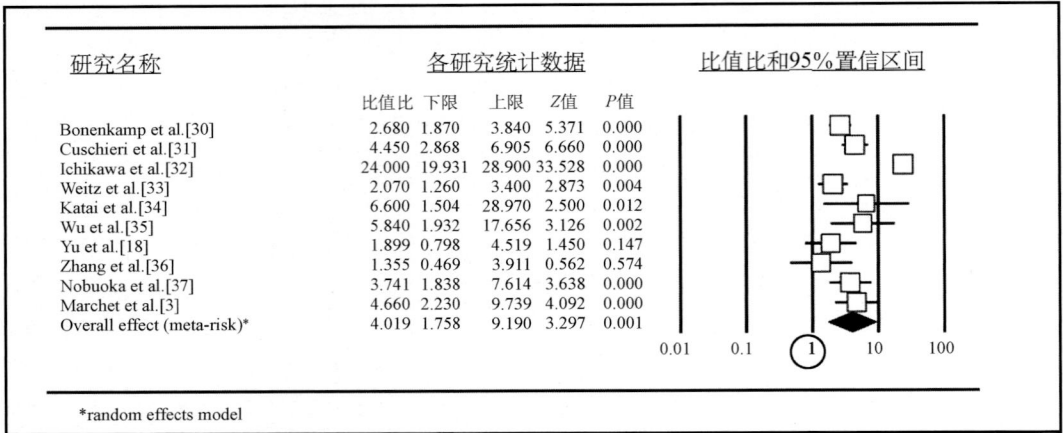

研究名称	各研究统计数据					比值比和95%置信区间
	比值比	下限	上限	Z值	P值	
Bonenkamp et al.[30]	2.680	1.870	3.840	5.371	0.000	
Cuschieri et al.[31]	4.450	2.868	6.905	6.660	0.000	
Ichikawa et al.[32]	24.000	19.931	28.900	33.528	0.000	
Weitz et al.[33]	2.070	1.260	3.400	2.873	0.004	
Katai et al.[34]	6.600	1.504	28.970	2.500	0.012	
Wu et al.[35]	5.840	1.932	17.656	3.126	0.002	
Yu et al.[18]	1.899	0.798	4.519	1.450	0.147	
Zhang et al.[36]	1.355	0.469	3.911	0.562	0.574	
Nobuoka et al.[37]	3.741	1.838	7.614	3.638	0.000	
Marchet et al.[3]	4.660	2.230	9.739	4.092	0.000	
Overall effect (meta-risk)*	4.019	1.758	9.190	3.297	0.001	

*random effects model

图 17-1　胃切除术后并发症风险 meta 分析(脾切除 vs 保脾手术)

结论　如肿瘤与脾脏粘连、术中发现脾门淋巴结或脾动脉远端淋巴结转移时,才考虑进行脾切除手术。对于位于大弯侧 T4 肿瘤,也可考虑脾切除。除此之外,应避免脾切除。

四、淋巴结清扫

淋巴结转移数量、转移淋巴结与被检淋巴结比值是胃癌根治术后最重要的预后因素[3,20,21]。西方国家进展期胃癌根治性切除联合扩大淋巴结清扫的优势仍尚存争议。

1999 年发表的 Dutch 研究并不支持 D2 淋巴结清扫作为胃癌患者常规术式。相反,他们认为,D1 手术是进展期胃癌标准术式。随着随访时间延长,2004 年发布的结果显示,亚组患者(N2)D2 与 D1 对比有更好的生存优势,但分辨 N2 患者是比较困难的。所以,考虑到 D2 淋巴结清扫高发病率和病死率,得出的结论是,如果能够避免高发病率和病死率,扩大型淋巴结清扫具有一定的优势。最近,Dutch 研究结果经过 15 年的随访,胃癌患者 D2 比 D1 淋巴结清扫患者局部复发和胃癌相关病死率明显降低。保留脾胰腺的手术方式可减少手术病死率,所以作者支持

D2 淋巴结清扫作为可切除胃癌患者的推荐手术方式。在西方国家,这项结论完全回答了关于淋巴结清扫的任何问题[20-22]。

另一方面,几项研究发现切除淋巴结总数与根治术后患者生存相关。如果由专业外科医生手术时,D2 和 D1 淋巴结清扫手术发病率和病死率相近[23]。此外,西方辅助化疗研究结果显示,即使是常规 D2 淋巴结清扫作为对照组的 5 年生存率已经很高,为 43%～50%[24]。MAGIC 和 SWOG 研究中,约 40% 和 10% 患者进行了 D2 手术,治疗组患者 5 年生存率为 36%～40%[25,26]。根据这些结果,英国和美国的研究中,化疗/放疗可以抵消手术方式的不规范,当然这只是一个假设。

结论　根据以上研究结果,对于 T2-T4a 胃癌患者,我们认为,最少清扫 16 个淋巴结的 D2 手术最为合适。不建议进行扩大淋巴结清扫手术(D3),原因在于它可引起较高的并发症发生率,而且没有生存优势[27]。

五、微创手术

近年来,临床工作中开始应用腹腔镜技

术治疗胃癌——腹腔镜辅助远端胃切除（LADG）。文献结果说明，如果手术由专业的术者操作，只要符合根治性手术的原则，那么腹腔镜治疗早期胃癌是可行的、安全的。与传统开腹远端胃切除手术（CODG）比较，LADG 失血量更少、并发症发生率更低、恢复肠内营养更快、住院时间更短。但是，LADG 清扫的淋巴结更少[28]。最近一项 Meta 分析说明了 CODG 和 LADG 术后肿瘤复发时间相近，但 LADG 和 CODG 远期生存期的比较还不清楚。

参 考 文 献

[1] Axon A （2006） Symptoms and diagnosis of gastric cancer at early curable stage. Best Pract Res Clin Gastroenterol 20：697-708

[2] Gospodarowicz M，Wittekind C，Sobin L （2009） UICC TNM classification of malignant tumours.7th edition

[3] Marchet A，Mocellin S，Ambrosi A et al （2007） The ratio between metastatic and examined lymph nodes （N ratio） is an independent prognostic factor in gastric cancer regardless of the type of lymphadenectomy：results from an Italian multicentric study in 1853 patients. Ann Surg 245：543-552

[4] D. Nitti，A，Marchet，S，Mocellin et al （2009） Prognostic value of subclassification of T2 tumours in patients with gastric cancer. Br J Surg 96：398-404

[5] Fotia G，Marrelli D，De Stefano A et al （2004） Factors influencing outcome in gastric cancer involving muscularis and subserosal layer. Eur J Surg Oncol 30：930-934

[6] Sarela AI，Turnbull AD，Coit DG et al （2003） Accurate lymph node staging is of greater prognostic importance than subclassification of the T2 ategory for gastric adenocarcinoma. Ann Surg Oncol 10：783-791

[7] Komatsu S，Ichikawa D，Kurioka H et al （2005） Prognostic and clinical evaluation of patients with T2 gastric cancer. Hepatogastroenterology 52：965-968

[8] Abe S，Yoshimura H，Nagoaka S et al （1995） Long-term resulrs of operation for carcinoma of the stomach in Tl/T2 stages：critical evaluation of the concept of Early Gastric Carcinoma of the stomach. J Am Coll Surg 181：389-396

[9] Isozaki H，Fujii K，Nomura E et al （1999） Prognostic factors of advanced gastric carcinoma without serosal invasion （pT2 gastric carcinoma）. Hepatogastroenterology 46：2669-2672

[10] Hohenberger P，Gretschel S （2003） Gastric Cancer. Lancet 362：305-315

[11] Siewert JR，Bittcher K，Stein HJ，Roder JD （1998） Relevant prognostic factors in gastric cancer. Ten-year results of the German Gastric cancer Study. Ann Surg 228：449-461

[12] Park do J，Kong SH，Lee HJ et al （2007） Subclassification of pT2 gastric adenocarcinoma according to depth of invasion （pT2a vs pT2b） and lymph node status （pN）. Surgery 141（6）：757-763

[13] Morgagni P，Marfisi C，Gardini A et al （2009） Subtotal gastrectomy as treatment for distal multifocal early gastric cancer. J Gastrointest Surg 13：2239-2244

[14] Bozzetti F，Marubini E，Bonfanti G et al （1999） Subtotal versus total gastrectomy for gastric cancer：five-year survival rates in a multicenter randomized Italian trial. Italian Gas-trointestinal Tumor Study Group. Ann Surg 230：170-178

[15] Songun I，Bonenkamp JJ，Hermans J et al （1996） Prognostic value of resection-line involvement in patients undergoing curative resections for gastric cancer. Eur J Cancer 32：433-437

[16] Morgagni P，Garcea D，Marrelli D et al （2006） Does resection line involvement affect prognosis in early gastric cancer patients? An

Italian multicentric study. World J Surg 30：585-589

[17] Maruyama K，Sasako M，Kinoshita T et al (1995) Pancreas-preserving total gastrectomy for proximal gastric cancer. World J Surg19：532-536

[18] Yu W，Choi GS，Chung HY (2006) Randomized clinical trial of splenectomy versus splenic preservation in patients with proximal gastric cancer. Br J Surg 93：559-563

[19] Bonenkamp JJ，Hermans J，Sasako M et al (1999) Extended lymph-node dissection for gastric cancer. N Engl J Med 340：908-914

[20] Dicken BJ，Bigam DL，Cass C et al (2005) Gastric adenocarcinoma：review and considerations for future directions.Ann Surg 241：27-39

[21] Nitti D，Marchet A，Olivieri M et al (2003) Ratio between metastatic and examined lymph nodes is an independent prognostic factor after D2 resection for gastric cancer：analysis of a large European monoinstitutional experience. Ann Surg Oncol 10：1077-1085

[22] Songun I，Putter H，Kranenbarg EM et al (2010) Surgical treatment of gastric cancer：15-year follow-up results of the randomised nationwide Dutch DID2 trial. Lancet Oncol 11：439-449

[23] Birkmeyer JD，Stukel TA，Siewers AE et al (2003) Surgeon volume and operative mortality in the United States.N Engl J Med 349：2117-2127

[24] Nitti D，Wils J，Dos Santos JG et al (2006) Randomized phase Ⅲ trials of adjuvant FAMTX or FEMTX compared with surgery alone in resected gastric cancer. A combined analysis of the EORTC GI Group and the ICCG. Ann Oncol 17：262-269

[25] Cunningham D，Allum WH，Stenning SP et al (2006) Perioperative chemotherapy versus surgery alone for resectable gastroesophageal cancer. N Engl J Med 355：11-20

[26] Macdonald JS，Smalley SR，Benedetti J et al (2001)Chemoradiotherapy after surgery compared with surgery alone for adenocarcinoma of the stomach or gastroesophageal junction. N Engl J Med 345：725-730

[27] Kodera Y，Sasako M，Yamamoto S et al (2005) Identification of risk factors for the development of complications following extended and superextended lymphadenectomies for gastric cancer. Br J Surg 92：1103-1109

[28] Shunsuke H，Yuichi A，Hiroshi O et al (2006) Meta-analysis of short-term outcomes after laparoscopy-assisted distal gastrectomy. World J Gastroenterol 12：7676-7683

[29] Kun Yang，Xin-Zu Chen，Jian-Kun Hu et al (2009) Effectiveness and safety of splenectomy for gastric carcinoma：A meta-analysis. World J Gastroenterol 15：5352-5359

[30] Bonenkamp JJ，Songun I，Hermans J et al (1995) Randomised comparison of morbidity after Dl and D2 dissection for gastric cancer in 996 Dutch patients. Lancet 345：745-748

[31] Cuschieri A，Fayers P，Fielding J et al (1996) Postoperative morbidity and mortality after Dl and D2 resections for gastric cancer：preliminary results of the MRC randomised controlled surgical trial. The Surgical Cooperative Group. Lancet 347：995-999

[32] Ichikawa D，Kurioka H，Yamaguchi T et al (2004) Postoperative complications following gastrectomy for gastric cancer during the last decade. Hepatogastroenterology 51：613-617

[33] Weitz J，Jaques DP，Brennan M et al (2004) Association of splenectomy with postoperative complications in patients with proximal gastric and gastroesophageal junction cancer.Ann Surg Oncol 11：682-689

[34] Katai H，Yoshimura K，Fukagawa T et al (2005) Risk factors for pancreas-related abscess after total gastrectomy.Gastric Cancer 8：137-141

[35] Wu CW，Chang IS，Lo SS et al (2006) Complications following D3 gastrectomy：post hoc analysis of a randomized trial. World J Surg 30：12-16

［36］ Zhang CH，Zhan WH，He YL et al（2007）Spleen preservation in radical surgery for gastric cardia cancer. Ann Surg Oncol 14：1312-1319

［37］ Nobuoka D，Gotohda N，Konishi M et al（2008）Prevention of postoperative pancreatic fistula after total gastrectomy. World J Surg 32：2261-2266

Fabio Pacelli,Giacomo Cusumano,Fausto Rosa,
and Giovan Battista Doglietto

第 18 章

局部进展期胃癌多脏器切除

【摘要】 多脏器联合切除在进展期胃癌中的作用尚不清楚。前期研究结果显示,联合脏器切除后并发症发生率和病死率较高,并未取得生存优势。因此,只有特殊病例才建议联合脏器切除。相反,最近研究显示胃癌扩大切除可行性及对于T4bN0期胃癌选择联合脏器切除具有潜在优势。本章中,我们对局部进展期胃癌联合脏器切除目前状况进行分析,尤其关注的是其短期、长期结果和相关临床病理预后价值。

【关键词】 T4胃癌;联合脏器切除;预后因素;扩大手术;生存期

与早期胃癌相比,局部进展期胃癌患者预后较差。扩大根治性手术是胃癌患者长期生存最重要的因素[1-3]。相关研究显示扩大切除可行性,对于临床 T4bN0 期胃癌,扩大切除的潜在优势可以提高 R0 切除率[4,5]。而其他研究显示联合脏器切除发病率和病死率更高,没有生存优势,提示该术式只适合于个别病例[6,7]。可能与多种因素有关,如年龄、肿瘤大小、肉眼分型、浸润深度、淋巴结状态、远处转移、切除脏器数量和切除类型[8-12]。多脏器切除患者预后仍备受争议。

一、定义和适应证

局部进展期胃癌是指肿瘤浸润或粘连邻近器官,不管是否存在淋巴结转移,远处转移患者除外。如果证实腹膜转移、远处转移或浸润重要血管时,应考虑为肿瘤不可切除,可行放疗或化疗[13]。

考虑到 R0 切除是最好的治疗效果,但是术前或术中无法确定显微镜下邻近脏器是否有癌细胞浸润。多脏器切除的基本原则是尽量避免胃肿瘤与邻近结构间的切除,因为

会有肿瘤播散或微镜下存在残癌的风险。此外,如怀疑肿瘤浸润邻近器官,必须完整切除肿瘤及周围组织。

对于 T4b 肿瘤,联合脏器切除比较困难。事实上,R0 切除可增加手术难度,增加术后并发症。如肿瘤侵犯胰腺、食道、十二指肠和肝脏则手术难度较大。此外,T4b 肿瘤患者常出现淋巴结和腹膜播散,患者生存率较低。术前准确评估 T4a 和 T4b 胃癌比较困难。对于较早期胃癌患者应避免不必要的脏器切除。考虑到以上原因,手术指征不能完全由肿瘤侵犯脏器数量和切除的类型决定。还需要对此进一步探讨。

二、术后结果

联合脏器切除患者术后发病率和病死率较高。胃癌手术过程中额外脏器切除术后并发症高于单独胃切除患者[14,15]。总体并发症的增加影响到多脏器切除患者整体生存期。

Kasakura[15]大型回顾性研究提示,单纯胃切除术和联合脏器切除患者的生存并无差异,但联合脏器切除术后并发症发生率更高。

一些回顾性研究对全胃切除联合脾切除、胰腺切除或食道切除患者的分析结果显示,合并脏器切除胃癌患者生存率降低[16-19]。其他研究也报道了切除超过一个脏器的患者生存率更低[4,6,10]。

如表18-1所示,由于文献研究均一性较差,近期的研究结果显示胃癌联合脏器切除围术期发病率和病死率是可以接受的。而一些学者[5]认为,T4b胃癌患者行联合脏器切除没有意义。

三、远期结果和预后因素

回顾性研究主要问题在于患者选择,多数患者为进展期,存在腹膜或转移播散。这可解释为什么不同研究具有不同的结果。多数研究显示胃癌合并多脏器切除与只行胃切除术或姑息性手术相比具有5年生存期优势[4,8,20]。考虑到局部肿瘤的控制及5年生存率(19.9%~38%),联合脏器切除也值得推荐,见表18-1。

表 18-1 主要分组和结果

分组	年份	病例(N.)	PO 发病率	PO 病死率	5 年生存期	不良预后因素
Isozaki[22]	2000	86	n. r.	n. r.	35%	肿瘤位置,N+,浸润深度,淋巴结切除范围
Saito[12]	2001	156	n. r.	n. r.	38%	R+切除;腹膜和肝转移
Dhar[19]	2001	150	31.3%	2.6%	25.1% b	脾切除;侵犯食道
Piso[24]	2004	33a	36%	9%	24%	R+切除
Carboni[8]	2005	65	27.7%	12.3%	21.8%	R+切除
Martin[4]	2002	268	n. r.	3.7%	32%	浸润深度;淋巴结是否转移
Kim[5]	2006	95	n. r.	n. r.	19.9%	N+分期
Oñate-Ocaña[11]	2008	74	39%	10.7%	35%	M+分期,Albumin 水平,是否有腹水
Kim[20]	2009	34	11.7%	0%	37.8%	R+切除
Ozer[10]	2009	56	37.5%	12.5%	28.1% b	年龄,N+分期;切除>1 个脏器
Jeong[7]	2009	47	31.7%	3.3%	31.5%	R+切除;N3 期
Our series*	2011	112	33.9%	3.6%	27.2	R+切除;N3 期

n. r. 无报道;a 只有胰腺切除;b 3 年生存期

* Series from the Italian Research Group for Gastric Cancer Study (GIRCG);Digestive Surgery Unit,Catholic University of Rome;Surgical Oncology Unit,University of Siena;Surgery Unit,University of Padova;Upper G. I. Surgery Division,University of Verona

T4b胃癌患者预后因素值得探讨。影响预后的因素包括:完整切除程度、切除脏器数目和类型、淋巴结转移、浸润深度、腹膜转移。

四、完整切除程度

几乎每项研究都发现主要的预后因素是完整切除程度。T4b胃癌根治性切除术后5

年生存率为 23% ~ 46%(表 18-1)。而 R +
切除患者则降至 17.5% ~ 0%[5-8]。虽然
Kim DY[5]研究建议局部进展期胃癌患者行
完整切除,但是围术期发病率和病死率仍待
于进一步研究评估。

五、切除脏器数量

一些研究发现,切除脏器数量与预后较
差有关[4,6,10]。不过,最近研究发现切除脏器
的数目并不是独立的生存预测因素。完整切
除一个脏器的患者与切除 2 ~ 5 个脏器患者
生存期相比没有统计学差异。其他研究发现
多脏器侵犯并不应是手术禁忌证[5,7,20]。

六、切除脏器类型

胃癌联合脏器切除手术最常见的切除脏
器为脾、胰腺或横结肠。多项研究显示联合
切除器官的影响,但结果是矛盾的。研究发
现[18,19]结肠或结肠系膜浸润的患者好于比
其他脏器受到侵犯的患者。一些研究显示脾
切除手术不利于提高胃癌患者生存期[19,21],
而其他研究发现生存期并没有差异,而依赖
于疾病分期[4,7,22,23]。资料显示胰腺切除与
脾切除预后类似[18,24]。

最后,胃癌食道浸润病例具有截然相反
结果。一些学者发现食道浸润并不会影响长
期结果。而在 Dhar 的研究中发现食道浸润
是 T4b 胃癌患者不利的预后因素,相对风险
为 2.11。

但是,除了研究之间的差异,最近多因素
分析证实,脾切除、胰腺切除、结肠切除或其
他脏器切除都不是预后较差的预测因
素[5,7,16]。

七、淋巴结转移和肿瘤浸润胃壁程度

肿瘤浸润胃壁深度和淋巴结转移范围是
决定 R0 切除后患者生存的最重要因素。
Martin 的研究[4]显示,对于完整切除的胃癌
患者,淋巴结转移和 T 分期是独立的预后因

素。其他学者[9,12]确定了淋巴结转移对预后
的影响,并增加了肿瘤直径和肿瘤浸润形式
的作用。

研究报道了淋巴结转移的重要性,说明
了淋巴结转移(N +)[4,5,22]或淋巴结广泛转
移(N3)[7]或依赖于淋巴结转移数目[9]对于
预后具有负作用。

八、结论

虽然胃癌联合脏器切除患者术后发病率
和死亡率较高,但对于以下患者多脏器完整
切除也是可选的治疗方法:①临床表现较好;
②无远处转移或腹膜转移的局部进展期胃
癌;③能够真正达到完全切除。因此,对于联
合脏器切除患者,应局限于 T4b 肿瘤患者。
术前评估 T4a 和 T4b 能够避免不必要的脏
器切除。

参 考 文 献

[1] Desai AM, Pareek M, Nightingale PG, Field-
ing JW (2004) Improving outcomes in gastric
cancer over 20 years. Gastric Cancer 7:196-
201

[2] Michelassi F, Takanishi DM Jr, Pantalone D
et al (1994) Analysis of clinicopathologic
prognostic features in patients with gastric ad-
enocarcinoma. Surgery 116:804-809

[3] Yu CC, Levison DA, Dunn JA et al (1995)
Pathologicalprognostic factors in the second
British stomach cancer group trial of adjuvant
therapy in resectable gastric cancer. Br J Canc-
er 71:1106-1110

[4] Martin RC 2nd, Jaques DP, Brennan MF,
Karpeh M (2002) Extended local resection for
advanced gastric cancer: increased survival
versus increased morbidity. Ann Surg 236:
159-165

[5] Kim DY, Joo JK, Seo KW et al (2006) T4
gastric carcinoma: the benefit of non-curative
resection. ANZ J Surg 76:453-457

[6] Kodama 1, Takamiya H, Mizutani K et al (1997) Gastrectomy with combined resection of other organs for carcinoma of the stomach with invasion to adjacent organs: clinical efficacy in a retrospective study. J Am Coll Surg 184:16-22

[7] Jeong O, Choi WY, Park YK (2009) Appropriate selection of patients for combined organ resection in cases of gastric carcinoma invading adjacent organs. J Surg Oncol 100:115-120

[8] Carboni F, Lepiane P, Santoro R et al (2005) Extended multiorgan resection for T4 gastric carcinoma: 25-year experience. J Surg Oncol 90:95-100

[9] Kunisaki C, Akiyama H, Nomura M et al (2006) Surgical outcomes in patients with T4 gastric carcinoma. J Am Coll Surg 202:223-230

[10] Ozer I, Bostanci EB, Orug T et al (2009) Surgical outcomes and survival after multiorgan resection for locally advanced gastric cancer. Am J Surg 198:25-30

[11] Oñate-Ocaña LF, Becker M, Carrillo JF et al (2008) Selection of best candidates for multiorgan resection among patients with T4 gastric carcinoma. J Surg Oncol 98:336-342

[12] Saito H, Tsujitani S, Maeda Y et al (2001) Combined resection of invaded organs in patients with T4 gastric carcinoma. Gastric Cancer 4:206-211

[13] National comprehensive cancer network (NCCN) Clinical Practice Guidelines in Oncology (2010) http://www.nccn.org/professionals/physician_gls/PDF/gastric.pdf Accessed 14 August 2010

[14] Cuschieri A, Fayers P, Fielding J et al (1996) Postoperative morbidity and mortality after Dl and D2 resections for gastric cancer: preliminary results of the MRC randomised controlled surgical trial. The Surgical Cooperative Group. Lancet 347:995-999

[15] Kasakura Y, Fujii M, Mochizuki F et al (2000) Is there a benefit of pancreaticosplenectomy with gastrectomy for advanced gastric cancer? Am J Surg 179:237-242

[16] Brady MS, Rogatko A, Dent LL et al (1991) Effect of splenectomy on morbidity and survival following curative gastrectomy for carcinoma. Arch Surg 126:359-364

[17] Otsuji E, Yamaguchi T, Sawai K et al (1999) Total gastrectomy with simultaneous pancreaticosplenectomy or splenectomy in patients with advanced gastric carcinoma. Br J Cancer 79:1789-1793

[18] Korenaga D, Okamura T, Baba H et al (1988) Results of resection of gastric cancer extending to adjacent organs. Br J Surg.75:12-15

[19] Dhar DK, Kubota H, Tachibana M et al (2001) Prognosis of T4 gastric carcinoma patients: an appraisal of aggressive surgical treatment. J Surg Oncol 76:278-282

[20] Kim JH, Jang YJ, Park SS et al (2009) Surgical outcomes and prognostic facrors for T4 gastric cancers. Asian J Surg 32:198-204

[21] Suehiro S, Nagasue N, Ogawa Y et al (1984) The negative effect of splenectomy on the prognosis of gastric cancer. Am J Surg 148:645-648

[22] Isozaki H, Tanaka N, Tanigawa N, Okajima K (2000) Prognostic factors in patients with advanced gastric cancer with macroscopic invasion to adjacent organs treated with radical surgery. Gastric Cancer 3:202-210

[23] Koga S, Kaibara N, Kimura O et al (1981) Prognostic significance of combined splenectomy or pancreaticosplenectomy in total and proximal gastrectomy for gastric cancer. Am J Surg 142:546-550

[24] Piso P, Bellin T, Aselmann H et al (2002) Results of combined gastrectomy and pancreatic resection in patients with advanced primary gastric carcinoma. Dig Surg19:281-285

Guido A.M.Tiberio,Arianna Coniglio,Gian Luca Baiocchi,
and Stefano M.Giulini

第 19 章

胃癌肝转移手术治疗

【摘要】 简要描述胃癌肝转移临床特点和治疗方式之后,我们讨论的是胃癌肝转移自然演变过程,此类患者预后极差。本章将对胃癌肝转移不同治疗方法进行探讨,内容涉及治疗适应证、患者选择和预后。如果能够为患者选择一个较好的治疗方法,多数患者(~40%)5 年生存率可以达到 20%~40%。本文主要目的是引导读者重新考虑治疗方法,让患者能够得到更好的生存机会。

【关键词】 胃癌;肝转移;同步肝转移;异时肝转移;治疗目的;预后因素;治疗;肝切除;化疗;最佳支持治疗;射频消融;预后

一、临床特点

胃血管和淋巴引流主要回流至门脉系统,所以肝脏是胃癌最常见的血行转移器官。虽然难以估计胃癌肝转移发病率,但大约40%胃癌患者病情进展时会出现肝转移。5%~20%胃癌患者诊断时发现同步肝转移;接受根治性胃切除术后患者中,最终 25%~30%患者出现异时肝转移。两类患者中,仅有肝脏侵犯的患者与合并肝外疾病如腹膜播散、广泛淋巴结转移或肿瘤直接浸润邻近器官患者分布基本相同[1,2]。

胃癌同步肝转移是指与胃原发病灶同时出现,并且区别于胃肿瘤直接浸润肝转移。可源于局部进展期、无法切除胃癌,也可来自切除后的原发病灶。超过 80%的胃癌异时性转移发生于术后早期随访(24 个月)内[3],如术后早期出现肝转移,则应考虑为同时性肝转移。

肝转移通常分为四种临床情况:①发现肝转移病灶时才发现胃癌;②胃癌常规检查;③术中发现肝转移;④胃切除术后随访时发现肝转移。只有第一种情况才可能意识到转移相关症状,其他患者一般都没有临床症状,或者只会出现胃癌相关症状。

临床检查上腹部可疑肿块或肝转移病灶时,应进行直肠检查可能会发现腹膜癌。常规检查同时包括肿瘤标记物 CA19-9,CEA和 CA72-4[4]。

胃癌转移超声表现为低密度和低血供信号,而 CT 图像则与其他胃肠原发病灶肝转移相似。影像学报告应描述肝转移病灶数目、病灶大小和位置,以及 Counaud 肝分叶系统。

胃癌肝转移是根据日本胃癌协会[5]分期系统进行分类(表 19-1)。

表 19-1 日本胃癌协会胃癌肝转移患者分型[5]

H0	无肝转移
H1	局限于 1 个肝叶的肝转移
H2	肝各叶有孤立多样的转移灶
H3	肝各叶布有多发转移灶

二、胃癌肝转移治疗

由于肿瘤生物学行为不同,结直肠肝转移多学科治疗肝转移无法直接应用于胃癌患者。多数肝转移患者为多发、多叶分布;如肝脏只有一个转移病灶,则通常与肝外疾病有关。对于此类患者,不适合手术。虽然患者预后较差,可给予姑息性或最佳支持治疗。与支持治疗相比,标准化疗方案可改善预后,中位生存期为 7～15 个月,但是否长期生存仍然未知[6-8]。少数只有肝转移胃癌患者采用系统性化疗,结果显示 5 年生存率不足 2%[9]。

最近文献报道,10%～35% 肝转移患者可以实现胃肿瘤联合肝转移病灶切除。胃癌肝转移切除要求完整切除转移病灶,尽量保留肝功能[10,11]。如果患者能够符合上述要求,则肝切除风险较小,发病率和病死率低。

肝转移病灶切除后预后较差,约 2/3 患者会出现肝内复发,5 年生存率为 10%～40%。需要注意的是,胃癌肝转移患者很少有机会采用手术治疗。最近一篇文献报道入组 436 例[12],而法国一项由 41 个中心参与的临床研究中仅仅纳入 101 名肝转移手术患者[13]。西方国家肝转移病例较少,GIRCG 调查显示超过 60% 患者没有得到专业治疗,30% 患者存在 1 或 2 个小转移灶,不可否认的是治疗方案也受到患者主观因素的影响[3]。

部分胃癌肝转移患者可以从手术治疗中获益。多项研究[10,11,13-24]发现多项与生存相关的临床和病理学因素,其中,比较重要的是原发肿瘤分期和转移、手术相关因素(表 19-2)。文献报道胃癌肝转移术后长期生存数据分析显示,如果除外多叶肝转移患者(H3),肝切除后患者有可能取得一定的生存优势。

表 19-2　接受手术治疗胃癌肝转移患者分组

研究者	N.	T	N	G	H	远处转移	转移时间	切缘情况	MST（月）	生存期 >5 年病例数（%）
Ochiai[14]	21	√	√	-	-	n. a.	n. a.	n. a.	18	2(19)
Milazaki[15]	21	-	-	-	√	n. a.	-	√	n. a.	2(95)
Fuji[16]	10	-	-	-	√	√	√	n. a.	16	1(10)
Ambiru[11]	40	-	-	-	-	-	-	√	12	6(15)
Imamura[17]	17	-	√	√	-	n. a.	-	-	12	0
Okano[10]	19	-	-	√	√	-	√	n. a.	21	4(21)
Zacherl[18]	15	-	-	-	√	-	-	-	8.8	2(13)ᵃ
Saiura[19]	10	-	-	-	-	-	-	n. a.	25	2(20)
Shirabe[20]	36	-	1y	-	√	-	-	-	n. a.	4(11)
Roh[21]	11	n. a.	-	-	n. a.	-	-	-	19	2(18)
Chiche[13]	101	-	-	-	√	√	-	√	14.5	11(10)
Sakamoto[22]	37	√	-	-	√	-	√	-	31	2(5.4)
Koha[23]	42	√	-	-	√	-	-	-	34	8(19)
Tsujimoto[24]	17	√	1y	n. a.	-	-	-	n. a.	34	5(29)

N.病例数;T.原发肿瘤;N.区域淋巴结状况;G.组织学分级;H.肝转移;MST,中位生存时间;√.预后因素;n. a. 未知;ly,淋巴结浸润;ᵃ3 年后存活

最近有四篇文章分析了胃癌肝转移患者研究结果（表 19-3）。韩国 Cheon 等[25]分析 58 例患者病历资料，并没有发现任何原发肿瘤、转移相关指标与预后相关。日本 Makina 对 63 例患者分析也得到相同结论[26]。

表 19-3　非特定人群分组

研究者（参考文献）	人数	时间	预后因素	MST（月）	1；3；5 年生存率
Cheon[25]	58	同步转移＋异时转移	肝转移的 R0 切除	总体：16	无肝切除：29.4%；0%；0% 肝切除±RFA：75,3%；31.7%；20.8%
Makino[26]	63	同步转移＋异时转移	肝转移的切除	总体：16 肝切除：31.2	无肝切除：53.2%；4.2%；0% 肝切除：82,3%；46,4%；37.1%
Ueda[27]	72	同步转移	H；P；肝转移的 R0 切除	n.a.	无肝切除：36.4%；0%；0% 肝切除±HAI：80%；60%；60%
Tiberio[3]	73	异时转移	T；N；G 肝转移的切除	总体：7 BST：5 化疗：12 肝切除：23	BST：22%；2%；0% 化疗：45%；6%0% 肝切除：81%；20%；20%
Hwang[29]	73	异时转移	原发肿瘤的分期；肝转移的 H 治疗	BST a：3 TACE a：8 化疗 a：15 RFA a：27	BST[a]：5%；0%；0% TACE[a]：38%；0%；0% 化疗[a]：100%；0%；0% RFA[a]：8%；50%；40%

TNGHP. 胃癌及转移分期；MST. 中位生存时间；n.a 未知；BST. 最佳支持治疗；TACE. 动脉栓塞治疗；RFA. 射频消融；a. 病人无肝外转移

日本 Ueda[27]对 73 例胃癌同步胃癌肝转移患者研究分析说明，影响生存的因素是肝转移病灶范围（H1/H2 vs. H3）和术中探查发现肉眼腹膜播散情况（P0 vs. P1）。对于 H1/H2 和 P0 患者亚组分析结果显示肝转移病灶数目（1vs. ＞1）、大小和胃癌 N 分期（N0/N1 vs. N2/N3）能够影响患者生存期。一项意大利胃癌研究小组[3]对 73 例根治性 D≥2 胃切除术后出现异时肝转移患者研究

发现胃癌 T、N 和 G 可单独作为预后不良指标，对于肿瘤为 T3/T4，N＋和 G3 时尤其如此。

法国学者[28]强调预后因素分析有助于筛选出适合手术或多学科评估的患者，这些患者预后容易受到治疗方法的影响。以上 4 项研究都强调了影响长期生存期（$P = 0.01 - 0.001$）的主要因素是对肝转移病灶而采取的治疗方法。GIRCG 研究中，肝转移病灶切除

手术使得预后较差的患者(>1 不良预后因素)5 年生存率提高了 5 倍,达到 20%。此外,Cheon 和 Ueda 都证实根治性手术(R0 vs. R1)是影响患者长期生存的重要因素;他们报道 5 年生存率分别为 20% 和 60%。值得注意的是,同步肝转移病例要求手术切除肝转移病灶胃肿瘤须达到 D2 手术标准[24,25]。

多数研究对胃癌肝转移患者手术后生存期进行分析,只有少数研究报道了术后辅助化疗对预后的影响。如 Ueda 报道,预后较好的患者都采用了最好的化疗方案。亚组中 8 例接受肝动脉灌注化疗后根治性手术患者 5 年生存期为 80%。

胃癌肝转移患者多数都死于肿瘤进展。约 70% 患者可出现肝病灶复发,50% 患者出现肝外复发[3,12,13]。此研究考虑到治疗时机的重要性,可避免不适当的手术。简单"静观其变"的策略可以接受,适时进行根治性手术。此策略对于异时性肝转移患者同样适用,对于同步肝转移患者,尤其对是有临床症状的胃癌肝转移患者,并不适用。Adam[28] 采用多学科方法治疗此类患者,建议尽可能早期系统性化疗,使更多患者得到获益,争取手术切除的机会。

文献中并没有对单纯肝复发病例再次行肝转移病灶切除进行报道,此类报道十分罕见,没有任何结论。

文献提到射频消融(RFA)技术在胃癌肝转移治疗过程中的应用。消融技术可参照结直肠癌肝转移治疗指南,难以评估该治疗的真正意义。Hwang 研究针对 72 例异时肝转移患者给予不同治疗,其中并不包括肝切除。15 名无肝外疾病并予 RFA±化疗的患者中位生存期为 22 个月,3 年和 5 年生存率分别为 50% 和 40%,与手术组类似。Cheon[25] 研究中 9 例患者接受 RFA 与 22 例接受根治性手术患者比较,4 年生存率分别为 40% 和 20%。这些结果需要进一步确认

并强调了 RFA 治疗特殊病例的可行性。对于那些不能手术的患者,创伤较小、花费较少的消融技术可能给他们带来生机。

三、结论

如果给予适当的治疗,胃癌肝转移患者 5 年生存率为 20%~40%。胃原发病灶和伴有肝转移患者与预后有关的临床和生物学特征,有助于选择合适的治疗策略,争取到可以手术的机会。

参 考 文 献

[1] Dicken BJ, Bigam DL, Cass C et al (2005) Gastric adenocarcinoma. Review and considerations for future directions. Ann Surg 241:27-39

[2] D'Angelica M, Gonen M, Brennan MF et al (2004) Patterns of initial recurrence in completely resected gastric adenocarcinoma. Ann Surg 240:808-816

[3] Tiberio GAM, Coniglio A, Marchet A et al (2009) Metachronous hepatic metastases from gastric carcinoma: a multicentric survey. EJSO 35:486-491

[4] Marrelli D, Roviello F, De Stefano A et al (2004) Risk factors for liver metastases after curative surgical procedures for gastric cancer: a prospective study of 208 patients treated with surgical resection. J Am Coll Surg 198:51-58

[5] Japanese Gastric Cancer association (1998) Japanese classification of gastric carcinoma.2nd English edition. Gastric Cancer 1:10-24

[6] Cocconi G, Carlini P, Gamboni A et al (2003) Cisplatin, epirubicin, leucovorin and 5-fluorourail (PELF) is more active than 5-fluorouracil. doxorubicin and methotrexate (FAMTX) in advanced gastric carcinoma. Ann Oncol 14:1258-1263

[7] Lee J, Kang WK, Kwon JM et al (2007)

Phase Ⅱ trial of irinotecan plus oxaliplatin and 5-fluorouracil/leucovorin inpatients with untreated metastatic gastric adenocarcinoma. Ann Oncol 18:88-92

[8] Cao W, Yang W, Lou G et al (2009) Phase Ⅱ trial of infusional fluorouracil, leucovorin, oxaliplatin and irinotecan (FOLFOXIRI) as first-line treatment for advanced gastric cancer. Anticancer Drugs 20:287-293

[9] Yoshida M, Ohtsu A, Boku N et al (2004) Long-term survival and prognostic factors in patients with metastatic gastric cancers treated with chemotherapy in the Japan Clinical Oncology Group (JCOG) study. JJCO 34:654-659

[10] Okano K, Maeba T, Ishimura K et al (2002) Hepatic resection for metastatic tumors from gastric cancer. Ann Surg 235:86-91

[11] Ambiru S, Miyazaki M, Ito H et al (2001) Benefits and limits of hepatic resection for gastric metastases. Am J Surg 181:279-283

[12] Kerkar SP, Kemp CD, Avital 1 (2010) Liver resections in metastatic gastric cancer. HPB 12:589-596

[13] Chiche L, Ducreux M, Lebreton G et al (2005) Métastases hépatiques des cancers de l'estomac. In: Adam R. Chiche L, eds. Chirurgie des métastases hépatiques de cancers non colorectaux non endocrine. Monographies de l' association Française de Chirurgie. Arnette, Paris pp 45-59

[14] Ochiai T, Sasako M, Mizuno S et al (1994) Hepatic resection for metastatic tumours from gastric cancer: analysis of prognostic facrors. Br J Surg 81:1175-1178

[15] Miyazaki M, Itoh H, Nakagawa K et al (1997) Hepatic resection of liver metastases from gastric carcinoma. Am J Gastroenterol 92:490-493

[16] Fujii K, Fujioka S, Kato K et al (2001) Resection of liver metastasis from gastric adenocarcinoma. Hepatogastroenterology 48:368-371

[17] Imamura H, Matsuyama Y, Shimada R et al (2001) A study of factors influencing prognosis after resection of hepatic metastases from colorectal and gastric carcinoma. Am J Gastroenterol 96:3178-3184

[18] Zacherl J, Zacherl M, Scheuba C et al (2002) Analysis of hepatic resection of metastasis originating from gastric adenocarcinoma. J Gastrointest Surg 6:682-689

[19] Saiura A, Umekita N, Inoue S et al (2002) Clinicopathological features and outcome of hepatic resection for liver metastasis from gastric cancer. Hepatogastroenterology 49:1062-1065

[20] Shirabe K, Shimada M, Matsumata T et al (2003) Analysis of the prognostic factors for liver metastasis of gastric cancer after hepatic resection: a multi-institutional study of the indications for resection. Hepatogastroenterology 50:1560-1563

[21] Roh HR, Suh KS, Lee HJ et al (2005) Outcome of hepatic resection for metastatic gastric cancer. Am Surg 71:95-99

[22] Sakamoto Y, Sano T. Shimada K et al (2007) Favorable indications for hepatectomy in patients with liver metastasis from gastric cancer. J Surg Oncol 95:534-539

[23] Koga R, Junji Y, Shigekazu O et al (2007) Liver resection for metastatic gastric cancer: experience with 42 patients including eight long-term survivors. JJCO 37:836-842

[24] Tsujimoto H, Ichikura T, Ono S et al (2010) Outcomes for patients following hepatic resection of metastatic tumors from gastric cancer. Hepatol Int 4:406-413

[25] Cheon SH, Rha SY, Jeung H-C et al (2008) Survival benefit of combined curative resection of the stomach (D2 resection) and liver in gastric cancer patients with liver metastases. Ann Onc 19:1146-1153

[26] Makino H, Kunisaki C, Izumisawa Y et al (2010) Indication for hepatic resection in the treatment of liver metastasis from gastric

cancer. Anticanc Res 30:2367-2376

[27] Ueda K, Iwahashi M, Nakamori M et al (2009) Analysis of the prognostic factors and evaluation of surgical treatmenr for synchronous liver metastases from gastric cancer. Langenbecks Arch Surg 394:647-653

[28] Adam R, Chiche L, Aloia T et al (2006) Hepatic resection for noncolorectal nonendocrine liver metastases. Ann Surg 244:524-535

[29] Hwang S-E, Yang D-H, Kim C-Y (2009) Prognostic factors for survival in patients with hepatic recurrence after curative resection of gastric cancer. World J Surg 33:1468-1472

Giovanni de Manzoni,Andrea Zanoni,
and Corrado Pedrazzani

第 20 章

食管-胃结合部癌外科治疗

【摘要】 与胃中部和下 1/3 癌相比,食管-胃结合部癌(EGJ)预后更差。这部分肿瘤定义、分类和治疗还没有确切标准。最好的手术方式和切除范围仍然值得商榷,手术的目的是将肿瘤完整切除。本章将讨论胃、食管切除范围以及淋巴结清扫范围。目前,已经总结出食管-胃结合部肿瘤的远期结果和影响预后的主要因素。对于初次手术范围进行限定,并鼓励术前多学科治疗模式。

【关键词】 食管胃结合部;Siewert 分型;TNM 分期;外科手术;切缘

胃癌(特别是下 1/3 肠型胃癌)发病率逐年下降。相反,累及全胃的弥漫型胃癌发病率相对稳定。美国和欧洲研究发现,胃-食管结合部癌发病率呈现上升趋势[1,2]。

长期以来,由于食管、胃之间贲门区域存在界限定位问题,近端胃和胃食管结合部间肿瘤定义、分型和分期一直存在争议。之前的 TNM 分期系统(AJCC-UICC,第 6 版)观点认为,如 EGJ 肿瘤侵犯食管>50% 时可归为食管癌,而当 EGJ 肿瘤侵犯胃>50% 时则归为胃癌。如肿瘤刚好位于 EGJ 中间时,由组织学检查决定其来源,例如 Barrett 腺癌更可能来源于食管[3]。

Siewert 根据肿瘤侵犯食管或胃范围,将 EGJ 胃癌分为 I、II、III 三种类型(图 20-1)。I 型肿瘤中心位于解剖学胃食管结合部之上 1~5cm;II 型肿瘤位于解剖学胃食管结合部上方 1cm 至下方 2cm 之间;III 型肿瘤位于解剖学胃食管结合部下方 2~5cm[4]。尽管这种分型方法对判断预后没有价值,但可用于选择手术方式[5,6]。不同病理类型、临床表现和生物学特点的肿瘤都可以通过 Siewert 分型系统进行归类[4,7]。Siewert 分型主要局限性在于 II 型肿瘤界定,II 型肿瘤病原学、定义和治疗一直存有争论。目前,一部分学者将 II 型肿瘤视为食管癌,并按食管癌治疗,其他学者则将其视为胃癌,并按胃癌治疗[8,9]。

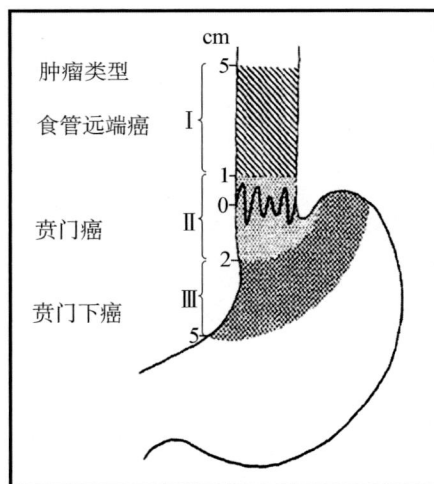

图 20-1 Siewert 分型

新版 TNM 分期系统(AJCC-UICC,第 7 版)完全改变了胃食管结合部肿瘤分类。中心位于解剖学胃食管结合部下方 5cm 以内且浸润结合部的肿瘤被定为食管癌;中心位于解剖学胃食管结合部下方 5cm 以内但未浸润结合部的肿瘤被定为胃癌[10]。即使 Siewert 分型中的Ⅲ型肿瘤也可被视为食管癌。不同的是,只要肿瘤中心距离 EGJ＞5cm,即便肿瘤浸润 EGJ 或者食管,也应被定为胃癌(图 20-2)。

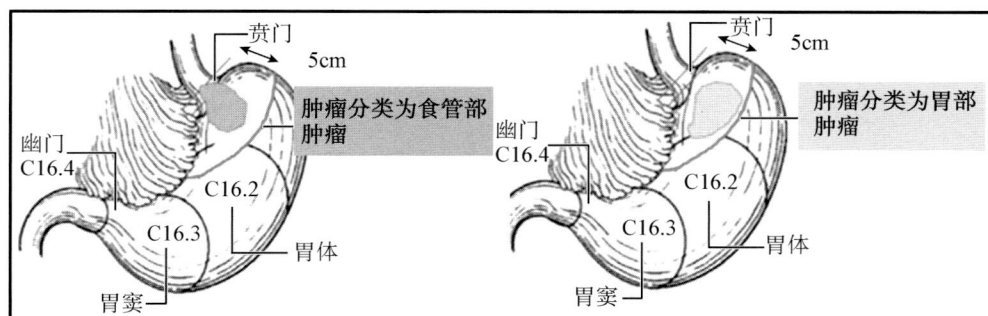

图 20-2　根据第 7 版新 TNM 分期系统胃食管结合部肿瘤(Courtesy of Prof. Christian Witteking)

一、手术治疗

根治性切除是肿瘤浸润 EGJ 的主要治疗方法,此类患者术后生存情况较肿瘤未浸润 EGJ 患者差。肿瘤位于 EGJ 上方和下方 5cm 以内者,R0 切除术后 5 年生存率为 25%～40%[5,6,8,11]。预后较差原因在于:肿瘤浸润食管后,由于食管黏膜下层淋巴系统很丰富,容易出现淋巴转移。肿瘤一旦突破黏膜肌层,容易侵入相关淋巴管,这些淋巴管经区域淋巴结,直接汇入胸导管[12]。因此,淋巴播散和肿瘤彻底切除(R0 切除)是影响患者预后的主要因素[5,11-14]。切除不净即肉眼残留(R2 切除)或镜下残留(R1 切除)则不可能长期生存[5,6,13]。

(一)胃和食管切除范围

手术切缘阳性是手术失败的关键因素[13,15,16]。浸润食管胃结合部的肿瘤治疗中,肿瘤近端浸润食管范围与远端浸润胃范围同样需要进行谨慎评估。这意味着,对于每例患者,术者都需要根据肿瘤范围来选择开胸手术以确保阴性切缘还是通过开腹手术实现远端彻底切除。选择何种消化道重建方式需要根据胃切除类型确定。

食管-胃结合部癌和 Siewert Ⅲ型胃癌,术者需要慎重考虑胃切除方式。根据食管受累程度,此类病例食管切除可以通过经膈或经胸来完成。Sasako 等将 167 例浸润远端食管≤3 cm 贲门癌或贲门下癌患者随机分为经膈入路和经左侧胸腹联合入路两组。结果显示,两组食管切除长度、局部复发率和总生存期均无明显区别。作者得出如下结论:手术治疗浸润远端食管≤3 cm 的贲门癌或贲门下胃癌时,采取左侧胸腹联合入路并不合理[15]。最新研究表明,该组患者短期生活质量较经膈入路组更差[17]。

Barbour 等特别分析了食管切缘和手术入路对食管胃结合部腺癌患者治疗结局的影响。结果显示,远端食管切缘距肿瘤＞5cm者预后更好。因此,为了获得更好治疗效果,对于 Siewert Ⅰ型肿瘤,强烈推荐食管部分切除术;而 Siewert Ⅱ、Ⅲ型肿瘤手术入路需要依据个体而定[16]。

我们对所有食管胃结合部癌和肿瘤体积较大胃癌患者均实行全胃切除联合远端食管切除手术。根据具体情况决定是否增加开胸切口。需要考虑的因素有患者年龄、一般健康情况、肿瘤特点(食管浸润＞2～3 cm)以及获得足够近端切缘(冷冻切片证实为 R0 切除,且无瘤切缘＞5cm)的可能性。

（二）淋巴结清扫范围

淋巴结转移是影响食管胃结合部肿瘤预后的一项关键因素[5,12,14,18]。食管胃结合部癌因位置特殊容易导致肿瘤扩散至纵隔淋巴结、远至腹腔内淋巴结[18-20]。最近研究发现 Siewert Ⅰ、Ⅱ、Ⅲ型肿瘤纵隔淋巴结转移率分别为 46%、30%、9%。相反，所有出现淋巴结转移病例中，腹腔淋巴结均受累。而且，这三种类型肿瘤经常会转移至第 2 站腹腔淋巴结。首先，14%～60% Ⅰ型肿瘤，18%～65% Ⅱ型肿瘤以及 10%～42% Ⅲ型肿瘤会出现胃左动脉淋巴结（第 7 组）受累[18,19,21-23]。肝总动脉淋巴结（第 8 组）和腹腔干淋巴结（第 9 组）转移率也不容忽视（10%～18%）。

对于上 1/3 胃癌和 Siewert Ⅲ型胃癌，也会出现腹主动脉旁淋巴结（第 16 组）转移。我们研究表明，D3 淋巴结清扫手术患者中，有 30% 患者存在腹主动脉旁淋巴结转移[19,24]。与日本研究结果类似[25-27]。

由于病例资料有限，至今还无法证明扩大淋巴结清扫术对胃食管结合部癌患者是否具有远期生存优势。尽管如此，最新数据证实扩大淋巴结清扫手术在疾病控制和长期生存方面的优势，并未增加术后并发症发生率和病死率。目前，中国台湾[28]和荷兰研究[29]均表明扩大淋巴结清扫手术是合理、可行的。

从预防角度进行腹主动脉旁淋巴结清扫，日本研究结果并未证明淋巴结扩大清扫对全胃受累的胃癌具有优势[30]。从临床角度，我们确认未浸润浆膜层的胃癌患者接受 D3 淋巴结清扫术后存活率很高[24]。结果与日本研究结果一致，日本学者还指出 D3 淋巴结清扫对于病理分期为 T2 和上 1/3 胃癌患者具有潜在益处[30]。Kurokawa 等通过研究否定了接受腹主动脉旁淋巴结清扫术患者术后生活质量更差的结论[17]。以上结果证明，在确保不会明显增加术后并发症和死亡率的前提下，为实现 R0 切除而扩大淋巴结清扫是合理的。

（三）脾切除术

本书另一章节中，我们将会讨论胃癌手术中脾切除术的副作用，以及脾切除手术对患者长期预后的影响。近端胃癌浸润食管胃结合部并不会增加脾门淋巴结转移概率[19,31]。因此，脾切除手术适应证保持不变。

二、远期疗效和影响预后主要因素

与胃中部和远端胃癌相比，靠近贲门和贲门下胃癌患者预后更差。肿瘤浸润食管或食管胃结合部的胃癌患者生存率近似于原发性食管癌患者存活率。值得注意的是，肿瘤中心位于 EGJ 上、下 5cm 内时，Siewert 三种类型肿瘤预后并无差别[5,6,11]。

（一）切除类型（R 分类）

完整切除（R0 切除）是手术的主要目的，如肿瘤残留，则患者无法治愈[5,6,13]。肉眼肿瘤残留手术（R2 切除）后患者中位生存期很短，一般少于 12 个月[5,6]。鉴于手术的复杂性以及与短期结果相关的生活质量，不推荐行姑息性手术。

镜下肿瘤残留（R1 切除）对患者预后影响很大[13,15,16,32]。如果腹腔冲洗液细胞学检测阳性或切缘阳性患者则不可能治愈。显微镜下切缘阳性的患者长期生存的病例十分罕见[5]。

肿瘤浸润程度较深的胃癌患者腹腔冲洗也常为阳性，提示预后较差。新版 TNM 分期中，腹腔细胞学阳性被视为全身性疾病；如腹腔冲洗液含有癌细胞，则肿瘤分期为 Ⅳ期[10]。

与文献结果[5,8,11]相同，根据我们的研究，113 例 Ⅱ型或 Ⅲ型 EGJ 癌患者接受治愈性切除（R0 切除）术后中位生存期为 26 个月，3 年、5 年生存率分别为 44%、35%[14]。

（二）肿瘤浸润胃壁深度（pT 分类）

与胃中部癌、下 1/3 癌一样，EGJ 肿瘤浸润深度也会影响预后。EGJ 癌有两个显著特点：①分期相同时，预后更差；②由于贲门区域无浆膜覆盖，透壁生长的肿瘤与浆膜受累肿瘤预后相似[6,33]。

浸润黏膜下层肿瘤（pT1）5 年生存率为 50%～80%[5,6,33]。此结果主要缘于淋巴结转移率高（20%～40%）[6,12]。

对于 pT2 和 pT3 肿瘤，新版 TNM 分期并没有克服旧版本的局限性。目前将食管胃结合部肿瘤分为浸润固有肌层（pT2）和浸润外膜（pT3）两类。首先，新版分期系统没有考虑到位于贲门前壁和贲门下方的肿瘤，这两处区域均有浆膜覆盖；其次，新版分期系统也没有区分透壁生长的肿瘤和浸润但未穿透固有肌层的肿瘤，二者之间预后不同。例如透壁生长肿瘤的分期为 pT3，但单纯手术后 5 年生存率却与 pT4a 肿瘤相似，不足 20%[6,33]。

初次手术发现邻近脏器受侵犯（pT4b）时，EGJ 肿瘤患者极少能够长期生存，中位生存期也非常短。这种情况下，强烈推荐多学科联合治疗。

（三）淋巴结受累（pN 分类）

浸润胃食管结合部腺癌患者淋巴结受累情况是生存相关主要预测指标[34,35]，也是局部复发主要影响因素[36,37]。与之前胃癌分期系统类似，新版 TNM 分期仍根据淋巴结转移个数决定 pN 分期。食管癌和胃癌分期系统对于区域淋巴结的定义不同。EGJ 腺癌与浸润 EGJ 胃癌二者之间的区域淋巴结是不同的。EGJ 腺癌区域淋巴结被定义为食管引流区域的淋巴结，包括颈部食管周围淋巴结和腹腔干淋巴结[10]。浸润 EGJ 胃癌的区域淋巴结被定义为胃引流区域的淋巴结，包括胰腺后方、腹主动脉旁、肝门、腹膜后淋巴结，以及被视为非区域淋巴结的肠系膜淋巴结；而远端食管旁和纵隔淋巴结被视为非区域淋巴结[10]。

根据我们[14,19]和其他[35,38,39]治疗经验，淋巴结转移个数<4～6 个时，单纯手术才有治愈患者的可能。由于缺乏足够的临床病例，无论是对于 EGJ 癌还是胃癌浸润 EGJ，都没有比较 pN1（1～2 个淋巴结转移）和 pN2（3～6 个淋巴结转移）预后差异相关报道。

与新版 TNM 分期报道不同，如 EGJ 腺癌伴有腹腔内第 2 站淋巴结转移时，即使行扩大淋巴结清扫术，也无法治愈患者。Peters 等最新研究证实这一结论同样适用于 EGJ 肿瘤伴有纵隔淋巴结转移的情况[20]。

三、多学科治疗

多学科治疗方案对于胃食管结合部肿瘤的价值超出了本章范围。我们需要强调的是，仅靠手术治疗此类肿瘤是不恰当的。对于是胃食管结合部肿瘤，还是胃癌浸润 EGJ，无论是否存在淋巴结转移，均鼓励采用术前多学科治疗模式。

参 考 文 献

[1] Wu H，Rusiecki JA，Zhu K et al（2009）Stomach carcinoma incidence patterns in the United States by histologic type and anatomic site. Cancer Epidemiol Biomarkers Prev 18：1945-1952

[2] Marrelli D，Pedrazzani C，Morgagni P et al on behalf of the Italian Research Group for Gastric Cancer（2011）Changing clinical and pathological features of gastric cancer in the period 1991-2005. A statistical evaluation of the Italian research group for gastric cancer（IRGCC）database. Br J Surg. Epub ahead of print

[3] American Joint Committee on Cancer（2006）AJCC Cancer Staging Atlas. Springer Science＋Business Media. New York

[4] Siewert JR，Stein HJ（1998）Classification of adenocarcinoma of the oesophagogastric-junction. Br J Surg 85：1457-1459

[5] Siewert JR, Feith M, Werner M et al (2000) Adenocarcinoma of the esophagogastric junction. Results of surgical therapy based on anatomical/topographic classification in 1, 002 consecutive patients. Ann Surg 232:353-361

[6] de Manzoni G, Pedrazzani C, Pasini F et al (2002) Results of surgical treatment of adenocarcinoma of the gastric cardia. Ann Thorac Surg 73:1035-1040

[7] Pedrazzani C, de Manzoni G, Marrelli D et al (2007) It is time for a proper staging system for adenocarcinoma of the gastro-esopageal junction. J Clin Oncol 25:907-908

[8] Marsman WA, Tytgat GNJ, ren Kate FJW et al (2005) Differences and similarities of adenocarcinomas of the esophagus and esophagogastric junction. J Surg Oncol 92:160-168

[9] McColl KEL, Going JJ (2010) Aetiology and classification of adenocarcinoma of the gastro-esophageal junction/cardia. Gut 59:282-284

[10] American Joint Committee on Cancer (2010) AJCC Cancer Staging Manual,7th edn. Springer Science+Business Media, New York

[11] Lagarde SM, ten Kate FJW, Reitsma JB et al (2006) Prognostic Factors in Adenocarcinoma of the Esophagus or Gastroesophageal Junction. J Clin Oncol 24:4347-4355

[12] Rice TW, Zuccaro G,Adelstein DJ (1998) Esophageal carcinoma: depth of tumor invasion is predictive of regional lymph node status. Ann Thorac Surg 65:787-792

[13] Ito H, Clancy TE, Osteen RT et al (2004) Adenocarcinoma of the gastric cardia: what is the optimal surgical approach? J Am Coll Surg 199:880-886

[14] Pedrazzani C, de Manzoni G, Marrelli D et al (2007) Nodal staging in adenocarcinoma of the gastro-esophageal junction. Proposal of a specific staging system. Ann Surg Oncol14:299-305

[15] Sasako M, Sano T,Yamamoto S et al for the Japan Clinical Oncology Group (2006) Left thoracoabdominal approach versus abdominal transhiatal approach for gastric cancer of the cardia or subcardia: a randomised controlled trial. Lancet Oncol 7:644-651

[16] Barbour AP, Rizk NP, Gonen M et al (2007) Adenocarcinoma of the gastroesophageal junction: influence of esophageal resection margin and operative approach on outcome. Ann Surg 246:1-6

[17] Kurokawa Y, Sasako M, Sano T et al for the Japan Clinical Oncology Group (2011) Randomized controlled trials comparing postoperative changes in body weight, symptoms and respiratory function after estende surgery in gastric cancer patients. Br J Surg in press

[18] Dresner SM, Lamb PJ, Bennett MK et al (2001) The pattern of metastatic lymph node dissemination from adenocarcinoma of the esophagogastric junction. Surgery 129:103-109

[19] Pedrazzani C, de Manzoni G, Marrelli D et al (2007) Lymph node involvement in advanced gastro-esophageal junction adenocarcinoma. J Thorac Cardiovase Surg 134:378-385

[20] Peters CJ, Hardwick RH, Vowler SL et al for the Oesophageal Cancer Clinical and Molecular Stratification Study Group (2009) Generation and validation of a revised classification for oesophageal and junctional adenocarcinoma. Br J Surg 96:724-733

[21] Nigro JJ, DeMeester SR, Hagen JA et al (1999) Node status in transmural esophageal adenocarcinoma and outcome after en bloc esophagectomy. J Thorac Cardiovase Surg 117:960-968

[22] Yuasa N, Miyake H, Yamada T et al (2006) Clinicopathologic comparison of Siewert type II and III adenocarcinomas of the gastroesophageal junction. World J Surg 30:364-371

[23] Wijnhoven BPL, Siersema PD, Hop WCJ et al (1999) Adenocarcinomas of the distal oesophagus and gastric cardia are one clinical entity. Br J Surg 86:529-535

[24] Roviello F, Pedrazzani C, Marrelli D et al (2010) Super-extended (D3) lymphadenectomy in advanced gastric cancer.Eur J Surg On-

col 36:439-446

[25] Hsu CP, Wu CC, Chen CY et al (1997) Clinical experience in radical lymphadenectomy for adenocarcinoma of the gastric cardia. J Thorac Cardiovasc Surg 114:544-551

[26] Kitamura K, Nishida S, Yamamoto K et al (1998) Lymph node metastasis in gastric cancer in the upper third of the stomach. Surgical treatment an the basis of the anatomical distribution of positive node. Hepatogastroenterology 45:281-285

[27] Maeta M, Yamashiro H, Saito H et al (1999) A prospective pilot study of extended (D3) and superextended para-aortic lymphadenectomy (D4) in patients with T3 or T4 gastric cancer managed by total gastrectomy. Surgery 125:325-331

[28] Wu CW, Hsiung CA, Lo SS et al (2006) Nodal dissection for patients with gastric cancer: a randomised controlled trial. Lancet Oncol 7:309-315

[29] Songun I, Putter H, Kranenbarg EM et al (2010). Surgical treatment of gastric cancer: 15-year follow-up results of the randomised nationwide Dutch D1D2 trial. Lancet Oncol 11:404-405

[30] Sasako M, Sano T, Yamamoto S et al (2008) Japan Clinical Oncology Group. D2 lymphadenectomy alone or with paraaortic nodal dissection for gastric cancer. New Engl J Med 359:453-462

[31] Di Leo A, Marrelli D, Roviello F et al (2007). Lymph node involvement in gastric cancer for different tumor's site and T stage. Italian Research Group for Gastric Cancer (IRGGC) experience. J Gastrointest Surg 11:1146-1153

[32] Mariette C, Castel B, Baton JM et al (2003) Extent of oesophageal resection for adenocarcinoma of the oesophagogastric junction. Eur J Surg Oncol 29:588-593

[33] Siewert JR, Bottcher K, Stein HJ (1995) Problem of proximal third gastric carcinoma. World J Surg 19:523-531

[34] Collard JM (2001) Exclusive radical surgery for esophageal adenocarcinoma. Cancer 91:1098-1104

[35] Mariette C, Castel B, Toursel H et al (2002) Surgical management of and long-term survival after adenocarcinoma of the cardia. Br J Surg 89:1156-1163

[36] de Manzoni, Pedrazzani C, Pasini F et al (2003) Pattern of recurrence after surgery in adenocarcinoma of the gastrooesophageal junction. Eur J Surg Oncol 29:506-510

[37] Lerut T, Coosemans W, Decker G et al (2004) Extended surgery for cancer of the esophagus and gastroesophageal junction. J Surg Res 117:58-63

[38] Wayman J, Bennett MK, Raimes SA et al (2002) The pattern of recurrence of adenocarcinoma of the oesophago-gastric junction. Br J Cancer 86:1223-1229

[39] Barbour AP, Rizk NP, Gonen M et al (2007) Lymphadenectomy for adenocarcinoma of the gastroesophageal junction (GEJ): impact of adequate staging on outcome. Ann Surg Oncol 14:306-316

Pasquina M.C Tomaiuolo,Andrea Mazzari,Ugo Grossi,
and Antonio Crucitti

第 21 章

高龄胃癌患者手术治疗

【摘要】 70—80 岁老年人群胃癌发病率较高。感染幽门螺杆菌(HP)导致萎缩性胃炎,引起组织器官生理变化,增加癌变风险。高龄胃癌患者多数在发现时已经处于进展期,整体预后很差。对于高龄患者是否手术治疗仍然存在争议,原因在于围术期风险。所有病例均应考虑是否进行胃癌切除术,是否侵犯邻近器官直接关系到患者术后并发症发生率和死亡率。对于进展期胃癌,可考虑姑息性胃肠吻合术。老年人术后发病率和死亡率较高与基础疾病有关。T 分期、淋巴结转移和远处转移是肿瘤患者预后独立危险因素。其他多种治疗方法对于老年患者产生的影响暂不清楚,对于身体状况良好的高龄胃癌患者推荐术后辅助化疗。总体而言,年龄因素并不是胃癌患者预后独立因素,也不应成为胃癌切除手术的禁忌证。根治性手术后,高龄患者可以获得与中年患者一样的生存率。

【关键词】 老年;年龄;胃癌;胃切除术;淋巴结清扫;多种基础疾病;萎缩性胃炎;生存率;化疗

自 20 世纪以来,胃癌发病率呈明显下降趋势,但仍然是部分地区(日本和拉丁美洲)最常见的胃肠道恶性肿瘤,死亡率居世界上第二位,防治形势依然严峻[1]。

根据意大利癌症调查网统计,1998—2002 年间,胃癌是男性癌症患者中第三位致死性肿瘤(占癌症死亡率 8%),是女性患者第五位致死性肿瘤(占癌症死亡率 7.9%)。统计数据表明,意大利每年分别有 9850 名男性和 6604 名女性确诊为胃癌(图 21-1:1998—2001 年意大利胃癌患者发病率和死亡率)。目前,胃癌在男女患者中发病率和病死率呈稳定下降趋势。

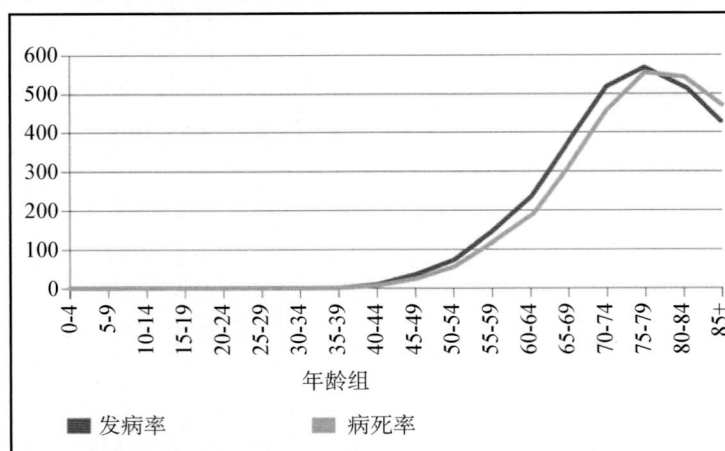

图 21-1 意大利胃癌患者病死率(1998—2002)

在美国,2003—2007 年,胃癌患者确诊平均年龄为 70 岁。65—74 岁、75—84 岁和 85 岁以上患者确诊胃癌比例分别为 24%、27% 和 12%。胃癌患者平均死亡年龄为 73 岁,65—74 岁、75—84 岁和 85 岁以上患者死亡比例分别为 22%、29% 和 17%（图 21-2）。

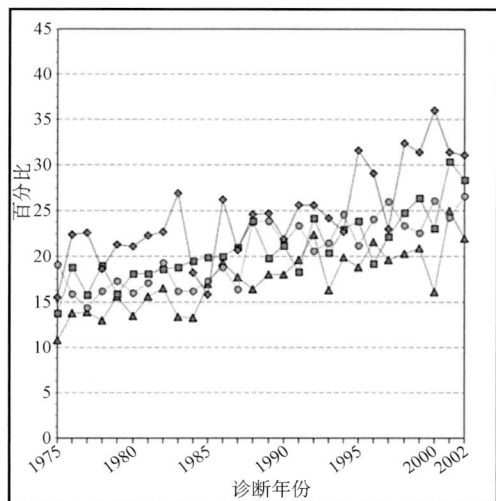

图 21-2　美国胃癌患者不同诊断年份 5 年生存期

胃癌是一种在 70—80 岁老年人群中发病率极高的疾病。随着社会经济水平的提高,有效治疗多发基础疾病和预防性药物可以大幅延长人们寿命,例如 80 岁以上人群数量明显增加（日本已由 3% 增至 17%,西方国家已由 5% 增至 25%）。大约 60% 患者发现癌症时年龄已超过 65 岁。尽管全球胃癌发病率逐渐下降,但老年胃癌患者数量仍不断增加。日本全国性统计结果显示:相比十年前,高龄患者胃癌发病率增长 2.3%[5]。因此,会有更多高胃癌患者需要接受手术治疗。

这些流行病学资料更新了医疗观念,使得人们更重视选择治疗方法。虽然很多高龄胃癌患者适合手术治疗,但许多医生仍不情愿为他们手术。高龄患者长期存在多种基础疾病,并发症风险较高,是否根治性胃癌切除术联合淋巴结清扫和放/化疗治疗仍然存在争议。目前不清楚的是老年患者和年轻患者术后发病率和病死率是否有差别。同样,这些患者中年龄是否是多发疾病、术后反应和癌症分型影响因素尚不清楚。高龄患者临床病理学分期和手术疗效评估是影响预后和生存率的重要因素。

一、高龄患者定义

高龄患者定义并不清晰。美国学者认为到 2016 年全球将有 40% 的老年人口,然而对高龄患者进行定义非常困难,需要考虑到诸如社会、生物、民族其他标准等许多问题。多数科研文献将高龄界定为 70 岁,但由于寿命和生活质量的提高使得 70 岁以上人群和年轻人群并没有太大区别。因此,将高龄界定为 80 岁似乎更有统计学意义。此年龄界限使得患者生存率变得更低,手术治疗时需要异常谨慎。

对高龄患者进行评估非常困难,多数患者伴随疾病缺乏特异性,身体功能减退使得疾病病理生理变化变得非常模糊。此外,多发基础疾病和多种治疗药物也会对临床正确判断造成影响。

高龄患者是一个不同于正常人的群体。许多患者存在营养不良,自身存在一种或多种慢性疾病,如心血管疾病、肺部疾病、高血压和糖尿病等,造成脏器基础功能减退。此外,老年患者对环境变化适应能力也会下降。所以,随着年龄增长,器官生理功能会明显减退。在生化层面,年龄增长使得身体组织容易发生病变,目前已经发现了多种组织老化分子标记物。

很多文献认为,许多组织和器官功能改变是病理过程的体现,随着年龄老化这些变化非常明显。胃酸分泌减少是一个正常的老化过程。另外,由于长期暴露诸如乙醇、非甾体抗炎药、毒素等物质中,胃黏液屏障遭到严重破坏。许多研究表明随着年龄增长,胃对固体和液体排空功能下降,有害介质与胃黏液屏障接触作用时间将延长。作为老化过程的一部分,胃壁细胞丢失被认为是造成胃酸减少的主要原因。这些变化都可能会造成萎缩性胃炎,进而发展为胃癌。

幽门螺杆菌感染也是一项危险因素。人们发现 60 岁以上人群中 75% 胃癌患者 HP 呈阳性。急性 HP 感染会造成暂时性低胃酸症,胃酸分泌减少会促进 HP 的生长,增加了胃癌发生机会。事实上,HP 可以造成慢性胃炎和肠内化生,也是肿瘤发生的前兆。

二、临床病理学分型

老年患者早期胃癌和进展期胃癌存在多种分型标准。

(一)性别

高龄患者中,男性胃癌患者占多数。可能与老年男性长期与环境中有毒物质接触有关。年轻患者中女性普遍与自身雌激素受体作用有关,雌激素对于胃癌发生具有一定的消极作用。

(二)肿瘤位置

许多研究显示,高龄胃癌患者发病部位位于胃较低位置或者下 1/3 部,可达 42%~63%;而年轻患者则为 31%~44%(图 21-3)。

(三)肉眼形态

早期胃癌和进展期胃癌肉眼形态与患者年龄有关。日本文献报道,普通胃癌患者中,大约 90% 早期胃癌呈表面凹陷型,而高龄患者早期胃癌中仅有 46% 属于此型。表面凹陷型仍然是高龄患者主要大体表现,其次分别是表面隆起型和息肉Ⅰ型。

(四)组织分型

高龄患者胃癌分期比较明确。在疾病早期阶段,低分化癌和印戒细胞癌只占 10%,晚期胃癌患者高分化癌和低分化癌发生率相似。高龄患者胃癌初始表现为高分化病变,一段时间后进展为低分化癌;年轻患者中,胃癌患者早期阶段即表现出组织学未分化特征。这些差异可以解释为什么高龄患者比年轻患者胃癌侵袭性更低。

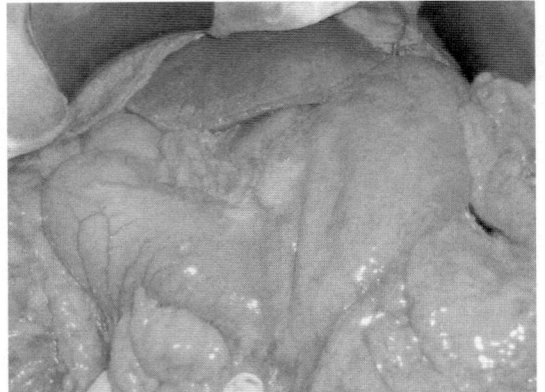

图 21-3　胃小弯侧进展期胃癌

(五)同步癌

许多研究报道,高龄患者同步胃癌发病率更高,占病例总数 8%~15%。内镜下,这些肿瘤表现为多发隆起病变,通常位于胃下 1/3,往往聚集形成单个巨大病变。许多学者认为高龄患者肠型胃癌是与萎缩性胃炎呈现相关性,这可解释多病灶致癌情况。

(六)转移病灶模型

高分化癌通常与血管侵袭有关,优先通过血行播散。因此,高龄患者通常具有血行转移癌细胞,通过门静脉进行肝转移,而腹膜转移较少发生。

关于淋巴结转移灶,似乎年龄>75 岁患者很少出现淋巴结转移,但此观点仍有待证实。

三、手术治疗

根治性切除术,包括与 D2 淋巴结清扫有关的胃大部切除术或全胃切除术,是唯一可能治愈胃癌的治疗方法。R0 切除是本病最重要的指标即长期生存,然而高龄患者胃癌手术治疗仍然存在争议(图 21-4)。首先,大多数高龄患者罹患全身性疾病：高血压最为常见，其次是心血管疾病、糖尿病、脑血管疾病、呼吸功能障碍和轻度肝硬化，这些疾病可能单独存在或者共同出现。许多研究已经证实 ASA Ⅲ-Ⅳ 期患者中，高龄患者比年轻患者更多。此外，高龄患者通常具有不同程度营养不良，多表现为低蛋白血症和低体重指数[13]。所有这些情况似乎都会增加术前风险。其次，高龄患者确诊时往往已处于晚期，原因在于高龄人群中缺乏大规模筛查。最后，在无病生存期和总体生存率方面胃癌往往预后较差。

由于以上这些原因，有时候很难根据指南来治疗高龄胃癌患者。必须在手术治疗获益和术后并发症、病死率之间保持平衡，多数医生更倾向于保守的淋巴结清扫手术，而不是根治性切除手术。

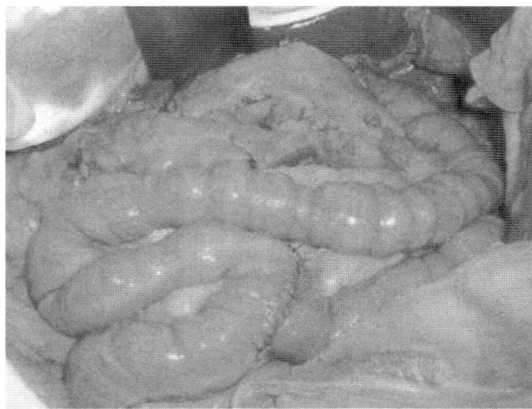

图 21-4 全胃切除后 Roux-en-Y 吻合

以前，70 岁以上胃癌患者手术切除率非常低。20 世纪 90 年代，70-79 岁患者中整体手术切除率为 25%～35%，＞80 岁患者则不足 10%，而根治性切除率分别为 16% 和 4%。在过去的二十年中，整体手术切除率有了显著提高，主要因为手术和麻醉技术和围术期护理水平得到提高。早期内镜诊断、整体生活水平提高以及高龄人群中更为广泛健康教育同样起到了重要作用。

最近，日本和亚洲研究报告称手术切除率为 72%～88%，而 80 岁以上患者根治性切除率为 52%～77%。同样，在欧洲研究报告中，手术切除率为 56%～93%，而对于 75 岁以上患者，根治性切除率为 70%～91%。

至于胃切除手术类型，对于高龄患者，外科医生更倾向于实施胃大部切除术，原因在于肿瘤主要位于胃远端 1/3。此外，全胃切除术后发病率及病死率更高，同样，很少有患者进行脾切除术和邻近器官联合切除手术。

有学者认为，高龄人群中，微创手术在减少远期心肺并发症、缩短住院时间和尽早恢复日常活动等方面有优势，但至今仍没有数据证实这一观点。

关于淋巴结清扫程度，绝大多数医生倾向于选择局部 D1 淋巴结清扫术而不是 D2 手术。有严重并发症的患者中，通常不考虑 D3 淋巴结清扫手术。

对于晚期癌症患者，许多学者认为，姑息性切除胃肠吻合手术是最佳选择，缓解梗阻、溃疡症状和预防出血等方面可能有助于改善患者营养状况和一般情况。一般情况下，不建议全胃切除手术。

在过去几年中，随着手术技术和围术期重症监护水平的提高，同时筛选适合手术的患者，显著降低了高龄胃癌患者术后发病率和病死率。目前高龄胃癌患者术后发病率介于 18% 到 37% 之间。回顾性研究表明，高龄患者围术期并发症并非由于手术本身，但其发病率仍然稍高于年轻人群。而在所有年龄组中最常见手术并发症是吻合口瘘和腹腔脓肿，在高龄患者中最常见的并发症是呼吸衰竭，原因在于吸入性肺炎和肾功能不全。

多项研究表明，并发症发生率较高在很大程度上取决于伴随疾病数量和严重程度。因而，术前全面评估对于高龄患者最佳围术期管理至关重要。一些学者报道，术后并发症与术前伴随疾病的数目呈线性关系，例如，高龄患者通常表现出不同程度的低蛋白血症。对于这些患者,术前营养支持是十分必要的。有趣的是,姑息性手术患者术后并发症发生率更高。接受姑息性治疗的高龄患者往往处于胃癌晚期,生理性退变造成健康状况较差。因此,他们更容易发生并发症。

高龄患者胃癌切除术后病死率更高(高龄患者 3%～10% vs 年轻患者 1%～3%),原因在于高龄患者对于术后并发症耐受性较低。对于高龄患者急诊手术比择期手术表现得更为明显。由手术导致的死亡率在过去几十年中已经下降。高龄患者根治性切除术后 5 年生存率处于 44% 到 65% 之间,而疾病特异性 5 年生存率处于 53% 到 62% 之间。姑息性切除术后整体 5 年生存率和疾病特异性 5 年生存率之间没有区别,而取决于高龄或年轻患者人群。一般人群中,肿瘤分期、淋巴结转移和原发肿瘤浸润胃壁深度是预后的独立影响因素,对于高龄患者生存率具有重要影响。

四、局部进展期胃癌和复发或转移性胃癌综合治疗

ESMO 指南推荐对于高风险胃癌患者,术后辅助化疗和放疗可以减少局部或远处复发,并提高根治性切除术后生存率。

既往,高龄肿瘤患者往往因为纳入标准年龄上限而被排除在辅助治疗的临床研究之外。通常认为高龄是药物毒性增加和化疗耐受性降低的风险因素,部分原因是增加药物接触(例如,半衰期延长或肾功能受损),以及改变了药效学特点,例如分布、排泄和吸收。

骨髓抑制、黏膜炎、心功能不全和中枢神经毒性多见于高龄患者,然而,仅有少数研究结果根据年龄变化进行调整,如功能障碍和并发症增加,表现出与毒性增加相关。这导致了一些已公布数据存在明显偏倚。涉及高龄癌症患者的治疗决策应当以老年医学肿瘤评估的结果为根据。对于接受治疗患者而言,应尽最大努力加强支持治疗以降低手术

风险和提高疗效。而对于采用非治愈性方式和存在毒性增加风险的患者,为降低副作用而减少剂量是合理的。

到目前为止,对进展期胃癌患者开展了多项术后辅助化疗研究[24]。许多化疗方案,如术后氟尿嘧啶、甲酰四氢叶酸联合放疗、术前/后表柔比星、顺铂＋5-氟尿嘧啶(MAGIC 实验)、口服氟嘧啶(S-1 辅助化疗方案)均提高了远期生存率,延长了复发时间。尽管如此,对高龄患者是否应用联合治疗方案,迄今为止并没有一个研究得到最确切结论。目前,欧洲并不推荐单药辅助化疗,相对于副作用而言,单药并未显示明显益处。相反,有两种较高龄胃癌患者可以选用的治疗方案包括:①术前、术后化疗;②术后化疗联合放疗。

考虑到患者治疗后肿瘤复发和远处转移,姑息性化疗具有生存率优势。姑息系统性化疗与单独应用支持治疗之间尚存争议。尽管如此,有报道称年龄 70 岁胃癌患者,获益方面与年轻患者基本相同,不需要增加姑息性化疗强度来减轻症状、缩小肿瘤和长期存活。

年龄因素并不是胃癌患者选择化疗方案的禁忌,需要对高龄患者进行合理评估并分类:①无多发基础疾病的高龄患者,可以应用与年轻患者基本一样的治疗方案;②身体较差的高龄患者,需要较缓和治疗方案;③身体虚弱高龄患者,无法耐受化疗过程。这三组分类标准更多地取决于原始肿瘤实体、需要接受治疗种类和强度。

五、结论

许多文献认为高龄患者治疗受到很多限制,但总体而言,经根治性切除之后,高龄患者同样可以获得与中年患者相同的生存率。因此,不同年龄段胃癌生物学行为并无明显不同。手术切除后高龄患者获益与年轻患者相同,同样可以获得正常工作和重返社会的机会。

综上所述,年龄并不是胃癌患者预后的独立影响因素,也不应该成为胃癌切除手术的禁忌。然而,治疗结果取决于住院期间恰当的临床治疗策略、仔细而谨慎淋巴结清扫和多学科基础疾病综合治疗。高龄患者即使是早期肿瘤,预后与多发基础疾病状态有关。

参 考 文 献

[1] Saif MW, Makrilia N, Zalonis A et al (2010) Gastric cancer in elderly: an overview. EJSO 36:709-717

[2] I tumori in Italia-Rapporto 2006. http://www. registri-tumori. it/incidenza1998/2002/rapporto/1% 20dati% 20dei% 20 registri% 20tumori.html. Accessed 16 November 2010

[3] Altekruse SF, Kosary CL, Krapcho M et al: SEER Cancer Statistics Review, 1975-2007, National Cancer Institute.Bethesda, MD. http://seer. cancer. gov/csr/1975 _ 2007/index. html. Accessed 16 November 2010

[4] Coniglio A, Tiberio GAM, Busti M et al (2004) Surgical treatment for gastric carcinoma in the elderly. J Surg Oncol 88:201-205

[5] Dong-Yi K, Jae-Kyoon J, Seong-Yeob R et al (2005) Clinicopathologic characteristics of gastric carcinoma in elderly patients: a comparison with young patients. World J Gastroenterol 11:22-26

[6] Orsenigo E, Tomajer V, Di Palo S et al (2007) Impact of age on postoperative outcomes in 1118 gastric cancer patients undergoing surgical tratment. Gastric Cancer 10:39-44

[7] Levine JL, Zenilman ME (2001) Age-related physiologic changes in the gastrointestinal tract. In: Rosenthal RA (ed) Principles and practice of geriatric Surgery. Springer, New-Jork, pp 511-527

[8] Cima RR, Soybel DI (2001) Pathophysiology and treatment of benign disease of the stomach and duodenum. In:Rosenthal RA (ed) Principles and practice of geriatric Surgery. Spring-er, New Jork, pp 555-568

[9] Furukawa H, Iwanaga T, Hiratsuka M et al (1994) Gastric cancer in young adults: growth accelerating effect of pregnancy and delivery. J Surg Oncol 55:3-6

[10] Arai T, Esaki Y, Inoshita N et al (2004) Pathologic characteristics of gastric cancer in the elderly: a retrospective study of 994 surgical patients. Gastric Cancer 7:154-159

[11] Kitamura K, Yamaguchi T, Taniguchi H et al (1996) Clinicopathological characteristics of gastric cancer in the elderly. Br J Cancer 73:798-802

[12] Kunisaki C, Akiyama H, Nomura M et al (2005) Comparison of surgical outcomes of gastric cancer in elderly and middle-aged patients. The Am J Surg 191:216-224

[13] Katai H, Sasako M, Sano T et al (2004) Gastric cancer surgery in the elderly without operative mortality. Surg Oncol 13:235-238

[14] Oh J, Young-Kyu P, Seong-Yeob R et al (2010) Effecr of age on surgical outcomes of extended gastrectomy with D2 lymph node dissection in gastric carcinoma: prospective cohort study. Ann Surg Oncol 17:1589-1596

[15] Winslet MC, Mohsen YMA, Powell J (1996) The influence of age on the surgical management of carcinoma of the stomach. Eur J Surg Oncol 22:220-224

[16] Eguchi T, Fujii M, Takayama T (2003) Mortality for gastric cancer in elderly patients. J Surg Oncol 84:132-136

[17] Ozer I, Bostanci EB, Kou U et al (2010) Surgical treatment for gastric cancer in Turkish patients over age 70: early postoperative results and risk factors for mortality. Langenbecks Arch Surg 395:1101-1106

[18] Saidi RF, Bell JL, Dudrick PS (2003) Surgical resection for gastric cancer in elderly patients: is there a difference in outcome? J Surg Res 118:15-20

[19] Martella B, Militello C, Spirch A et al (2005) Palliative surgery for gastric cancer in elderly

patients. Acta BioMed 76:49-51

[20] Chew-Wun W, Su-Shun L, King-Han S et al (2000) Surgical mortality, survival and quality of life after resection for gastric cancer in the elderly. World J Surg 24:465-472

[21] Hara H, Isozaki H, Nomura E et al (1999) Evaluation of treatment strategies for gastric cancer in the elderly according to the number of abnormal parameters on preoperative examination. Jpn J Surg 29:837-841

[22] Hiroaki S, Tomohiro O, Daiki M et al (2006) Effect of age on prognosis in patients with gastric cancer. ANZ J Surg 76:458-461

[23] Kubota H, Kotoh T, Dhar DK et al (2000) Gastric resection in the aged (> or = 80 years) with gastric carcinoma: a multivariate analysis of prognostic factors. Aust N Z J Surg 70:254-257

[24] Wedding U, Honecker F, Bokemeyer C et al (2007) Tolerance to chemotherapy in elderly patients with cancer. Cancer Control 14:44-56

[25] Trumper M, Ross PJ, Cunningham D et al (2006) Efficacy and tolerability of chemotherapy in elderly patients with advanced oesophago-gastric cancer: a pooled analysis of three clinical trials. EJC 42:827-834

Marco Farsi,Marco Bernini,and Lapo Bencini

第 22 章

胆囊切除术：赞同或反对

【摘要】 胃癌切除术后患者容易出现胆囊结石,可能与消化道重建过程中切断迷走神经有关。因此,有些外科医生胃癌手术过程中同时切除胆囊。但是,并非所有胃癌患者术后出现胆囊炎症状。如果出现胆囊炎临床症状,可以行腹腔镜胆囊切除手术。目前,没有相关临床研究证实胃癌术后是否需要胆囊切除手术。胃癌手术过程中,对于没有结石的胆囊,并不推荐常规进行胆囊切除手术。

【关键词】 偶发性胆囊切除术;常规胆囊切除术;同时性胆囊切除;胃癌手术;胃切除术

相对于普通人,肥胖患者胃切除手术和胃癌切除手术患者出现胆结石和胆囊泥沙状结石概率更高（15% ～ 25% vs. 5% ～ 8%）[1-5]。可能与切断迷走神经分支和消化道重建有关[6,7]（图 22-1）。胆囊神经支配主要有：前肝丛、后肝丛和膈神经。附近淋巴结主要有：贲门右、胃小弯、胃左动脉、腹腔动脉和肝动脉淋巴结。区域性解剖包括迷走神经损伤（通过胃大部切除）或神经纤维损伤（通过淋巴结清扫术）（图 22-2）。胃切除手术后,胆囊功能障碍可能与胆囊充盈/排空受损和胆囊收缩素（激素）分泌减弱有关。胃癌切除手术过程中许多外科医生常规行胆囊切除。对于食管切除手术患者,营养不良和酗酒是术后出现胆道并发症的重要原因[8,9]。由于缺乏研究数据和实验结果,一些学者[4]推荐胃手术中进行预防性胆囊切除以防止产生术后胆道并发症或降低了生活质量,不过这些治疗方法仍存在争议[1,10]。预防性胆囊切除手术受到越来越多的质疑,主要原因在于意外胆管损伤造成的并发症。对于胃癌手术患者,必须认真考虑患者生存时间。如术中诊断为胆囊结石,专家共识认为需要进行胆囊切除;但是否需要切除正常的胆囊,还未达成共识。

一、为什么切除"正常"胆囊

研究发现,胃癌术后有 17% 的患者被检测出患有胆结石和胆囊泥沙状结石[1-5,10]（图 22-3）。欧洲胃癌手术患者 5 年存活率为 24%～42%[11],>90% 患者术后两年内会患有胆结石[4]。胃癌术后患有胆结石风险与胃切除手术（胃部分切除或全胃切除）[1]和淋巴结清扫（D1 或 D2）程度有关[4,12,13]。D2 手术是意大利、亚洲和多数欧洲国家胃癌标准术式。例如,胃部分切除术后患有胆结石的概率<8%,全胃切除术后患有胆结石概率会提高 3 倍以上[1]。此外,消化道重建方式会对胆结石形成产生影响[1],Billroth Ⅰ 吻合后约 7% 的患者出现胆结石,而 Roux-en-Y 吻合后>17% 的患者出现胆结石。这种差异的产生可能是由于十二指肠排异反应导致缩胆囊素分泌模式发生改变,从而减少胆结石生成[6,13]。

Akatsu 报道了 805 例胃癌手术患者资料[13],D1 淋巴结清扫患者出现胆结石的概率

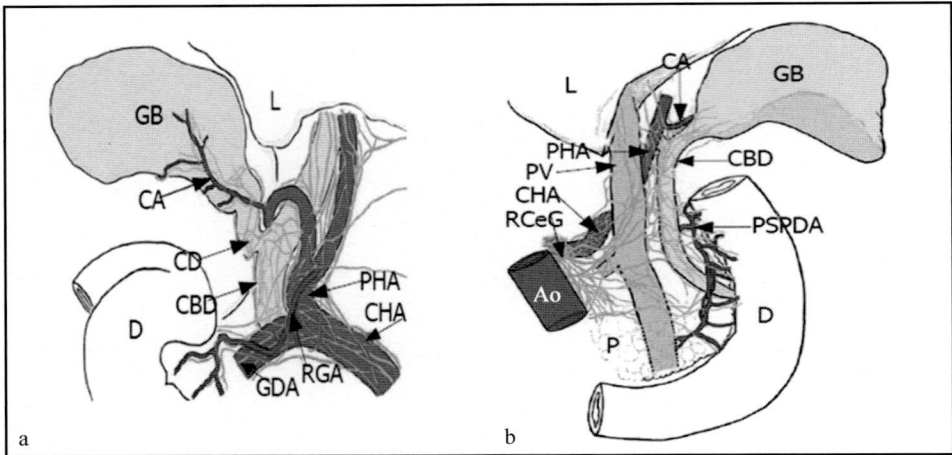

图 22-1　胆囊(GB)腹面(a)和背面(b)神经分布

肝丛前支和后支胆囊神经分支沿着胆囊管(CD)分布,迷走神经肝分支与肝固有动脉(PHA)肝丛汇合,箭头指示为神经分支。CBD.胆总管;CHA.肝总动脉;D.十二指肠;GDA.胃十二指肠动脉;L.肝;RGA.胃右动脉;Ao.腹主动脉;IVC.下腔动脉;PSPDA.胰十二指肠动脉后上支;PV.门静脉;RCeG.右腹腔神经节

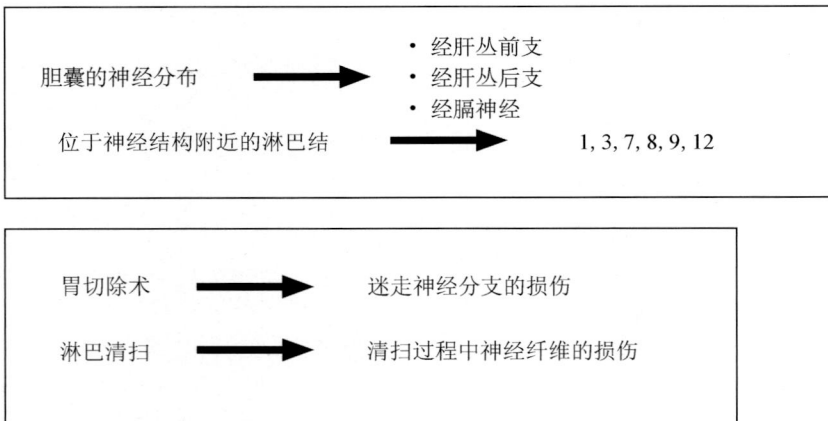

图 22-2　胆囊病理生理学和胃癌手术中神经损伤机制

为 9.4%,而 D2 手术患者则升至 17.8%;而Kobayashi 报道的扩大淋巴结清扫手术,其中包括第 12 组淋巴结清扫,胆石症发生概率≥28%[1]。出现胆结石需要进一步手术(胆囊切除术)的患者多为 D2 手术患者(D1:D2 vs. 4%:19%)[13]。扩大淋巴结清扫手术,胃部手术与胆结石形成的时间间隔更短(D2:

19 个月 vs. D1:29 个月)[13]。另外一项研究发现胆结石与随访时间有关[10]。

胃癌和食管癌[9]术后早期出现的并发症,例如急性胆囊炎[15,16],延长了住院时间,需要额外治疗,相应地增加了并发症发病率和死亡率。中/长期并发症包括有症状胆囊结石,可能会影响生活质量,需要进一步手术

治疗。此外,胃癌手术后进行胆囊切除术(多数情况下,试图通过腹腔镜进行手术)更具有挑战性,容易造成胆管损伤,手术时间更长[17,18]。

胃癌手术过程中胆囊切除术(同步胆囊切除)并不费时,基本上不会增加额外风险。

胃癌术中开放性胆囊切除手术与择期胆囊切除手术类似,死亡率接近于 0 和并发症发生率<5%[19]。同步胆囊切除手术术野较好,操作时间将更短。理论上的优势在于避免出现围术期胆囊并发症而需要额外治疗,长期而言可能会出现有症状的胆结石病。

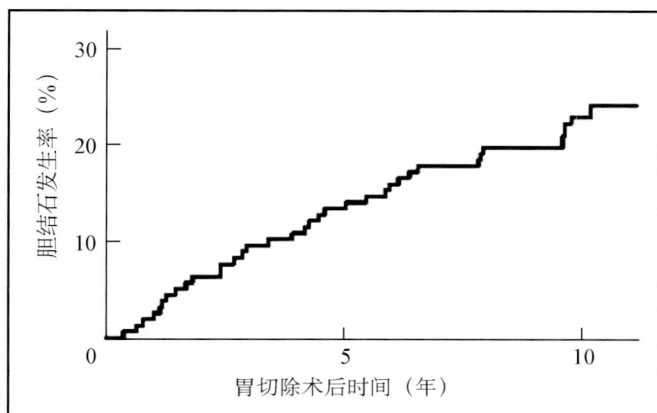

图 22-3　胃切除术后胆结石发生率

二、为什么不需要摘除"正常"胆囊

最近,欧洲一项普通人群罹患胆结石症发病概率和潜在风险因子大型调查发现,随访 5 年后,胆结石症患者胃肠道症状和生活质量与健康人群基本相似[20]。并非所有胃癌术后诊断出胆结石患者,会出现临床症状或需要额外手术治疗[2-4],对于胃癌术后患者,可以选择腹腔镜胆囊切除手术[17,21]。近期德国研究小组[10]总结并发表了一篇关于胃食管切除术中偶发胆囊切除手术文章。作者报道了 16 个研究中心,3735 例患者上消化道手术后胆结石形成的研究结果。胆石症发病率在 5% 到 60% 之间,平均为 17.5%;相比之下,普通人群胆石症发病率,男性为4%,女性为 12%。最重要的发现是需要进行胆囊切除的患者<5%。对于胃癌术后早期出现胆囊并发症,如急性胆囊炎,已经有详细报道[10,15,16],但多数认为胆囊问题并不重

要[10]。

三、讨论和结论

至今,关于胃癌患者是否需要胆囊切除仍缺乏随机对照研究结果,胆囊治疗方案也取决于外科医生。多数推荐胃手术过程中进行预防性胆囊切除术的文献发表于十多年前的消化道溃疡时代,在此并没有被引用。而近期研究结果多集中于肥胖手术领域[22]。我们都能够发现很多支持或反对胃癌切除术中胆囊切除手术的证据。一些研究发现保留迷走神经的手术中,胆结石发病率更低,可能的原因是胆囊良好的收缩性或缩胆囊素分泌功能未受影响[12,23]。但此类手术并不是西方国家胃癌手术的标准。

胃癌患者生活质量很低,淋巴结清扫之后造成的解剖不清楚可能会对胆囊切除造成损伤。还有一些学者质疑胆囊切除本身是否真的能够降低胃癌术后症状。研究表明食管

手术患者[8,9],该手术与胃癌患者迷走神经切断术相似,但患者生存率更差,围术期发病率更高,例如体重减轻、营养不良以及酗酒,很难作为胆汁并发症风险因素进行比较。

能够从胃癌手术过程中胆囊切除获益的患者,应该是年龄较轻、伴随疾病较少的患者,手术要求做到 D2 淋巴结清扫、R0 切除和 Roux-en-Y 吻合。

Azienda Ospedaliero-Universitaria Careggi (Florence,Italy)肿瘤外科与 GIRCG 多个中心正在对以上问题首次开展随机、对照研究(注册号:ClinicalTrials. gov ID. NCT00757640)[25]。主要目的是探讨胃癌术后 5 年,对于没有预防性切除胆囊的患者是否出现胆石症症状,是否需要再次手术治疗,同时探讨的问题还包括预防性胆囊切除是否会增加并发症、手术时间和延长住院时间。

胃癌手术后出现胆囊疾病比较常见。任何治疗技术的进步都会帮助很多患者提高他们的生活质量、并发症发生率、病死率和住院时间。腹部手术中胆囊切除手术所导致的并发症是最少的。根据目前文献数据,我们并不推荐胃癌手术中进行胆囊切除手术,除非明确发现患者存在结石的证据。

参 考 文 献

[1] Kobayashi T, Hisanaga M, Kanehiro H, Yamada Y et al (2005) Analysis of risks factors for the development of gallstones after gastrectomy. Br J Surg 92:1399-1403

[2] Sanders G, Kingsnorth AN (2007) Gallstones. BMJ 335:295-299

[3] Sakorafas GH, Milingos D, Peros G (2007) Asymptomatic cholelithiasis: is cholecystectomy really needed? Dig Dis Sci 52:1313-1325

[4] Fukagawa T, Katai H, Saka M, Morita S et al (2009) Gallstone Formation after Gastric Cancer Surgery. J Gastrointest Surg 13:886-889

[5] Vicky Ka Ming Li, Pulido N, Martinez-Suartez P, Fajnwaks P et al (2009) Symptomatic gallstones after sleeve gastrectomy. Surg Endosc 23:2488-2492

[6] Qvist N (2000) Review article: gall-bladder motility after intestinal surgery. Aliment Pharmacol Ther 14 (s2): 35-38

[7] Yi SQ, Ohta T, Tsuchida A, Terayama H et al (2007) Surgical anatomy of innervation of the gallbladder in humans and Suncus murinus with special reference to morphological understanding of gallstone formation after gastrectomy. World J Gastroenterol 14:2066-2071

[8] Tachibana M, Kinugasa S, Yoshimura H, Dhar DK et al (2003) Acute cholecystitis and cholelithiasis developed after esophagectomy. Can J Gastroenterol 17:175-178

[9] Tsunoda K, Shirai Y, Wakai T, Yokoyama N et al (2004) Increased risk of cholelithiasis after esophagectomy. J Hepatobiliary Pancreat Surg 11:319-323

[10] Gillen S, Michalski CW, Schuster T, Feith M et al (2010) Simultaneous/lncidental cholecystectomy during gastric/esophageal resection: systematic analysis of risks and benefits. World J Surg 34:1008-1014

[11] Lepage C, Sant M, Verdecchia A, Forman D et al (2010) Operative mortality after gastric cancer resection and long-term survival differences across Europe. Br J Surg 97:235-239

[12] Tomita R, Tanjoh K, Fujisaki S (2004) Total gastrectomy reconstructed by interposition of a jejunal J pouch with preservation of hepatic vagus branch and lower esophageal sphincter for T2 gastric cancer without lymph node metastasis. Hepatogastroenterology 51:1233-1240

[13] Akatsu T, Yoshida M, Kubota T, Shimazu M et al (2005) Gallstone disease after extended (D2) lymph node dissection for gastric cancer. World J Surg 29:182-186

[14] Verlato G, Roviello F, Marchet A, Giacopuzzi S et al (2009) Indexes of surgical quality in gastric cancer surgery: experience of an Italian

network. Ann Surg Oncol 16：594-602

[15] Oh SJ，Choi WB，Song J，Hyung WJ et al（2009）Complications requiring reoperation after gastrectomy for gastric cancer：17 years experience in a single institute. J Gastrointest Surg 13：239-245

[16] Liu XS，Zhang Q，Zhong J，Zhu KK et al（2010）Acute cholecystitis immediately after radical gastrectomy：a report of three cases. World J Gastroenterol 16：2702-2074

[17] Sasaki A，Nakajima J，Nitta H，Obuchi T et al（2008）Laparoscopic cholecistectomy in atients with a history of gastrectomy. Surg Today 38：790-794

[18] Fraser SA，Sigman H（2009）Conversion in laparoscopic cholecystectomy after gastric resection：a 15-year review. Can J Surg 52：463-466

[19] Wolf AS，Nijsse BA，Sokal SM，Chang Y et al（2009）Surgical outcomes of open cholecystectomy in the laparoscopic era. Am J Surg 197：781-784

[20] Halldestam I，Kullman E，Borch K（2009）Incidence of and potential risk factors for gallstone disease in a general population sample. Br J Surg 96：1315-1322

[21] Kwon AH，Inui H，Imamura A，Kaibori M et al（2001）Laparoscopic cholecystectomy and choledocholithotomy in patiems with a previous gastrectomy. J Am Coll Surg 193：614-619

[22] LiVK，Pulido N，Fajnwaks P，Szomstein S et al（2009）Predictors of gallstone formation after bariatric surgery：a multivariate analysis of risk factors comparing gastric bypass，gastric banding，and sleeve gastrectomy. Surg Endosc 23：1640-1644

[23] Hagiwara A，Imanishi T，Sakakura C，Otsuji E et al（2002）Subtotal gastrectomy for cancer located in the greater curvature of the middle stomach with prevention of the left gastric artery. Am J Surg 183：692-696

[24] Berger MY，Olde Hartman TC，Bohnen AM（2003）Abdominal symptoms：do they disappear after cholecystectomy? Surg Endosc 17：1723-1728

[25] Farsi M，Bernini M，Bencini L，Miranda E et al（2009）The CHOLEGAS study：multicentric randomized，blinded，controlled trial of gastrectomy plus prophylactic cholecystectomy versus gastrectomy only，in adults submitted to gastric cancer surgery with curative intent. Trials 10：32

Giovanni de Manzoni,Alberto Di Leo,Luca Rodella,
Francesco Lombardo,and Filippo Catalano

第 23 章

不可切除性胃癌的内镜下和手术姑息治疗

【摘要】 化疗是无法切除胃癌患者标准的治疗方法,但对于恶性肿瘤导致的消化道梗阻患者并不适用,常见的治疗方法是胃空肠吻合。最近,内镜下支架置入术已经逐渐成为可选的、安全有效的姑息治疗手段,对于胃和十二指肠恶性肿瘤导致的管腔狭窄患者尤其如此。其他的研究结果显示,胃空肠吻合手术与晚期胃癌患者长期生存相关。对于一般情况良好,预计生存期望较长的患者,胃空肠吻合手术是最佳治疗方法。对于生存期较短、状态较差的患者,内镜支架置入可以作为一种治疗手段。

【关键词】 胃输出端梗阻(GOO);开腹胃空肠吻合术(OGJ);腹腔镜下胃空肠吻合术(LGJ);部分离断式胃空肠吻合术(SPGJ);内镜下支架(ES);延迟胃排空(DGE);食管胃结合部

一、姑息手术

多数无法治愈的进展期胃癌(AGC)或复发胃癌患者于确诊后 1 年内死亡。系统化疗是此类患者标准治疗方法[1]。肿瘤进展或腹膜播散会导致一系列症状,如:厌食、腹痛、恶心呕吐和胃肠道梗阻,给治疗带来极大难度[2]。从许多回顾性研究结果来看,对不可切除性胃癌患者行姑息手术仍存在较大争议,并且需要特定的适应证。对于那些生存期望值较高及 ECOG 体力状态评分较好的患者,可考虑姑息性旁路手术(表 23-1)[3,6]。

表 23-1 ECOG 体力状态评分

0. 活动能力完全正常,与起病前活动能力无任何差异
1. 能自由走动并从事轻体力活动,包括一般家务、办公室工作,但不能从事较重体力活动
2. 能自由走动及生活自理,但已丧失工作能力,日间不少于一半时间可起床活动
3. 生活仅能部分自理,日间一半以上时间卧床或坐轮椅
4. 卧床不起,生活不能自理
5. 死亡

(一)肿瘤引起胃输出端梗阻

胃输出端梗阻(GOO)是远端进展期胃癌比较严重的问题,如胃内肿瘤膨胀生长也会产生梗阻。如果无法实现根治性切除,那么应避免在 GOO 患者身体状况不好,如:呕吐、脱水和营养不良等情况下进行治疗,因为这些患者很快会出现临床症状。经口进食、避免体重下降对于后续系统化疗非常重要[7]。能够进食患者可以口服化疗药物[8]。

常见的姑息性旁路手术包括传统开腹胃

空肠吻合手术（OGJ）。如肿瘤侵及胃大部分（除胃底和食管胃结合部），可以选择胃底空肠吻合手术。恶性 GOO 姑息治疗多中心随机研究，与内镜下支架置入相比，OGJ 和腹腔镜下胃空肠吻合术能够获得较好的长期生存结果。支架置入可以增强患者进食能力、缩短住院时间、减少花费；胃空肠吻合手术适用于生存期望≥2 个月的患者。长期随访结果显示，旁路手术在进食食物、并发症发生率、解除梗阻和再次治疗干预等方面[9]具有优势。

腹腔镜 OGJ 同样可以获得较好结果，但需承担手术操作相关风险。GOO 患者中，OGJ 常与胃排空（DGE）延迟相关，其发生率上升至 16%，再次治疗比例为 8%。发病率大约为 25%，病死率为 8%～17%[10,11]。过去几年里，随着腹腔镜技术的提高，很多学者不断探索对于 GOO 患者行 LGJ 手术。此方法安全、有效，能够缓解症状，提高早期肠道蠕动功能。微创手术能够防止术后腹腔粘连[12]。

1997 年，Kaminishi 等提出了不同于 OGJ 的手术方法，与 OGJ 相比，部分离断式胃空肠吻合术（SPGJ）可提高 GOO 患者生存质量和预后情况。SPGJ 是对 DGE 有效的治疗方法。此种旁路手术中，沿大弯侧离断胃上 1/3，距离胃小弯侧约 2cm，后者剩下大约一指宽管腔。最后，离断的近端胃部与肠管进行吻合[13]。对于无法切除肿瘤所导致的恶性 GOO 患者，Kubota 等人报道 SPGJ 能够提高生存质量（可进固体食物，很少出现并发症），预后比支架置入治疗更好[14]。另外一组患者为不可切除胰腺胆管癌患者，65% 的患者出现 GOO，SPGJ 后发病率为 38%，OGJ 后发病率为 50%，23% 和 40% 的患者分别出现 DGE 症状。最近，应用腹腔镜技术有效治疗无法切除胃窦部 AGC 的 GOO 症状[15]，此治疗方法也适用于不同肿瘤引起的恶性幽门、十二指肠梗阻患者[16]。

（二）肿瘤复发引起胃输出端梗阻

对于此前胃癌次全切除手术患者，局部区域性复发可能累及胃床，引起吻合口梗阻和胃输出端梗阻。外科手术能够提高胃癌患者总体生存率[17-19]，但对于无法切除的胃癌患者，病死率较高[19]。姑息性手术患者手术质量不高，原因在于进展期恶性肿瘤、身体状态较差和营养不良。此类患者一般生存期相对较短。对于这些患者，可以采用低侵入性操作方法，例如内镜下支架置入。最近研究报道自扩张金属支架内镜置入技术能够提供安全有效的姑息治疗手段，可以治疗肿瘤导致的吻合口狭窄[20-22]。

二、内镜下姑息治疗

传统治疗恶性 GOO 的方法是 OGJ。最近，内镜下支架置入术（ES）表现出显著优势。为了评估姑息性治疗 GOO 不同方法进行回顾性研究[23-25]，12 项研究中对 ES 和 OGJ（244 例和 218 例）进行对比，ES 效果较好，能够早期进食（平均 7d）出院较早（平均 12d）。OGJ 后，患者容易出现严重并发症，尤其是医学方面（心肌梗死、呼吸道感染和肾衰竭）。ES 后并发症主要与操作技术相关（支架移位、肿瘤导致梗阻、出血、穿孔或破裂）。30d 内生存率或病死率无显著差异。

只有很少研究对 ES 和 LGJ 技术进行比较。ES 的优势在于症状缓解快、进食时间快、并发症更少及住院天数更短。LGJ 的优势在于梗阻症状复发率更低，需要重新治疗比率更低[26,27]。与 OGJ 相比，两种方法具有显著的优势，OGJ 致死率比 ES 和 LGJ 都高（高出 2.1 倍和 1.8 倍）[28]。

从治疗花费和住院天数角度，ES 有优势，但后续随访显示 ES 患者可能需要支付再次治疗花费。支架移位和肿瘤过度生长可能导致 25% 的患者发生十二指肠梗阻，这些患者需要支架置入，因此 ES 低花费的优势并不明显[25,29]。但是,即使再次放入支架,ES 花费也比手术治疗花费少,ES 并发症发病率和致死率显著降低[30]。

姑息性治疗依赖于多种因素,包括患者年龄、临床症状、梗阻部位、GOO 特异性因素、临床医师技术和支架类型。胃癌患者幽门狭窄概率低于胰腺癌。少数情况下,如果支架接近胆总管,能够导致胆总管关闭,从而引起梗阻性黄疸。无包覆支架减少支架移位的发生(6% vs.19%包覆性支架)[25]。ES 禁忌证如下:内镜较容易通过狭窄处导致支架移位风险高、多处狭窄并且不能通过单独或两个支架桥连接、梗阻严重到需要导丝通过和穿孔。另一方面,OGJ 或 LGJ 限制性主要与胃大弯侧吻合口位置有关,这可能引起进食困难。

胰腺癌患者中位生存期很差,ES 能得到较好结果,而胃癌患者生存期望较长,LGJ 更加合适,效果较为牢靠,很少出现复发性梗阻症状。无论哪种情况,如支架无法置入或 ES 技术无法缓解十二指肠梗阻症状时,应考虑 OGJ 或 LGJ。

支架通常比狭窄部位长 2~4cm,支架最大直径推荐为 20 或 22mm,防止支架移位。前瞻性多中心临床研究显示,相比于不锈钢或其他合金支架,WallFlex Nitinol(镍钛合金)支架更适合十二指肠,56%的患者 7d 内恢复进食,其中 48%的患者可顺利进食直到死亡或随访结束[31]。

支架通过内镜手术通道可以在 X 线引导或直视下放置。复发性梗阻的症状按照实际和病因分为:无法识别的多处梗阻(远于支架位置)或胃肠动力较差(由于肌层的用药或浸润或腹腔丛导致的急性症状)。过短的支架可能需要重新放置支架(第二次需要长支架);初始治疗后,可以在 1~2 周明显改善症状。延迟复发的症状(几周到几月)常常由于肿瘤过度或内生长和内镜治疗导致的[32]。

支架置入术后的 AGC 患者可以采用多种化疗方案进行应用,从而延长患者生存期。Shimura 等比较了术后接受化疗的 15 例患者和置入支架后接受化疗的 11 例患者。就生存期和治疗失败期而言,两者无显著差异[33]。

胃癌侵犯食管胃结合部比较特殊。这些病例中,成角位置可能引起严重的并发症,如由于胃后壁浸润或近端食管黏膜浸润所致的穿孔或出血。胃食管反流的发生率为 5%~7%。一些学者采用抗反流瓣支架进行治疗。虽然减少了反流症状,但出现与标准支架导致类似的吞咽困难症状[34,35]。

参 考 文 献

[1] Ohtsu A (2008) Chemotherapy for metastatic gastric cancer: past, present, and future. J Gastroenterol 43:256-264

[2] Gencer D, Kastle-Larralde N, Oliz LR et al (2009) Presentation, treatment, and analysis of prognostic factors of terminally ill patients with gastrointestinal rumors. Onkologie 32: 380-386

[3] Oken MM, Creech RH, Tormey DC et al (1982) Toxixity and response criteria of the Eastem Cooperative Oncology Group. Am J Clin Oncol 5:649-655

[4] Sarela AI, Miner TJ, Karpeh MS et al (2006) Clinical outcomes with laparoscopic Ml unresected gastric adenocarcinoma. Ann Surg 243: 189-195

[5] Kikuchi S, Tsutsumi O, Kobayashi N et al (1999) Does gastrojejunostomy for unresectable cancer of the gastric antrum offer satisfactory palliation? Hepatogastroenterology 46: 584-587

[6] Maltoni M, CaraceniA, Brunelli C et al (2005) Prognostic factors in advanced cancer patients: evidence-based clinical recommendations-A study by the Steering Committee of the European Association for Palliative Care. J

Clin Oncol 23：6240-6248

[7] Park JM, Chi KC (2010) Unresectable gastric cancer with gastric outlet obstruction and distant metastasis responding to intraperitoneal and folfox chemotherapy after palliative laparoscopic gastrojejunostomy：report of a case. World J Surg Oncol 8：109

[8] Ohashi M, Kanda T, Hirota M et al (2008) Gastrojejunostomy as induction treatment for S-l-based chemotherapy in patients with incurable gastric cancer. Surg Today 38：1102-1107

[9] Jeurnink SM, Steyerberg EW, van Hooft JE et al (2010) Surgical gastrojejunostomy or endoscopic stent placement for the palliation of malignant gastric outlet obstruction (SUSTENT study)：a multicenter randomised trial. Gastrointest Endosc 71：490-499

[10] de Rooij PD, Rogatko A, Brenna MF (1991) Evaluation of palliative surgical procedures in unresecrable pancreatic cancer. Br J Surg 78：1053-1058

[11] Neuberger TJ, Wade TP, Swope TJ et al (1993) Palliative operation for pancreatic cancer in the hospitals of the US Department of Veterans Affairs from 1987 to 1991. Am J Surg 166：632-637

[12] Choi YB (2002) Laparoscopic gastrojejunostomy for palliation of gastric outlet obstruction in unresectable gastric cancer. Surg Endosc 16：1620-1626

[13] Kaminishi M, Yamaguchi H, Shimizu N et al (1997) Stomach-partitioning gastrojejunostomy for unresectable gastric carcinoma. Arch Surg 132：184-187

[14] Kubota K, Kuroda J, Origuchi N et al (2007) Stomach-partitioning gastrojejunostomy for gastroduodenal outlet obstruction. Arch Surg 142：607-611

[15] Mimatsu K, Oida T, Kawasaki A et al (2009) Laparoscopic-assisted stomach-partitioning gastrojejunosromy for the palliation of gastric outlet obstruction from antral gastric cancer. Surg Laparosc Endosc Percutan Tech 19：e76-e79

[16] Suzuki O, Shichinohe T, Yano T et al (2008) Laparoscopic modified Devine exclusion gastrostomy as a palliative surgery to relieve malignant pyloroduodenal obstruction. Am J Surg 191：428-432

[17] de Liaño AD, Yamoz C, Aguilar R et al (2008) Surgical treatment of recurrent gastric cancer. Gastric Cancer 11：10-14

[18] Badgwell B, Cormier N, Xing Y et al (2009) Attempted salvage resection for recurrent gastric or gastroesophageal cancer. Ann Surg Oncol 16：42-50

[19] Song KY, Park SM, Kim SN, Park CH (2008) The role of surgery in the treatment of recurrent gastric cancer. Am J Surg 196：19-22

[20] Cho YK, Kim SW, Nam KW et al (2009) Clinical outcomes of self-expandable metal stents in palliation of malignant anastomotic strictures caused by recurrent gastric cancer. World J Gastroenterol 28：3523-3527

[21] Kim HJ, Park JY, Bang S et al (2009) Self-expandable metal stents for recurrent malignant obstruction after gastric surgery. Hepatogastroenterology 56：914-917

[22] Kim J, ChoiJ, Kim CG et al (2011) Self expandable metallic stent placement for malignant obstruction in patients with locally recurrent gastric cancer. Surg Endose 25：1506-15013

[23] Ly J, O'Grady G, MittalA et al (2010) A systematic review of methods to palliate gastric outlet obstruction. Surg Endosc 24：290-297

[24] Hosono S, Ohtani H, Arimoto Y, Kanamiya Y (2007) Endoscopic stenting versus surgical gastroenterostomy for palliation of malignant gastroduodenal obstruction：a metaanalysis. J Gastroenterol 42：283-290

[25] Jeurnink SM, van Eijck CHJ, Steyerberg EW et al (2007) Stent versus gastro-jejunostomy for the palliation of gastric outlet obstruction：a systematic review. BMC Gastroenterology 7：

18

[26] Mehta S，Hindmarsh A，Cheong E et al (2006) Prospective randomized trial of laparoscopic gastrojejunostomy versus duodenal stenting for malignant gastric outflow obstruction.Surg Endosc 20：239-242

[27] Mittal A，Windsor J，Woodfield J et al (2004) Matched study of three methods for palliation of malignant pyloroduodenal obstruction. Br J Surg 91：205-209

[28] Siddiqui A，Spechler SJ，Huerta S (2007) Surgical bypass versus endoscopic stenting for malignant gastroduodenal obstruction：a decision analysis. Dig Dis Sci 52：276-281

[29] Ely CA，Arregui ME (2003) The use of enteral stents in colonic and gastric outlet obstruction. Surg Endosc 17：89-94

[30] Raikar GV，Melin MM，Ress A et al (1996) Cos-teffective analysis of surgical palliation versus endoscopic stenting in the management of unresectable pancreatic cancer. Ann Surg Oncol 3：470-475

[31] Piesman M，Kozarek RA，Brandabur JJ et al (2009) Improved oral intake after palliative duodenal stenting for malignant obstruction：a prospective multicenter clinical trial. Am J Gastroenterol 104：2404-2411

[32] Carr-Locke DL，Alshalabi SM (2001) Expandable metal stents for malignant gastroduodenal and intestinal obstruction. Tech Gastroinrest Endosc 3：85-92

[33] Shimura T，Kataoka H，Sasami M et al (2009) Feasibility of self-expandable metallic stent plus chemotherapy for metastatic gastric cancer with pyloric stenosis. J Gastroenterol Hepatol 24：1358-1364

[34] Shim CS，Jung IS，Cheon YK et al (2005) Management of malignant stricture of the esophagogastric junction with a newly designed self-expanding metal stent with an antireflux mechanism. Endoscopy 37：335-339

[35] Power C，Byrne PJ，Lim K et al (2007) Superiority of anti-reflux stent compared with conventional stent in the palliative management of patients with cancer of the lower esophagus and esophago-gastric junction：results of a randomized clinical trial. Dis Esoph 20：466-470

Mario Scartozzi,Walter Siquini,Alessandro Bittoni,
Luca Faloppi,and Stefano Cascinu

第 24 章

胃癌姑息治疗

【摘要】 姑息治疗,定义是为患者提供整体医疗护理,是进展期胃癌面临的一个重要问题。过去几年里,以外科手术、内镜治疗、营养支持、药物疗法和护理为主的多种治疗,能够在一定程度上提高癌症患者生活质量。目前,姑息治疗主要需要解决的问题为腹水、肠梗阻、厌食症和恶病质。

【关键词】 支持疗法;腹膜癌;腹水;疼痛管理

一、腹水

(一)引言

腹水是一种由过量液体积聚在腹(膜)腔形成的异常现象。腹水的出现可能是肿瘤复发的征兆,尤其对于胃癌、结肠癌和胰腺癌患者[1-3]。恶性腹水往往是癌症晚期临床表现。大约 50% 存在恶性腹水的患者在最初诊断时已经出现腹水症状[4,5]。腹水加重与生活质量和预后较差有关[6]。患有胃肠道肿瘤恶性腹水患者中位生存期为 1~4 个月,仅有 < 1% 患者生存超过 1 年[7]。

(二)恶性腹水发病机制

恶性腹水发病机制是多因素造成的[8]:①肿瘤细胞种植于腹膜造成腹水吸收障碍;②血清蛋白质水平减少提示营养不良和肝功能障碍等;③肿瘤细胞侵入肝脏导致门静脉高压,促使液体从血管内转入腹腔。腹部淋巴管浸润导致淋巴系统无法排出超量液体。

(三)腹水相关症状

轻度腹水一般无症状,随着轻度腹水的产生可以造成腹部增大,易于发现。表 24-1 列出了晚期胃癌和其他疾病中腹水相关症状。

表 24-1　与腹水相关临床症状

- 腹胀
- 嗜睡
- 膈压力增加导致的气促
- 呼吸困难
- 恶心或呕吐
- 消化不良
- 食欲减退
- 因积液造成体重增加
- 饱胀感或腹胀
- 踝关节和足部肿胀
- 便秘
- 痔疮

(四)诊断

超声对于腹水检查非常重要,它可以进行腹水穿刺术和检查腹水中是否存在癌细胞。如果腹水是肿瘤疾病的首发症状或未知原发肿瘤是什么,腹水的细胞学检查尤为重要。临床方面,大约有 20% 恶性腹水患者病因并不清楚[2,9]。

(五)腹水控制

恶性腹水对于其本身而言并不是一种疾病,而仅仅是一个预后相关指标,所以对腹水最好的治疗是对癌症积极治疗。但是在许多病例中恶性腹水只在疾病发展到相当晚期时才出现。对于这些患者,唯一的治疗方案就是有目的地为减少相关症状选择合适的姑息疗法。腹水患者最常用的办法是腹水穿刺和应用利尿药。其次是安装腹膜-静脉分流器和全身化疗[10]。只有很少临床研究对不同治疗方案进行比较。

(六)姑息治疗

目前,还没有随机对照研究数据支持重度腹水患者采用利尿药治疗。只有43%的患者采用利尿药有效[10]。某些利尿药如螺内酯和速尿可以降低血压、促进排尿,减缓腹水的产生。同时推荐患者减少钠和水摄入量。

晚期胃癌中的腹水最常见的原因是腹膜沉积物堵塞。在这种情况下,恶性腹水并非由升高的静脉压导致的,所以应用利尿药或其他药物治疗无效,虽然利尿药改善了某些患者病情,但是这些药物所造成的严重脱水的风险超过了这些药物所带来的好处。唯一有效的办法就是姑息性穿刺术[11],即通过应用连接吸引器套管实施腹壁无菌穿刺放出大量腹水引流入引流袋。

穿刺潜在并发症包括:①感染的风险,尤其是腹膜炎;②对腹水位置、类型和液体量定位不准造成肠道、其他脏器或者肿瘤穿孔;③液体量和蛋白流失。大约90%的患者腹腔穿刺后,症状有所改善。轻度腹水并不会对患者造成很多不适,因此不需要特殊治疗。

对于腹水穿刺适应证和防止穿刺并发症目前还没有达成共识[10]。44例患者经过48次穿刺治疗结果显示引流后(平均5.3L,中位数值4.9L)临床症状发生了明显改善[12]。穿刺术只能临时减轻腹水产生的症状。因此,对于需要频繁地穿刺的患者和那些预测生命>4周的患者,永久腹膜外留置导管或许是非常合适的选择。

对于某些患者,外科手术或许是控制因晚期胃癌引起腹水或其他原因造成腹水的方法。手术步骤包括在合适的位置放置永久引流管以减轻门静脉的压力或者将腹水直接从腹腔引流入大静脉。最初被应用于因肝硬化造成的难治性腹水,如今这种方法已经被广泛用于治疗癌症。这种方法主要应用于LeVeen和Denver分流术[13,14]。分流手术主要禁忌证是血性腹水以及腹水中白蛋白>4.5g/L,这些因素会造成闭塞的风险。其他禁忌证包括腔隙性腹水、门脉高压、失血性功能失调、心肾功能衰竭。虽然到目前为止相关数据并不完善,但是分流术的应用似乎没有增加新陈代谢的风险[15]。

胃肠道肿瘤患者腹水腹膜静脉分流手术造成腹水转移概率较低(10%~15%)。多数学者认为,预后差的患者不适合腹膜静脉分流手术[10]。因此,腹膜静脉分流术应该为没有胃肠道肿瘤以及生命预期>3个月的患者。

(七)新药物疗法

卡妥索单抗(removab)是一种抗体可以同时激活T细胞和免疫细胞消灭表达表面抗原上皮细胞黏附分子的肿瘤靶细胞(ep-cam)。它已经被欧盟官方认证用于治疗由ep-cam阳性上皮来源转移性肿瘤引起的腹水,Ⅱ期临床研究主要治疗卵巢癌和胃癌。

最近四种卡妥索单抗剂量治疗不同器官癌症所导致的复发恶性腹水患者随机化Ⅱ/Ⅲ期研究[16]显示临床效果良好,对于患者OS具有一定优势。如果在上皮来源肿瘤早期阶段应用治疗会产生更好的效果。卡妥索单抗显示的是与免疫学相反的治疗模式。卡妥索单抗的运用可以被看作是一种有前景治疗重度腹水的方法[16]。

已经有研究证实肿瘤细胞释放的血管内皮生长因子能够促进腹水分泌。因此,最近的研究发现抑制血管内皮生长因子可以延缓腹膜转移性腹水的生成,腹膜内抗-VEGF抗体已经用于多种肿瘤治疗,这可以成为一种有效的治疗腹水的方法。未来的临床研究应该严格评估重度腹水靶向治疗疗效[17]。

二、肠梗阻

晚期胃癌患者可能出现梗阻,胃窦癌因为癌细胞腹膜内转移以及腹膜癌细胞扩散可能会出现胃流出道梗阻或是小肠梗阻。上消化道梗阻症状包括餐后痛、呕吐和上腹部饱胀感,小肠梗阻会造成痉挛、腹部疼痛、腹胀和呕吐。体检通常提示腹部鼓音和肠鸣音亢进,也有可能发现由于腹水造成的明显腹部包块和腹胀。患者仰卧位和立位腹部 X 线检查能够确定梗阻位置和类型(部分还是全部)。内镜检查可以用来确认消化道近端梗阻部位和原因[18]。

治疗

晚期胃癌患者肠梗阻治疗包括手术、内镜治疗和姑息性药物治疗。应该仔细评估患者病情,制定最合适和痛苦最小的治疗方法。上消化道梗阻患者常采取姑息性胃空肠吻合手术解决梗阻和保持胃肠道通畅。对于患有晚期疾病或者身体情况很差的患者,预计生存时间很短,并不适合手术,可以通过替代治疗方法减轻患者痛苦[18]。文献数据显示的是晚期癌症患者肠梗阻手术绝对和相对禁忌证(表 24-2)。

表 24-2　肠梗阻手术禁忌证

绝对禁忌证	相对禁忌证
1. 剖腹探查手术证实无法施行矫正手术	1. 难以控制的腹腔外转移产生的症状,即呼吸困难
2. 腹部手术证实弥漫性转移癌	2. 无症状广泛性腹腔外恶性疾病,即广泛转移、累及胸膜
3. 近端胃受累	3. 一般情况较差
4. 放射影像证实肿瘤腹腔内扩散	4. 营养情况不良,即体重显著下降/恶病质,显著低白蛋白血症,淋巴细胞计数少
5. 弥漫性腹内肿块	5. 恶病质
6. 大量腹水引流后迅速复发	6. 之前腹腔或盆腔放疗患者

胃流出道梗阻治疗另外一种选择是置入金属支架。这种内镜微创方法对于肿瘤晚期不适于手术的患者十分有效。最近研究报道,对症治疗和置入支架后患者饮食改善成功率较高(约 90%)。相关并发症包括支架解体(8%~11%)、肠穿孔(1%)而支架移位(1%)较少见(见第 23 章)[19,20]。

最初,采用的是鼻饲管吸引法和静脉水合作用治疗肠梗阻,目的是减少分泌物、减轻呕吐疼痛、腹胀和避免脱水。一般不推荐长时间使用鼻饲管。事实上,这类患者感觉不适也会引起并发症。对于无法进行手术肠梗阻患者,药物治疗是一种非常有效的方法,常用的药物为镇痛药、抗分泌药和止吐药。肠梗阻用药推荐通过静脉注射。阿片类镇痛药例如吗啡适用于缓解疼痛,与抗胆碱能类药物合用可以更好地控制腹痛。呕吐治疗可以通过服用止吐药例如甲氧氯普胺,减少胃肠分泌物药物例如正丁基溴东莨菪碱和奥曲肽。奥曲肽是一种合成的生长激素抑制素类似物,生物学作用,但是特异性和作用时间更强(约 12h)。奥曲肽通过作用于肠上皮减少水、钠和氯分泌,抑制胃肠道和胰腺分泌作用,减少肠系膜运动和压力,促进肠道运动。可以通过皮下注射或静脉输注。初始用量为 0.3mg/d,直至有效地控制症状。两项随机化对照研究对比了奥曲肽 0.3mg/d 和正丁基溴东莨菪碱 60mg/d,对象为不可手术的恶性肿瘤肠梗阻患者。奥曲肽在减少消化道分泌物,减轻恶心和呕吐方面比正丁基溴东莨菪碱更加有效,起效快[21,22]。皮质醇类激素例如地塞米松,可以和其他止吐药联用达到止吐作用。静脉内水合作用对于避免脱水很重要。液体量控制在 1000～1500ml/d 可以有效减少恶心和嗜睡等症状。如果不能通过中央静脉导管输注,经皮下灌注术也是一种有效的替代方法。

三、神经性厌食症和恶病质

对于胃癌患者,此类症状的共同表现是由行性营养不良。本质而言,这是两个主要作用机制:厌食症,由于主要临床症状或者副作用导致营养摄入减少;恶病质,一种复杂的由肿瘤内源性因子和细胞因子的释放所引起的新陈代谢综合征。

胃癌患者出现厌食症主要有几个原因。瘤体主体部分造成的消化道狭窄和吞咽困难,如胃-食管交界部肿瘤经常出现这种情况。此外,肿瘤腹腔转移患者可能出现肠道运动变化,出现恶心和呕吐,减少了营养物质的摄入。系统治疗如化疗的副作用也可能是出现厌食症的原因之一。恶心、呕吐和味觉改变等反应会造成营养流失。

恶病质是一种以体重减少＞10％为特点的综合征:精力不集中、骨骼肌消耗。这些患者会出现新陈代谢和荷尔蒙改变。身体结构的改变、细胞因子例如肿瘤坏死因子(TNF)-α、白细胞介素(IL)-6 和干扰素(INF)-y 是增强蛋白质代谢的正向介质。恶病质的临床特征包括体重减轻、皮下脂肪和肌肉的减少伴随着血清蛋白含量异常。荷尔蒙改变包括血清胰岛素和皮质醇的增高伴随糖类新陈代谢的改变,例如糖耐量下降和糖异生的增加(见第 7 章)。

根据患者生活质量、发病率和生存率,厌食症和恶病质可能会出现协同作用。营养支持由此成为晚期胃癌姑息治疗中一个必要的组成部分。疾病初期就应该掌握患者营养状况和能量摄入。一般而言,能量摄入应该是休眠期能量消耗的 1.2～1.5 倍。为抵消恶病质,脂质所占营养物质总能量摄入的比例应该控制在 40％～60％。同时,蛋白质摄入量应该高于健康人。对于癌症患者应推荐高热量、高蛋白饮食,采用少量多餐的方法。如果长时间(7～10d)无法通过经口进食充足的能量和营养物质,那么应该采取管饲。短时间营养疗法可以采用鼻饲和鼻空肠导管。如果需要长时间营养支持,则需要经皮内镜胃造口手术。

参 考 文 献

[1] Runyon BA (1994) Care of patients with ascites. N Engl J Med 330:337-342

[2] Parsons SL, Watson SA, Steele RJC (1996) Malignant ascites. Br J Surg 83:6-4

[3] Runyon BA, Hoefs JC, Morgan TR (1988) Ascitic fluid analysis in malignancy-related ascites. Hepatology 8:1104-1109

[4] Garrison RN, Kaelin LD, Galloway RH, Heuser LS (1986) Malignant ascites: clinical and experimental observations. Ann Surg 203:644-651

[5] Parsons SL, Lang MW, Steele RJC (1996) Malignant ascites: a 2 year review from a teaching hospital. Eur J Surg Oncol 22:237-239

[6] Ayantude AA, Parsons SL (2007) Pattern and prognostic factors in patients with malignant ascites: a retrospective study. Ann Oncol 18:945-949

[7] Runyon BA (1994) Care of patients with ascites. N Engl J Med 330:337-342

[8] Rosemberg SM (2006) Palliation of malignant ascites. Gastroenterol Clin N Am 35:189-199

[9] Ringenberg QS, Doll DC, Loy TS et al (1989) Malignant ascites of unknown origin. Cancer 64:753-755

[10] Becker G, Galand D. Blum HE (2006) Malignant ascites: systematic review and guidelines

for treatment. Eur J Cancer 42:589-597

[11] Pockros PJ, Esrason KT, Nguyen C et al (1992) Mobilization of malignant ascites with diuretics is dependent on ascitic fluid characteristics. Gastroenterology 103:1203-1306

[12] McNamara P (2000) Paracentesisan effective method of symptom control in the palliative care setting? Palliative Med 14:62-64

[13] LeVeen HH, Cristoudias G,lp M et al (1974) Peritoneovenous shunting for ascites. Ann Surg 180:580-590

[14] Lund RH, Newkirk JB (1979) Peritoneovenous shunting system for surgical management of ascites. Vol Surg 14:31-45

[15] Adam RA,Adam YG (2004) Malignant ascites: past, present, and future. J Amer Coll Surg 198:999-1011

[16] Heiss MM, Murawa P, Koralewski P et al (2010) The trifunctional antibody catumaxomab for the treatment of malignant ascites due to epithelial cancer: results of a prospective randomized phase Ⅱ/Ⅲ trial. Int J Cancer 127:2209-2221

[17] Kobold S, Hegewisch-Becker S, Oechsle K et al (2009) Intraperitoneal VEGF inhibition using bevacizumab: a potential approach for the symptomatic treatment of malignant ascites? Oncologist 14:1242-1251

[18] Ripamonti C, Twycross R, Baines M et al (2001 Clinicalpractice recommendations for the management of bowel obstruction in pa-

tienrs with end-stage cancer. Support Care Cancer 9:223-233

[19] Lowe AS, Beckett CG, Jowett S et al (2007) Self-expandable metal stent placement for the palliation of malignant gastroduodenal obstruction: experience in a large, single, UK-centre. Clin Radiol 62:738-744

[20] Kim JH, Song HY, Shin JH et al (2009) Metallic stent placement in the palliative treatment of malignant gastric outlet obstructions: primary gastric carcinoma versus pancreatic carcinoma. AJR Am J Roentgenol 193:241-247

[21] Ripamonti C, Mercadante S, Groff L et al (2000) Role of octreotide, scopolamine butylbromide, and hydration insymptom control of patients with inoperable bowel obstruction and nasogastric tubes: a prospective randomized trial. Pain Symptom Manag 19:23-34

[22] Mercadante S, Ripamonti C, Casuccio A et al (2000) Comparison of octreotide and hyoscine butylbromide in controlling gastrointestinal symptoms due to malignant inoperable bowel obstruction. Support Care Cancer 8:188-191

[23] Ockenga J, Valentini L (2005) Review article: anorexia and cachexia in gastrointestinal cancer. Aliment Pharmacol Ther 22:583-594

[24] Bozzetti F, Cozzaglio L, Biganzoli E et al (2002) Quality of life and length of survival in advanced cancer patients on home parenteral nutrition. Clin Nutr 21:281-288

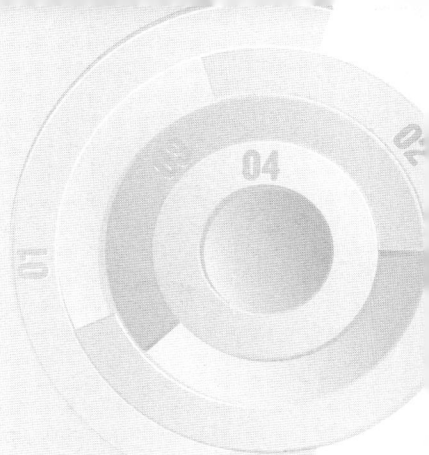

第三部分

辅助治疗

Gianni Mura, Orietta Federici,
and Alfredo Garofalo

第 25 章

腹腔热化疗的适应证和技术要点

【摘要】 胃癌患者可能出现同时和异时性腹膜转移癌（PC）。针对腹膜转移癌所带来的治疗难题，一项包括肿瘤细胞减灭术（CRS）和腹腔热化疗（HIPEC）的新疗法在过去二十年的时间内不断发展。本章提供了一个文献综述及近期结果。目前，胃癌患者实施腹腔热化疗的适应证为：以治愈为目的，联合肿瘤细胞减灭术治疗腹膜转移癌；针对难以治疗的腹水的姑息性治疗；肿瘤浸润浆膜层但不存在腹膜转移癌时，可作为辅助治疗手段。有大量证据表明，和单纯手术相比，多重治疗能够使生存获益。在有经验的中心选择特定的患者，根治性肿瘤细胞减灭术后加腹腔热化疗可以延长生存期并降低腹腔复发率。对于胃癌患者中存在腹腔转移高风险者的早期识别是今后的一项工作。

【关键词】 胃癌；腹膜转移癌；肿瘤细胞减灭术；腹腔热化疗；手术切除；外科肿瘤细胞减灭；高温效应；微转移灶；分子生物学；RT-PCR；随机对照试验

一、原理

局部进展期胃癌（GC）常常导致腹膜转移（PC），并在腹膜表面随机分布。尽管胃癌引起腹膜转移的分子机制尚有待澄清，但可能包括趋化因子。这些小的分泌蛋白，通过与一组跨膜受体的相互作用，控制着白细胞和其他类型细胞的迁移和激活。趋化因子受体 CXCR4/CXCL12 的表达已被证明在胃癌腹膜转移的进展中起到一定的作用，在一项动物实验中也得到了上述结论，这项试验中，以 CXCR4 拮抗药治疗能够抑制腹膜转移的进展。此外，在原发性进展期胃癌患者中，CXCR4 的表达与 PC 的发生率显著相关，这强烈提示 CXCR4 表达的胃癌细胞优先吸附于腹膜，原因是腹膜上有大量的 CXCR4 的配体 CXCL12。生长因子，如血管内皮生长因子（VEGF）和 VEGF-C，被认为与腹膜转移的进展相关联。此外，最近已证明，

VEGF、CXCR4 和 CXCL12 之间的相互作用与腹膜转移的进展相关[1]。这些结果为胃癌引起的腹膜转移癌提供了非常有趣的诊断和治疗角度。

手术探查中，15％至≥50％的患者存在腹膜转移癌，尤其是肿瘤浸润浆膜层时[2,3]。这些患者的预后非常差，中位生存期不足 6 个月[4,5]。胃癌导致的腹膜转移同样预后不良，中位生存期从 1～1.6 个月到 3.1～9 个月[6]。弥漫 Lauren 型肿瘤和浆膜浸润的肿瘤患者的腹膜复发的风险也特别高[7]。

即使对于接受了根治性切除术的胃癌患者，腹膜复发也是一个主要问题。两个意大利研究（分别包括 441 和 200 名胃癌患者），中位随访时间分别为 48 及 42.3 个月，显示腹腔复发率为 17％和 32.9％[7,8]。一项包括 500 名接受了标准胃癌根治术的胃癌患者的韩国研究发现，在胃切除后的 5 年内，腹膜转移（约 51.7％）是最常见的复发形式[9]。日

本的一项前瞻随机对照试验（RCT）涉及了530例接受胃癌根治术的患者，术后3年随访发现，腹膜复发为最常见的事件（15.8%）[10]。

对于腹膜转移，传统手术是不恰当的；相反，目前的治疗为全身化疗和姑息性治疗，尽管这也没有希望治愈。因此，同时和异时性腹膜转移是在胃癌复发和转移中最重要的问题。在过去的二十年里，发展出一种新的治疗策略，它包括肿瘤细胞减灭术（CRS）和腹腔热化疗（HIPEC）。这种联合治疗的优点在于，通过手术减少肉眼可见的肿瘤负荷，再通过热化疗消灭微小的腹膜种植灶。

由精心设计的各种手术程序构成的肿瘤细胞减灭术取决于腹膜转移的范围[2,11]。CRS的目的是彻底地切除宏观上的肿瘤细胞，这是HIPEC的前提条件。术中使用细胞减灭完全性（CC）评分来对肿瘤残留进行分级。当没有可见的肿瘤残余时评分为CC-0，当肿瘤残余≤2.5mm时，评分为CC-1，这两种情况下腹腔化疗的疗效最高。理论上，腹腔内化疗的主要优点是，它实现了可能有效的药物在局部的高浓度直接治疗，同时承受最小的全身暴露和毒性。实验研究已经表明，单独热疗（42～43 ℃）对肿瘤组织就有重要的治疗效果[12]，而且，热疗协同增强了肿瘤细胞的化疗敏感性，并能使药物更深入地穿透进入肿瘤组织[13]。

如今，HIPEC被认为是治疗腹膜间皮瘤、腹膜假性黏液瘤以及由结肠癌引起的腹膜转移癌（如果可以行彻底的肿瘤细胞减灭术）的标准方法[5,14]。对于胃癌，结果存在很多争议，HIPEC尚未被采纳为标准治疗。

二、适应证

目前，胃癌患者实施腹腔热化疗的适应证为：①以治愈为目的，联合肿瘤细胞减灭术治疗腹膜转移癌；②针对难以治疗的腹水的姑息性治疗；③肿瘤浸润浆膜层但不存在腹膜转移癌时，可作为辅助治疗手段。

（一）腹腔热化疗治疗腹膜转移癌

自从Sugarbaker等人在20世纪80年代第一次报道并发表了一系列关于HIPEC治疗腹膜转移癌可能性的文章之后[15,16]，已经有很多关于在腹膜转移癌的治疗中HIPEC引起肿瘤细胞减少的研究展开。评估CRS联合HIPEC治疗胃癌引起的腹膜转移始于90年代末[17]，据报道，总的中位生存期为6.6～27.7个月，在接受了根治性的CRS的患者中，最好结果高达43个月。

Glehen对49例由进展期胃癌引起的腹膜转移的患者使用CRS联合HIPEC治疗，报道的总体中位生存期为10.3个月；49名患者中，25名接受了CC-0或CC-1手术的患者的中位生存期为21.3个月；当患者的残余肿瘤结节直径＞5mm时，中位生存期仅有6.1个月（$P<0.001$）[18]。

最近一个多中心研究[14]得出了非常有趣的结果，这项研究包括1290名非妇科恶性肿瘤的腹膜转移癌患者，均接受了CRS联合HIPEC治疗，其中159名为胃癌导致的腹膜转移癌（其中44%为同时性）。总的中位生存期为9.2个月，1年、3年、5年生存率分别为43%、18%和13%。其中85名CC-0患者的中位生存期为15个月，1年、3年、5年生存率分别为61%、30%和23%。37名CC-1患者和30例CC-2患者的中位生存期为4个月，且无人活到2年[14]。在多变量分析中唯一的独立预后指标是CRS的完整性，这一结论也被Yonemura等人所证实[19]。在最近的一项研究中，CC-0/CC-1患者的中位生存期为43.4个月，CC-2、CC-3患者的中位生存期分别是9.5和7.5个月[20]。这些结果强调了一个事实，即治疗腹膜转移癌时，对于不能行彻底的CRS的患者，不推荐做HIPEC。

总之，CRS＋HIPEC治疗胃癌导致的腹膜转移是一项积极的联合治疗，但仍在研究中。尽管如此，最近的一些在欧洲和亚洲展开的研究显示，5 年生存率最高可能至 25%，这是一个意想不到的结论。

（二）腹腔热化疗作为肿瘤性腹水的姑息性治疗

对于那些无法行 CRS 的患者以及出现难治性肿瘤性腹水的患者，HIPEC 可以作为一种姑息性治疗。恶性腹水的临床治疗中，使用各种常规治疗方法的疗效均不理想，即使暂时好转，但总体疗效仍不能令人满意。对这些患者实施姑息性 HIPEC 能够改善生活质量。腹部硬化和致密的粘连可能是影响该方法功效的主要因素。使用腹腔镜手术方法不但可以减少并发症、降低死亡率、减少手术创伤，还增加了整个腹膜表面得到治疗的可能性。此外，腹腔镜行粘连松解的风险较低。最终，94% 的此类患者的腹水能够完全消失[21,22]。

（三）腹腔热化疗作为没有腹膜转移的进展期胃癌的辅助治疗

也许 HIPEC 最有前途的适应证是作为辅助治疗。接受了根治性手术的 pT4a 或 pT4b 的肿瘤患者中，60% 会出现腹膜复发[23]。一旦肿瘤浸润浆膜层，在实施根治性手术的同时，腹腔内就已经有看不见的种植灶形成，并且，40%~60% 的患者的首次复发的唯一部位就是腹膜[5]。因此，通常情况下，单纯腹腔播散就会导致 20%~40% 的胃癌患者死亡[24]。

在行原发肿瘤切除术时，腹腔冲洗液细胞学检查常常为阳性。细胞学检查为阳性者的平均生存期为 4 个月，而阴性者的平均生存期则达 21 个月[23,25]。大多数腹腔冲洗液阳性的患者最终会发展为腹膜转移癌，但是，细胞学结果为阴性的患者也可能出现腹膜后转移。这些观察结果表明，常规细胞学检查对于检测残余癌细胞和预测腹膜扩散并不敏感。许多最近的报告都强调了采用反转录聚合酶链反应（RT-PCR）进行分子诊断的临床意义，它能够更灵敏地在腹腔冲洗液中检测到胃癌细胞。Fujiwara 分析了 123 例浆膜受累的胃癌患者的生存期。29 例腹腔冲洗液细胞学阳性的患者预后很差，大部分于手术后 1 年内死亡。93 例细胞学阴性（CY0）的患者中，49 例基因诊断为阳性者的预后明显比基因检测阴性者差。超过一半的细胞学阴性而 PCR 阳性的患者术后出现腹膜复发，而几乎所有细胞学阴性且 PCR 阴性的患者术后无腹膜复发[26]。这些结果已经被许多学者证实（例如[24]），他们的结论是，针对腹腔冲洗液的分子诊断能够用于预测浆膜受累的胃癌患者的腹膜复发[27]。

日本和韩国的四个前瞻性随机对照试验评估了可能根治性切除的胃癌患者术后接受 HIPEC 辅助治疗的效果。第一个试验发现两组患者之间没有显著差异，推测原因可能是入组患者较少[28]，但其他三个研究得出了肯定的结论：在 Fujimoto 的 141 例患者中，HIPEC 显著减少了腹膜复发的发病率（$P<0.001$）并提高了生存率（$P=0.03$），无不良术后事件[29]。Yonemura 将 139 例患者随机分配为三组：单纯手术组、手术加 HIPEC 组、手术加腹腔化疗（非热疗）组。HIPEC 组的 5 年生存率为 61%，其他两组分别为 43% 和 42%[30]。有研究结果证实，接受手术加 HIPEC 治疗的患者的复发率降低、生存期改善，并且具有统计学意义[31]。

一项对照研究将 103 例浆膜受累的胃癌患者分为单纯手术组和手术＋HIPEC 组，它的结果于 2001 年发表。除外远处转移的患者，实验组的 5 年生存率明显更高（$P=0.0379$）。HIPEC 组最常见的复发模式是局部复发，而对照组则是腹膜复发[32]。

Yan 系统回顾了 13 项随机对照试验，并选取其中 10 个质量合格的随后进行了 meta 分析。总体上，将 1648 例可切除的进展期胃癌患者（肉眼可见浆膜受累但无远处转移或腹膜转移），随机分配为手术联合腹腔化疗组或手术不联合腹腔化疗组。meta 分析证实，与目前的标准治疗相比,HIPEC 能够显著地改善进展期胃癌患者的生存期($P = 0.002$)。然而,作者指出,仍需要设计一个良好的前瞻性多中心随机对照试验[33]。

在研究结果和基本原理的基础上,有人建议进行一项欧洲多中心随机对照研究,以确定 HIPEC 对于具有腹膜复发高风险的胃癌患者术后预防腹膜播散的作用。其目的是,对于那些浆膜受累的胃癌患者和(或)腹腔冲洗液细胞学检查阳性者,接受 D2 胃癌根治加全身治疗后行 HIPEC 是否能够改善生存期[34]。

三、技术原理和并发症

手术联合 HIPEC 既可以通过封闭性技术完成,也可以通过开放性技术完成。使用开放性技术时,在肿瘤细胞减灭、胃切除及吻合完成后,放置引流管并关腹。HIPEC 开始于腹腔关闭后。每 15 分钟调整手术床的位置,以促进腹腔内灌洗液的循环。使用开放性技术时,在 CRS 结束后,用牵开器(如美国的 Thompson 或德国的 Flexitrac)悬吊腹壁,缝线或钳子固定皮肤,腹腔覆盖塑料板,从而创造一个人造的封闭区域。术者通过挡板的开口将手放入腹腔搅拌灌洗液,这样可以使腹腔内灌洗液分散的更加均匀一致。

这两种技术都需要放置腹腔流入管和流出管,并将管路连接至体外的一个包括泵系统和热交换系统的回路。Performer-LRT(Rand,Mirandola,Italy)和 Exiper(Menfis bioMedica,Bologna,Italy),是现代 HIPEC 专用装置的代表,它们提供了一个集成的系统,能够监测温度、压力和流量。一旦腹腔内温度达到 $41.5 \sim 42.5℃$,即将化疗药物加入循环液中。建议术后早期使用 5% 葡萄糖溶液作为灌洗液。目的是为了防止游离细胞埋入纤维蛋白从而导致疾病复发。术后灌洗必须每隔一小时进行,直至引流液转为清澈,此后在术后 12h 内,继续每 2 小时一次[11]。

CRS 加 HIPEC 的术后死亡率是 2% ～4%;并发症发生率相对较高(25%～41%),但和其他主要胃肠手术差不多。而并发症发生率可能与 CRS 的范围相关,与 HIPEC 本身无关。CRS 联合 HIPEC 时,全胃或胃大部切除术后的吻合口还是比较安全的。在一项研究中,49 例胃癌导致腹膜转移的患者接受了 HIPEC,其中 13 例行胃大部切除、26 例行全胃切除。13 例患者发生了重要并发症,但没有发现食管或胃-空肠吻合口瘘[18]。Piso 分析了 37 例以治愈为目的接受胃切除术的腹膜转移患者,在食管或胃吻合口的部位并没有发生瘘[35]。

四、结论与展望

不管是单纯手术还是全身化疗,对于腹膜转移癌的治疗都不够充分,而与前者相比,联合治疗明显使生存获益。在有经验的中心选择特定的患者,根治性肿瘤细胞减灭术后加腹腔热化疗可以延长生存期并降低腹腔复发率。腹膜切除的手术技术很复杂且学习曲线很长。到目前为止,完整的细胞减灭术和 HIPEC 已经取得了意想不到的效果,5 年生存率为 19%～25%[14,20]。HIPEC 作为浆膜受累的胃癌患者的辅助治疗,看起来非常有前途,但仍需要进一步证实,也许即将开始的欧洲试验就可确认[34]。手术前必须行腹腔镜+细胞学检查,以明确腹膜分期和进一步的治疗选择。引入临床实践的胃癌患者腹腔冲洗液的基因诊断技术,将会增加接受包括 HIPEC 在内的更加积极的治疗手段的患者人数[26]。在不久的将来,CXCR4 在生物样本中的表达,以及 CXCL12 在腹腔冲洗中的水平,可能作为有用的分子标记物,用于识别胃癌患者中具有腹膜复发高风险者。此外,通过靶向作用 CXCL12,一种包括 CXCR4 拮抗药的疗法可能成为腹膜转移癌联合治疗的一部分[1]。

参 考 文 献

[1] Yasumoto K, Koizumi K, Kawashima A et al (2006) Role of the CXCL12/CXCR4 axis in peritoneal carcinomatosis of gastric cancer. Cancer Res 66:2181-2187

[2] Sugarbaker PH, Yonemura Y (2000) Clinical pathway for the management of respectable gastric cancer with peritoneal seeding: Best palliation with a ray of hope for cure. Oncology 58:96-107

[3] Bozzetti F, Yu W, Baratti D et al (2008) Locoregional treatment of peritoneal carcinomatosis from gastric cancer. J Surg Oncol 98:273-276

[4] Sadeghi B, Arvieux C, Glehen O et al (2000) Peritoneal carcinomatosis from non-gynecologic malignancies: results of the EVOCAPE 1 multicentric prospective study. Cancer 88:358-363

[5] al-Shammaa HAH, Li Y, Yonemura Y (2008) Current status and future strategies of cytoreductive surgery plus intraperitoneal hyperthermic chemotherapy for peritoneal carcinomatosis. World J Gastroenterol 14:1159-1166

[6] Chu DZ, Lang NP, Thompson C et al (1989) Peritoneal carcinomatosis in nongynecologic malignancy. A prospective study of prognostic factors. Cancer 63:364-367

[7] Roviello F, Marrelli D, de Manzoni G et al (2003) Prospective study of peritoneal recurrence after curative surgery for gastric cancer. Br J Surg 90:1113-1119

[8] Muratore A, Zimmitti G, Lo Tesoriere R et al (2009) Low rates of loco-regional recurrence following extended lymph node dissection for gastric cancer. Eur J Surg Oncol 35:588-592

[9] Moon YW, Jeung HC, Rha SY et al (2007) Changing patterns of prognosticators during 15-year follow-up of advanced gastric cancer after radical gastrectomy and adjuvant chemotherapy: a 15-year follow-up study at a single Korean institute. Ann Surg Oncol 14:2730-2737

[10] Sakuramoto S, Sasako M, Yamaguchi T et al (2007) Adjuvant chemotherapy for gastric cancer with S-1, an oral fluoropyrimidine. N Engl J Med 357:1810-1820

[11] Garofalo A, Corona F, Valle M et al (2008) The role of hyperthermic Intraperitoneal chemotherapy. In De Giuli M (ed) Management of gastric cancer. Recent advances. Minerva Medica, Turin

[12] Giovanella BC, Stehlin JS, Morgan AC et al (1976J Selective lethal effect of sopranormal temperature on human neoplastic cells. Cancer Res 36:3944-3950

[13] Wallner K, Li G (1987) Effect of drug exposure duration and sequencing on hyperthermic potentiation of mitomycin C and cisplatin. Cancer Res 47:493-495

[14] Glehen O, Gilly FN, Arvieux C et al (2010) Peritoneal carcinomatosis from gastric cancer: a multi-institutional study of 159 patients treated by cytoreductive surgery combined with perioperative intraperitoneal chemotherapy. Ann Surg Oncol 17:2370-2377

[15] Spratt J, Adcock M, Muskovin M et al (1980) Clinical delivery system for intraperitoneal hyperthermic chemotherapy. Cancer Res 40:256-260

[16] Sugarbaker PH (1989) Surgical treatment of peritoneal carcinomatosis: 1988 Du Pont lecture. Can J Surg 32:164-170

[17] Sayag-Beaujard AC, Francois Y, Glehen O et al (1999) Intraperitoneal chemo-hyperthermia with mitomycin C for gastric cancer patients with peritoneal carcinomatosis. Anticancer Res 19:1375-1382

[18] Glehen O, Schreiber V, Cotte E et al (2004) Cytoreductive surgery and intraperitoneal chemohyperthermia for peritoneal carcinomatosis arising from gastric cancer. Arch Surg 139:20-26

[19] Yonemura Y, Kawamura T, Bando E et al (2005) Treatment of peritoneal dissemination from gastric cancer by peritonectomy and chemohyperthermic peritoneal perfusion. Br J Surg 92:370-375

[20] Yang XJ, Li Y, Yonemura Y (2010) Cytoreductive surgery plus hyperthermic intraperitoneal chemotherapy to treatgastric cancer with ascites and/or peritoneal carcinomatosis: Results from a Chinese center. J Surg Oncol 101:457-464

[21] Valle M, Van der Speeten K, Garofalo A (2009) Laparoscopic hyperthermic intraperitoneal peroperative chemotherapy (HIPEC) in the management of refractory malignant ascites: A multi-institutional retrospective analysis in 52 patients.J Surg Oncol 100:331-334

[22] Ba MC, Cui SZ, Lin SQ et al (2010) Chemotherapy with laparoscope-assisted continuous circulatory hyperthermic intraperitoneal perfusion for malignant ascites. World J Gastroenterol 16:1901-1907

[23] Bando E, Yonemura Y, Takeshita Y et al (1999) Intraoperative lavage for cytological examination in 1297 patients with gastric carcinoma. Am J Surg 178:256-262

[24] Yonemura Y, Bando E, Kinoshita K et al (2003) Effective therapy for peritoneal dissemination in gastric cancer. Surg Oncol Clin N Am 12:635-648

[25] Bonenkamp JJ, Songun I, Hermans J et al (1996) Prognostic value of positive cytology findings from abdominal washings in patients with gastric cancer. Br J Surg 83:672-674

[26] Fujiwara Y, Doki Y, Taniguchi H et al (2007) Genetic detection of free cancer cells in the peritoneal cavity of the patient with gastric cancer: present status and future perspectives. Gastric Cancer 10:197-204

[27] Katsuragi K, Yashiro M, Sawada T et al (2007) Prognostic impact of PCR-based identification of isolated tumor cells in the peritoneal lavage fluid of gastric cancer patients who underwent a curative Ro resection. Br J Cancer 97:550-556

[28] Hamazoe R, Maeta M, Kaibara N (1994) Intraperitoneal thermochemotherapy for prevention of peritoneal recurrence of gastric cancerfinal results of a randomized controlled study. Cancer 73:2048-2052

[29] Fujimoto S, Takahashi M, Mutou T et al (1999) Successful intraperitoneal hyperthermic chemoperfusion for the prevention of postoperative peritoneal recurrence in patients with advanced gastric carcinoma. Cancer 85:529-534

[30] Yonemura Y, de Aretxabala X, Fujimura T et al (2001) Intraoperative chemohyperthermic peritoneal perfusion as an adjuvant to gastric cancer: final results of a randomized controlled study. Hepatogastroenterol 48:1776-1782

[31] Zhang W, Su D, Wang K et al (1998) Clinical study in prophylactic use of intraperitoneal hyperthermic chemoperfusion for the prevention of peritoneal metastasis in patients with advanced gastric carcinoma. Shanxi Yiyao Zazhi 27:67-69

[32] Kim JY, Bae HS (2001) A controlled clinical study of serosa-invasive gastric carcinoma patients who underwent surgery plus intraperitoneal hyperthermo-chemo-perfusion (IHCP). Gastric Cancer 4:27-33

[33] Yan TD, Black D, Sugarbaker PH et al (2007) A systematic review and meta-analysis of the randomized controlled trials on adjuvant intraperitoneal chemotherapy for resectable gastric cancer. Ann Surg Oncol 14:2702-2713

[34] Nissan A, Garofalo A, Esquivel J (2010) Cytoreductive surgery and hyperthermic intraperitoneal chemotherapy(HIPEC) for gastric adenocarcinoma: why haven't we reached the promised land? J Surg Oncol 102:359-360

[35] Piso P, Slowik P, Popp F et al (2009) Safety of gastric resections during cytoreductive surgery and hyperthermic intraperitoneal chemotherapy for peritoneal carcinomatosis. Ann Surg Oncol 16:2188-2194

Domenico D'Ugo,Alberto Biondi,
and Ferdinando Cananzi

第 26 章

可切除性局部进展期胃癌的新辅助治疗

【摘要】 本章简要综述胃癌术前治疗最新进展,主要强调治疗安全性和有效性。文中数据和研究结果均来自 PubMed,搜索关键词为"术前化疗""术前放疗""术前放化疗""新辅助治疗"和"胃癌"。文章时间跨度为 1970 年 1 月至 2010 年 1 月发表的英文文献。以往术前化疗药物的应用仅针对无法切除的胃癌,目的是进行"诱导"治疗转化为可以切除的胃癌。20 多年来,大量Ⅲ期临床试验对"新辅助化疗"应用于可切除性的胃癌进行研究。目前,已经有几项临床研究验证了术前化疗在胃癌治疗过程中的作用。尽管新辅助治疗的前景仍需进一步验证,但目前胃癌治疗越来越强调的是综合治疗方法。虽然术前化疗延缓了肿瘤切除的时间,但从治疗角度讲,仍可达到 R0 切除的要求。

【关键词】 新辅助化疗;术前化疗;围术期化疗;化疗;放疗;放化疗;R0 切除;降期;病理缓解;代谢性缓解

尽管过去几十年全球胃癌发病率呈下降趋势,但胃癌仍是高发病率恶性肿瘤之一[1],存在地区性差异。病理生理过程涉及癌细胞通过淋巴系统、血液和腹膜进行早期转移。除早期胃癌,单纯依靠手术有效治愈胃癌的可能性极低。日本和韩国胃癌筛查系统确实可以提高早期胃癌检出率,可达 50% 左右[2],这极大地影响到胃癌治疗策略。由于欧洲和北美洲胃癌发病率较低,因此,在这些国家没有必要进行大规模筛查。西方国家 2/3 的胃癌患者为进展期,常伴有淋巴结转移或肿瘤已穿透浆膜层[3]。

在这种背景下,胃癌临床治疗效果无法令人满意。为提高患者生存率,各国学者采取很多方法,如扩大淋巴结清扫范围或者结合术前术后治疗。过去 20 年里,3 项 RCT 研究结果证明了术后辅助治疗有效性:术后放化疗(美国/INT-0116 研究)[4]、术后单药化疗(日本/ACTS-GC 研究)[5]和新辅助化疗(英国-欧洲/MAGIC 研究)[6]。自这些研究结果公布后,手术治疗已经不再是可切除局部进展期胃癌唯一治疗方法。为达到治愈目的,任何治疗不能单纯以 R0 切除作为唯一目标。

本章中,我们将会采用新证据和观点来阐述术前新辅助化疗理论依据和相关要点。

一、新辅助治疗:理论依据

目前已经有研究证实其他肿瘤,如直肠癌和乳腺癌,术前治疗可以提高根治切除率。如果将手术切除作为根治性治疗的最终目标,那么胃癌术前治疗更能显现出合理性[7,8]。

(一)生物学依据

胃癌术前治疗具有独特优势:第一,术前治疗可以达到降期效果,提高 R0 根治性切除率;第二,术前化疗或放疗对未治疗过的肿瘤具有理论性优势,切除后发现未进行术前治疗的肿瘤瘤床具有完整的血管;第三,胃癌恶性侵犯行为暗示对于无法切除的微小癌灶而言已超出了手术所能切除的范围。术前系统治疗可清除微小转移灶,对肿瘤细胞增殖活跃和体积相对较小的胃癌患者而言,术前治疗非常合适。

(二)随机

由于术后恢复较差,随机对照研究中胃癌患者术后辅助治疗必须有较高的依从性。入组患者并不能代表所有接受根治性胃癌切除手术的患者。此外,药物减量和治疗延迟可能会对数据造成一定偏倚。而术前治疗随机研究不会出现选择性偏倚,具有较好的可行性。

(三)术前分期

辅助治疗主要根据术后病理分期,而术前治疗则依赖临床分期。对于胃癌患者而言,评估临床分期非常困难。目前常用的评估手段是通过一系列影像学技术来完成,如:超声内镜、腹腔镜探查和PET-CT。

(四)监测

术后辅助治疗无法实现个体化疗效评估,而新辅助治疗效果可以做到有效监测。因此,可以依据患者个体反应对方案进行调整。

(五)延迟手术

胃癌治疗过程中"延迟手术"的概念相对新颖。术前系统治疗后,由于治疗效果较好,多数患者能够从根治性切除中获益。从统计学结果来看,延迟手术改善了部分患者手术效果。不可否认的是,小部分患者在治疗过程中可能会出现肿瘤进展。疾病进展依然是胃癌术前治疗唯一受到质疑的问题。实际上,新辅助治疗后,患者获益明显。相比之下,和其他治疗一样,由于"多重耐药"导致不可避免的肿瘤进展和以前未曾发现的远处转移而不能从手术中获益的患者则不适用。对该治疗方案的怀疑或多或少地解释了新辅助治疗被临床接纳缓慢的原因[7]。

(六)禁忌证

对于有梗阻或出血的肿瘤患者,新辅助治疗是禁忌证。某些肿瘤能够导致完全梗阻,尤其是肿瘤位于贲门部和幽门前区。这种情况下,虽然患者可以通过肠外营养或空肠造瘘术进行肠内营养继续进行新辅助治疗,但专家推荐直接手术治疗。胃癌急性出血虽不太常见但后果严重,需要急诊手术。

(七)结论

总之,胃癌术前治疗具有可行性、生物学合理性、随机化和个体化监测的优势。过去30年,不同的研究中心发表了大量关于局部进展期胃癌术前治疗的文章(新辅助化疗、新辅助放疗、新辅助放化疗)。

二、术前/围术期新辅助化疗

对进展期胃癌术前化疗疗效研究开始于20世纪70年代后期。可直到20世纪90年代初才取得了令人鼓舞的结果。两个独立研究发现,对于无法手术切除的胃癌患者,有40%~50%的患者可以通过术前化疗而达到手术切除。与无法手术切除的患者相比,术前化疗后手术切除的患者总体中位生存期提高了18个月[9,10]。这些结果说明术前化疗方案不仅适用于无法手术切除的胃癌患者(表26-1)[9-15],也适用于潜在可切除的局部进展期肿瘤(表26-2)[6,16-29]。实际上,术前分期不准确导致难以严格按照入组标准执行。例如,局部进展期患者和不明分期的患者可能被纳入相同的研究中,这会导致研究无法区分患者肿瘤是否可切除和不可切除。对于非同源性入组,早期试验中的其他偏倚还包括化疗方案的不同,手术不规范或手术质量,缺少或者不完善的肿瘤评估缓解程度的指标。

1993年,荷兰胃癌小组开展了第一项胃癌术前化疗随机对照试验(贲门癌除外)[23]。治疗方案采用FAMTX(氟尿嘧啶、阿霉素和甲氨蝶呤),当时此方案被认为是胃癌治疗的金标准。此研究存在很多问题,中期分析报告认为 FAMTX 不太可能将术前化疗后根治性可切除手术比例提高 15%。该研究存在较多偏倚,特别是应用 CT 和腹腔镜探查进行分期并不准确,淋巴结清扫不规范。治疗过程中肿瘤进展率较高(36%),根治性切除率下降(56% vs. 62%),中位生存期相比未进行任何治疗的患者有所下降(18m vs. 30m)。可是,该研究中所有统计学结果均无显著性差异,近期和远期结果都令人失望[30]。

20 世纪 90 年代末,欧洲大型 Ⅲ 期临床研究将有效性作为研究终点。入组标准的严格将使得入组变得十分困难,所以一些研究被过早终止(EORTC 40954 和 SWS-SAKK-43/99 研究)[27,29]。到目前为止,只有 MAGIC 研究(英国开始于 1994 年)和 FFCD9703 研究(法国开始于 1996 年)已经完成[6,26],结果已经发表。两项研究结果支持了围术期化疗有效性,且提高了患者生存率(36% vs. 23% 和 38% vs. 24%,分别评估 MAGIC 和 FFCD9703 的 5 年生存率;表 26-2),与单纯手术组相比提高了 R0 切除率(MAGIC 试验 79% vs. 70%,$P = 0.03$;FFCD9703 试验中 84% vs. 73%,$P = 0.04$),未增加术后并发症发生率或致死率。R0 切除率的提高是术前化疗最重要的目标[25]。进行围术期化疗方案的 Ⅱ 期试验中,通过单变量或多变量分析,术前化疗所达到"真实"的 R0 切除率被认为是最为关键的预后指标。R0 切除是决定局部进展期胃癌患者长期生存期的唯一变量。接受根治性切除术患者的总体生存期均高于单纯手术患者[25]。

表 26-1　不可切除胃癌术前化疗

研究者[参考文献]	方案	Pts	分期	R0 切除(%)	中位生存期(个月)
Wilkie[9]	EAP	34	NR	44	24
Plukker[10]	5FU+MTX	20	NR	40	22
Rougier[11]	5FU,P	30	NR	60	16
Kelsen[12]	FAMTX,IP 5FU-P	56	NR	61	15
Melcher[13]	ECF	27	R-NR	58(R 的患者)	10
				10(NR 的患者)	
Gallardo-Rincon[14]	P-ELF	60	NR	8.7	10
Cascinu[15]	EAFPLG	82	NR	45	17

5-FU. 5-氟尿嘧啶;EAFPLG. 阿霉素、5FU、顺铂、亚叶酸、谷胱甘肽;EAP. 依托泊苷、阿霉素、顺铂;ECF. 表柔比星、顺铂、5FU;FAMTX. 5FU、阿霉素、甲氨蝶呤;IP. 腹膜内;MTX. 甲氨蝶呤、5FU;NR. 不可切除肿瘤;P. 顺铂;P-ELF. 顺铂、依托泊苷、亚叶酸、5FU;R. 可切除肿瘤

表 26-2　可切除胃癌术前化疗

研究者(年份)	分期	选择标准	术前	术后	(N.)	R0a(%)	病理学CR(%)	中位生存期(个月)
Ajani (1991)[16]	Ⅱ	M0 可切除(+GEJ)	EFP ×2	EFP ×3	25	72	8	15
Leichman (1992)[17]	Ⅱ	M0 可切除	FPL ×2	IP FUDR+IP 顺铂×2	38	88	8	>17

（续　表）

研究者（年份）	分期	选择标准	术前	术后	（N.）	R0a（%）	病理学CR（%）	中位生存期（个月）
Kang (1992)[18]	Ⅲ RCT	M0 局部进展	1. EFP ×3 2. 无	EFP ×3-6	53 54	79 61	8 —	43 30
Ajani (1993)[19]	Ⅱ	M0 可切除	EAPx3	EAP ×2	48	90	0	16
Rougier (1994)[20]	Ⅱ	M0 局部进展（+GEJ）	EP×6	无	30	78	0	16
Kelsen (1996)[21]	Ⅱ	M0 局部进展期	FAMTXx3	IP EP+F	56	77	n.r.	15
Crookes (1997)[22]	Ⅱ	M0 可切除（+GEJ）	FPL×2 IP 顺铂×2	IP FUDR+	59	71	9	52
Songun (1999)[23]	Ⅱ RCT Ⅱ	T2-T4；M0	1. FAMTX×4 2. 无	无	27 29	75 75	n.r. —	18 30
Schuhmacher (2001)[24]	Ⅱ	Ⅲ-Ⅳ；M0（+GEJ）	EAP	无	42	86	0	19
D'Ugo (2006)[25]	Ⅱ	T3-T4 任可 N；T<2N +;M0	EEP ×3 或 ECF ×3	EEP ×3 或 EEP ×3	34	82	3	＞28
Cunningham (2006)[6]	Ⅲ RCT	II-IV；M0（+GEJ）	1. ECF ×3 2. 无	1. ECF ×3 2. 无	250 253	74 68	n.r. —	18 30
Boige (2007)[26]	Ⅲ RCT	可切除（+GEJ）	1. FP ×3 2. FP ×3	1. 无 2. 无	113 111	84 73	n.r. —	n.r.
Schuhmacher (2009)[27]	Ⅲ RCT	局部进展 T3-T4NxM0	1. FP ×2 2. 无	无	72 72	81.9 66.7	n.r.	＞36
Kinoshita (2009)[28]	Ⅱ	Schirrous 可切除	TS-1x2	无	55	80.8	0	n.r.
Biffi (2010)[29]	Ⅲ RCT	T3-4 任何 N 或任何 M0（+GEJ）	1. TCFx4 2. 无	无 TCFx4	34 35	85	11.7	n.r.

EL. 剖腹探查；R0. 根治性切除；CR. 完全缓解；EFP. 依托泊苷、氟尿嘧啶和顺铂；；GEJ. 食管胃结合部肿瘤；FPL. 氟尿嘧啶、顺铂和亚叶酸；IP. 腹膜内；FUDR. 5-氟-2'-脱氧尿苷；RCT. 随机对照实验；EAP. 依托泊苷、阿霉素、顺铂；FP. 氟尿嘧啶和顺铂；FAMTX. 氟尿嘧啶、阿霉素、甲氨蝶呤；F. 氟尿嘧啶；n.r.：无报道；EEP. 依托泊苷、表柔比星、顺铂；ECF. 表柔比星、顺铂、氟尿嘧啶；TCF. 阿霉素、顺铂、氟尿嘧啶ª术前化疗后手术切除病例计算的 R0 切除率

三、术前新辅助放（化）疗

基于 SWOG 9008/INT-0116 研究结果[4]，术前放化疗联合应用逐渐引起人们广泛兴趣。多个单中心随机研究报道了胃癌术前放疗的优势。Zhang 等入组 317 例贲门癌患者，随机分为术前放疗组和单纯手术组[31]。此研究结果显示，相比于单纯手术患者，新辅助放疗患者 5 年生存率有显著提高（30.1% vs.19.8%），根治率也有很大提高（80% vs.62%）。乌克兰进行的第二项单中心研究，从 1984 年 2 月至 1986 年 5 月 293 例胃癌患者被纳入此研究[32]。该研究患者随机分为三组：①术前放疗组；②术前放疗联合局部热疗组；③单独手术组。5 年生存率分别为 30.1%、44.7% 和 51.5%。术前放疗

联合局部热疗组有效率明显高于单纯手术组（$P<0.05$）。尽管术前放疗组相比单纯手术组也具有明显优势，却未达到统计学意义。Skoropad 等[33]进行了一项随机试验，报道了术前放疗（放射剂量 20Gy）与单纯手术对比的 20 年随访结果。两个治疗组总体生存率没有显著性差异。2007 年，Fiorica 等对术前放疗随机研究进行了荟萃分析，共收集了 832 例患者。结果显示，手术联合术前放疗与单纯手术相比，前者能够显著降低 3 年和 5 年病死率[34]。

最近发表的 II 期临床研究结果已证实，术前放化疗的有效性主要依据病理学完全缓解（一些结果甚至到达 30%）和提高长期生存时间，并没有增加并发症发生率或病死率（表 26-3）[30-40]。

表 26-3　胃癌术前放（化）疗

研究者（年）	研究设计	选择标准	术前	Pts	R0a（%）	病理学CR（%）	中位生存期（个月）
Zhang (1998)[31]	RCT	GEJ	1. 40 Gy EBRT 2. 无	171 199	89.5	0	5 年 OS：30%：20%
Shchepotin (1994)[32]	RCT	M0 可切除和不可切除	1. 无 2. 20Gy EBRT 3. 20Gy EBRT+Hy	100 95	n. r.	n. r.	5 年 OS：24.3%
Skoropad (2000)[33]	RCT	M0 可切除（+GEJ）	1. 20Gy EBRT+20Gy IORT 2. 无	59 53	66	0	16 个月
Safran (2000)[35]	I 期	不可切除 M0	45GyEBRT+紫杉醇	27	n. r.	11	2 年 OS：35%
Lowy (2001)[36]	I 期	T>2 任何 N M0	45GyEBRT，5-FU；10Gy 10RT	24	75	11	n. r.
Ajani (2004)[37]	II 期	T>2 任何 N M0	5FU，LV，P45Gy EBRT，5FU	33	70	30	34 个月

（续　表）

研究者（年）	研究设计	选择标准	术前	Pts	R0a（%）	病理学CR（%）	中位生存期（个月）
Ajani（2005）[38]		M0 可 切 除（＋GEJ）	FP,紫杉醇;45Gy EBRT,5FU	41	78	20	＞36 个月
Allal（2005）[39]		T3-T4 N＋	FP,亚叶酸 31.2-45.6Gy EBRT	19	n. r.	5	5 年 OS:35%
Ajani（2006）[40]		M0 可切除	FP, LV, P; 45Gy EBRT,5FU	49	63	26	23 个月

R0. 根治性切除;CR. 完全缓解;GEJ. 食管胃结合部肿瘤;RCT. 随机对照实验;EBRT. 体外放射治疗;IORT.术中放疗;Hy. 高温;FP. 氟尿嘧啶、顺铂;5FU.5-氟尿嘧啶;LV. 亚叶酸;n. r. 无报道[a]. R0 切除率只于术前化疗后手术切除的病例中计算

Safran 和他的同事报道了同时接受紫杉醇和放疗患者总体缓解率可达 56%,其中 3 例局部无法切除的胃癌患者达到完全缓解（11%）[35]。2 年无瘤生存率和总体生存率分别为 29% 和 31%。

2001 年,Lowy 等报道针对胃癌患者进行试验性的新辅助放化疗研究[36]。该研究利用 CT、超声内镜和腹腔镜探查进行临床分期。治疗方案为放化疗,放射剂量为 45Gy,每天 1.8Gy,每周连续 5d 持续滴注 5-FU[300mg/（m^2 · d）]。24 例潜在可切除但预后较差的患者（通过超声胃镜诊断为 T2 或更高）中,除 1 例外,其他患者均完成该治疗方案。放疗区域包括整个胃和区域淋巴结。进行 4～6 周术前治疗后,通过 CT 检查对肿瘤进行重新分期。术前放化疗完成后,19 例患者完成保留脾脏的 D2 胃癌切除术（83%）。手术过程中给予术中放疗（10Gy）。2 例患者（11%）出现病理学完全缓解。

最后,Ajani 等报道的研究结果[37],患者接受两个周期 5-FU、叶酸以及顺铂,随后进行放射治疗（45Gy）。经术前放化疗后手术切除患者术后并发症发生率较高但无显著性差异。34 例局部胃癌患者中,85% 患者完成手术治疗。病理完全缓解率非常明显（30%）,部分缓解率达 24%。总体中位生存

期为 33.7m。病理完全缓解的患者中位生存期为 64m,而未达到完全缓解的患者中位生存期仅为 12.6m（P＜0.05）。该研究强调的是如何能够得到较为持久的生存优势:首先,肿瘤对治疗反应比较敏感;其次,考虑到患者年龄和肥胖症额外可能的风险时,放化疗能够安全地应用于胃癌或胃食管交界部癌,术后并发症发生率和致死率较低。其他两个不同化疗方案的研究中也报道了相似的结果[38,40]。

四、R0 切除

对局部进展期胃癌而言,术前治疗可以增加胃癌 R0 切除的机会（"诱导"R0 切除）。

目前正在开展多项临床研究来提高可切除胃癌治疗效果,结果值得期待[7]。MAG-IC-B 研究（英国国际癌症协会 ST03 试验）方案为围术期应用表柔比星、顺铂以及卡培他滨联合或不联合内皮生长因子抗体贝伐珠单抗。CRITICS 研究（胃癌术前化疗诱导治疗后予以放化疗）是一项Ⅲ期临床试验,患者被随机分为两组:术前化疗（3 个疗程表柔比星/顺铂/卡培他滨）联合 D1 淋巴结清扫术后化疗（另外 3 个周期表柔比星/顺铂/卡培他滨）或联合 D1 术后放疗。日本两项研

究，JCOG 0501 研究（日本临床肿瘤研究小组 0501 试验）和 KYUH-UHA-GC04-03 京都研究，对比的是术前口服氟尿嘧啶前体 S-1 联合顺铂与术后口服 S-1 单药。

五、新辅助治疗疗效评估

目前，尚缺乏可靠的形态学或功能学参数来评估胃癌联合治疗疗效。尽管大部分患者新辅助治疗应用的是临床可测量病灶，但临床缓解率的评估方法多样且较为主观[24,41,42]。的确，对局部肿瘤或者手术切除后瘤床采用远处转移疾病的评估标准是无效的[42]。

目前，从统计学角度，术前化疗组织学疗效评估尚不能完全代表预后。仅有很少的文献强调新辅助治疗后组织学评估和患者生存率之间的关系[25,42]，而大多数研究无法确认组织学评估和生存率之间是否存在关系。Becker 等[43]发现新辅助治疗后组织学分级和生存率之间存在非常重要的关系，但这些病理结果要分成 3 种与常规不同的病理学反应。胃癌病理缓解和病理未缓解患者生存期差异说服力并不强。如果没有治疗前组织学标本，那么"完全"和"近似完全"病理学缓解仍然值得商榷。

我们的经验认为，临床和组织学疗效评估极其多样[25]。对于胃癌而言，应用传统的方法，通过检测标本中残余肿瘤细胞的数量，这种"定量"方法来进行组织学疗效评估非常困难[43]。可是，采用更加"定量化"的方法来探讨病理学疗效其对生存期的影响是完全可能的，如：采用组织学肿瘤降期情况[25]。由于临床或组织学评估缺少标准，一些学者认为，术前治疗后的组织学评估可以成为研究的终点指标，其反应的效果不单单控制局部疾病或生存期[42]。就我们经验而言，组织学分级尚不能成为统计学意义上的预后指标。可是，根据肿瘤降期和 R0 切除之间的关系，2001 年我们决定改变化疗方案，将表柔比星、依托泊苷和顺铂（EEP）改为表柔比星、顺铂和氟尿嘧啶（ECF），后者具有更高的病理缓解率[25]。

最近，食管-胃结合部肿瘤（Ⅰ-Ⅱ型，根据 Siewert 分级）采用 FDG-PET"代谢数值"对化疗效果进行检测[44]。理论上讲，对初始治疗不敏感的患者可以更换为更强的化疗方案。这些研究中，肿瘤代谢评估可以准确地预测化疗后组织学缓解程度和生存期[44,45]。但是，FDG-非高代谢胃癌病例中的相关比例（≤40%）使得该问题变得复杂化。在这些患者中，PET 高代谢反应肿瘤在病理组织学评估和生存期方面并没有显著优于 PET 无反应型肿瘤。对于这些病例，应考虑改变治疗方案，如立即手术或更换为更强的围术期化疗方案[44,46]。评估肿瘤缓解的临床研究前景很好，但仍需要大样本研究证实。

六、结论

根治性手术为治愈胃癌提供了最好的机会。就 R0 切除而言，完全切除肿瘤病灶，大体或微观下无残存的肿瘤细胞。但大部分接受根治性切除术的患者，尤其是淋巴结转移或浆膜层受累的患者，远处转移和局部复发的发生使得该理论无法达成现实。

胃癌相关临床研究进展缓慢，难以实现真正意义上的标准化。流行病学角度，地域人种差异、治疗方法不同以及手术标准不统一使得人们的注意力偏离了对多种治疗模式方法的探索。近十年来 3 项非常重要临床研究使得治疗标准不断更新和发展，3 项研究分别在不同的国家开展（美国、欧洲以及日本），并提出多种模式治疗策略能够提高可切除性胃癌患者预后的理念。这些研究方案共同的目标是提高预后并且达到"真正根治性"切除，同时将术后并发症发生率和死亡率降到最低。目前，可切除性胃癌的治疗侧重点在于关注个体化治疗、制定淋巴结清扫范围以及强调术前和术后治疗的重要性。尽管新辅助放化疗的治疗理念需要更多的证据支持，但胃癌多种模式治疗中术前化疗的优势是毋庸置疑的。

目前关注点主要集中于选择最佳治疗方案、准确的术前分期确保患者严格入组（确保亚组的同源性）、早期生物分子和疗效评估的代谢标记物的认同（以便于排除对多模式治疗方案不敏感的患者以及代替单独手术组的候选患者）、手术的标准化和为疗效评估而采用的可靠性指标。

如何应用术前治疗、结合传统化疗方案和新一代靶向分子药物来提高胃癌治疗效果将是值得探索的问题，仍然需要大样本临床试验研究证实。

参 考 文 献

[1] Kamangar F, Dores GM, Anderson WF (2006) Patterns of cancer incidence, mortality, and prevalence across five continents: defining priorities to reduce cancer disparities in different geographic regions of the world. J Clin Oncol 24:2137-2150

[2] Kubota H, Kotoh T, Masunaga R, et al (2000) Impact of screening survey of gastric cancer on clinicopathological features and survival: retrospective study at a single institution.Surgery 128:41-47

[3] Hundahl SA, Phillips JL, Menck HR (2000) The National Cancer Data Base Report on poor survival of U.S. gastric carcinoma patients treated with gastrectomy: Fifth Edition American Joint Committee on Cancer staging, proximal disease, and the "different disease" hypothesis. Cancer 88:921-932

[4] Macdonald JS, Smalley SR, Benedetti J et al (2001)Chemoradiotherapy after surgery compared with surgery alone for adenocarcinoma of the stomach or gastroe-sophageal junction. N Engl J Med 345:725-730

[5] Sakuramoto S, Sasako M, Yamaguchi T et al

[6] Cunningham D, Allum WH, Stenning SP et al (2006) Perioperative chemotherapy versus surgery alone for resectable gastroesophageal cancer. N Engl J Med 355:11-20

[7] D'Ugo D, Rausei S, Biondi A et al (2009) Preoperative treatment and surgery in gastric cancer: friends or foes? Lancet Oncol 10:191-195

[8] August DA, Gannon C (2010) Guest editorial: Neoadjuvant therapy, predictors of response, and patient outcomes. J Surg Oncol 102:107-108

[9] Wilke H, Preusser P, Fink U et al (1989) Preoperative chemotherapy in locally advanced and nonresectable gastric cancer: a phase Ⅱ study with etoposide, doxorubicin and cisplatin. J Clin Oncol 7:1318-1326

[10] Plukker JT, Mulder NH, Sleijfer DTH et al (1991) Chemotherapy and surgery for locally advanced cancer of the cardia and fundus: phase Ⅱ study with methotrexate and 5-fluorouracil Br J Surg 78:955-958

[11] Rougier P, Mahjoubi M, Lasser P et al (1994) Neoadjuvant chemotherapy in locally advanced gastric carcinoma-α phase Ⅱ trial with combined continuous intravenous 5-fluorouracil and bolus cisplatinum. Eur J Cancer 30:1269-1275

[12] Kelsen D, Karpeh M, Schwartz G et al (1996) Neoadjuvant herapy of high-risk gastric cancer: a phase Ⅱ trial of preoperative FAMTX and postoperative inrraperitoneal fluorouracil-cisplatin plus intravenous fluorouracil. J Clin Oncol 14:1818-1828

[13] Melcher AA, Mort D, Maughan TS (1996) Epirubicin, cisplatin and continuous infusion 5-fluorouracil (ECF) as neoadjuvant chemotherapy in gastro-oesophageal cancer. Br J Cancer 74:1651-1654

[14] Gallardo-Rincon D, Onate-Ocana LF, Calder-

(2007) ACTSGC Group. Adjuvanr chemotherapy for gastric cancer with S-1, an oral fluoropyrimidine. N Engl J Med 357:1810-1820

illo-Ruiz G（2000）Neoadjuvant chemotherapy with P-ELF（cisplatin，etoposide，leucovorin，5-fluorouracil）followed by radical resection in patients with initially unresectable gastric adenocarcmoma：a phase Ⅱ study. Ann Surg Oncol 7：45-50

[15] Cascinu S，Scartozzi M，Labianca R，et al（2004）Italian Group for the Study of Digestive Tract Cancer（GISCAD）. High curative resection rate with weekly cisplatin,5-fluorouracil，epidoxorubicin,6S-leucovorin，glutathione，and filgastrim in patients with locally advanced，unresectable gastric cancer：a report from the Italian Group for the Study of Digestive Tract Cancer（GISCAD）. Br J Cancer 90：1521-1525

[16] Ajani JA，Ota DM，Jessup JM et al（1991）Resectable gastric carcinoma：an evaluation of preoperative and postoperative chemotherapy. Cancer 68：1501-1506

[17] Leichman L，Silberman H，Leichman CG et al（1992）Preoperative systemic chemotherapy followed by adjuvant postoperative intraperitoneal therapy for gastric cancer：a University of Southern Califomia pilot program. J Clin Oncol 10：1933-1942

[18] Kang YK，Choi DW，Kim CW et al（1992）The effect of neoadjuvant chemotherapy on the surgical outcome of locally advanced gastric adenocarcinoma：interim report of a randomized controlled trial. Proc Am Soc Clin Oncol 11：173

[19] Ajani JA，Mayer RJ，Ota DM et al（1993）Preoperative and postoperative chemotherapy for patients with potentially resectable gastric carcinoma. J Natl Cancer Inst 85：1839-1844

[20] Rougier P，Lasser P，Ducreux M et al（1994）Preoperative chemotherapy of locally advanced gastric cancer. Ann Oncol 5：59-68

[21] Kelsen D，Karpeh M，Schwartz G et al（1996）Neoadjuvant therapy of highrisk gastric cancer：a phase Ⅱ trial of preoperative FAMTX and postoperative intraperitoneal flu-

orouracil-cisplatin plus intravenous fluorouracil. J Clin Oncol14：1818-1828

[22] Crookes P，Leichman CG，Leichman L et al（1997）Systemic chemotherapy for gastric carcinoma followed by postoperative intraperitoneal therapy：a final report. Cancer 79：1767-1775

[23] Songun I，Keizer HJ，Hermans J et al（1999）Chemotherapy for operable gastric cancer：results of the Dutch randomised FAMTX trial. Eur J Cancer 35：558-562

[24] Schuhmacher CP，Fink U，Becker K et al（2001）Neoadjuvanr therapy for patients with locally advanced gastric carcinoma with etoposide，doxorubicin，and cisplatinum：closing results after 5 years of follow-up. Cancer 91：918-927

[25] D'Ugo D，Persiani R，Rausei S et al（2006）Response to neoadjuvant chemotherapy and effects of tumor regression in gastric cancer. Eur J Surg Oncol 32：1105-1109

[26] Boige V，Pignon J，Saint-Aubert B et al（2007）Final results of a randomized trial comparing preoperative 5-fluorouracil（F）/cisplatin（P）ro surgery alone in adenocarcinoma of stomach and lower esophagus（ASLE）：FNLCC ACCORD07-FFCD 9703 trial J Clin Oncol ASCO Annual Meeting Proceedings 2007：4510

[27] Schuhmacher C，Schlag P，Lordick F et al（2009）Neoadjuvant chemotherapy versus surgery alone for locally advanced adenocarcinoma of the stomach and cardia：Randomized EORTC phase Ⅲ trial ♯40954. J Clin Oncol ASCO Annual Meeting Proceedings 2009：4510

[28] Kinoshita T，Sasako M，Sano T et al（2009）Phase Ⅱ trial of S-1 for neoadjuvant chemotherapy against scirrhous gastric cancer（JCOG 0002）. Gastric Cancer 12：37-42

[29] Biffi R，Fazio N，Luca F et al（2010）Surgical outcome after docetaxel-based neoadjuvant chemotherapy in locally-advanced gastric canc-

er. World J Gastroenterol 16:868-874

[30] Hartgrink HH, van de Velde CJ, Putter H et al (2004) Cooperating Investigators of The Dutch Gastric Cancer Group. Neoadjuvant chemotherapy for operable gastric cancer:long term results of the Dutch randomised FAMTX trial. Eur J Surg Oncol 30:643-649

[31] Zhang ZX, Gu XZ, Yin WB et al (1998) Randomized clinical trial of the combination of preoperative irradiation and surgery in the treatment of adenocarcinoma of the gastric cardia (AGC)-report on 370 patients. Int J Radiat Oncol Biol Phys 42:929-934

[32] Shchepotin IB, Evans SR, Chorny V et al (1994) Intensive preoperative radiotherapy with local hyperthermia for the treatment of gastric carcinoma. Surg Oncol 3:37-44

[33] Skoropad V, Berdov B, Zagrebin V (2002) Concentrated preoperative radiotherapy for resectable gastric cancer: 20-years follow-up of a randomized trial. J Surg Oncol 80:72-78

[34] Fiorica F, Cartei F, Enea M et al (2007) The impact of radiotherapy on survival in resectable gastric carcinoma: a meta-analysis of literature data. Cancer Treat Rev 33:729-740

[35] Safran H, King TP, Choy H et al (1997) Paclitaxel and concurrent radiation for locally advanced pancreatic and gastric cancer: a phase I study. J Clin Oncol 15:901-907

[36] Lowy AM, Feig BW, Janjan N et al (2001) A pilot study of preoperative chemoradiotherapy for resectable gastric cancer. Ann Surg Oncol 8:519-524

[37] Ajani JA, Mansfield PF, Janjan N et al (2004) Multi-institutional trial of preoperative chemoradiotherapy in patients with potentially resectable gastric cancer. J Clin Oncol 22: 2774-2780

[38] Ajani JA, Mansfield PF, Crane CH et al (2005) Paclitaxelbased chemoradiotherapy in localized gastric carcinoma: Degree of pathologic response and not clinical parameters dictated patient outcome. J Clin Oncol 23:1237-1244

[39] Allal AS, Zwahlen D, Brundler MA et al Neoadjuvant radiochemotherapy for locally advanced gastric cancer: Longterm results of a phase I trial. Int J Radiat Oncol Biol Phys 63: 1286-1289

[40] Ajani JA, Winrer K, Okawara GS et al (2006) Phase II trial of preoperative chemoradiation in patients with localized gastric adenocarcinoma (RTOG 9904) Quality of combined modality therapy and pathologic response. J Clin Oncol 24: 3953-3958

[41] Lowy AM, Mansfield PF, Leach SD et al (1999) Response to neoadjuvant chemotherapy best predicts survival after curative resection of gastric cancer. Ann Surg 229:303-308

[42] Persiani R, Rausei S, Biondi A et al (2009) Perioperative chemotherapy for gastric cancer: how should we measure the efficacy? Ann Surg Oncol 16:1077-1079

[43] Becker K, Mueller JD, Schuhmacher C et al (2003) Histomorphology and grading of regression in gastric carcinoma treated with neoadjuvant chemotherapy. Cancer 98:1521-1530

[44] Ott K, Lordick F, Herrmann K et al (2008) The new credo:induction chemotherapy in locally advanced gastric cancer:consequences for surgical strategies. Gastric Cancer 11:1-9

[45] Vallböhmer D, Holscher AH, Schneider PM et al (2010) 18F-fluorodeoxyglucose-positron emission tomography for the assessment of histopathologic response and prognosis after completion of neoadjuvant chemotherapy in gastric cancer. J Surg Oncol 102:135-140

[46] Mezhir JJ, Tang LH, Coit DG (2010) Neoadjuvant therapy of locally advanced gastric cancer. J Surg Oncol 101:305-314

William H. Allum

第 27 章

可切除局部进展型胃癌新辅助治疗：
欧洲正在开展的临床研究

【摘要】 联合治疗已成为胃癌治疗的主要方法。目前的难题是如何为胃癌患者选择最佳治疗方案。目前设计的临床研究主要专注于此问题。这些研究的共同特点是治疗标准化，以便于将干扰因素个数降到最低。如果需要大量临床病例，那么多中心协作将变得十分重要。目前和未来的研究结果将为患者提供更多治疗选择，目的是提高胃癌手术患者预后。平行研究设计也将提高我们对此类复杂疾病生物学和自然发展过程有正确的理解。

【关键词】 胃癌；临床研究；新辅助和辅助化疗；放化疗

临床研究所得结果奠定了围术期和术后联合治疗在胃癌治疗中的重要地位。北美进行的 INT0116 研究[1]表明术后放化疗可提高患者生存率。欧洲 MAGIC 研究[2]和法国 FFCD 研究[3]均说明围术期化疗可提高患者 5 年生存率。日本 ACTS-GC 研究[4]证实单药辅助化疗可将患者 3 年生存率提高 10%。

根据这些研究结果，未来研究结果都将与此进行比较。北美和欧洲研究主要入组 20 世纪 90 年代早期到中期的进展期胃癌患者。这些实用性研究均保证入组准确性、研究专业性和患者依从性。尽管这些研究回答了很多临床问题，但随着每一个研究结果的公布，后续批评意见层出不穷，不仅这些研究存在设计缺陷，而且一些重要的临床问题尚待解决，并需要在未来的研究进一步探究。

对 MAGIC 研究和 INT0116 研究的批判主要集中在联合治疗能否补偿淋巴结清扫不足所导致的问题。在这两个研究中，术前分期仅采用了影像学检查。在这两个研究开始的时候，常规腹腔镜探查和超声内镜检查尚未开展。手术切除和清扫范围也不标准。

在 INT0116 研究中，仅记录了术后患者数据，并且 54% 患者接受 D0 手术。在 MAGIC 研究中，手术清扫范围完全由术者自己决定，大约有 50% 的患者进行 D2 淋巴结清扫术。MAGIC 研究将 T2N0 患者入组，这些患者可考虑直接进行手术。因此，手术质量成为这些研究的重要话题。

尽管研究设计不允许直接比较，但这些设计的确产生了很多临床问题。例如：联合治疗会不会有较好的远期疗效？在 MAGIC 研究中只有 41% 的患者完成了术后化疗，所以问题在于生存率的提高是来自术前化疗的结果吗？其他化疗方案是否有效？在 MAGIC 和 FFCD 的研究中，少数完全缓解患者和略有提高的生存率为选择影像学或评估治疗疗效提供了更广阔的空间。鉴于这三项大型研究结果，在未来研究设计中，需要更大的样本量以便于更有效地证明其优势。另外，多中心入组患者选择不得不考虑到新型研究设计能否在规定时间内完成。

现阶段，欧洲开展的三项临床研究致力于解决以上提到的诸多问题。在英国，ST03

研究（MAGIC 研究的后续研究）评估贝伐珠单抗联合化疗药物术前治疗的疗效。在荷兰，CRITICS 研究比较了围术期化疗和术前化疗联合术后放化疗的方案。在德国，IMAGE 研究主要评估化疗疗效功能影像学评估，以及对化疗不敏感患者随机入组到手术组和新辅助放化疗组。

一、ST03 研究

ST03 研究是 II/III 期随机研究，设计为手术期化疗联合或不联合贝伐珠单抗治疗可切除性胃癌或食管胃交界部癌。联合化疗方案为表柔比星、顺铂以及卡培他滨（ECX）。卡培他滨代替 MAGIC 研究中 5-FU，REAL-2 研究[5]证明卡培他滨与 5-FU 疗效无差别。其临床优势是卡培他滨是口服药物而不需要注射设备。

贝伐珠单抗是抗血管内皮生长因子单克隆抗体（VEGF），也是血管生成的生理学和病理学调节剂，因此影响肿瘤的生长。贝伐珠单抗不仅有抗血管生成的效果，还可影响肿瘤脉管系统，同时降低肿瘤内间质组织压力，来促进化疗药物在肿瘤细胞之间相互传递。对胃癌而言，VEGF 表达提示患者预后较差、5 年生存率较低、淋巴结转移以及血管已受侵犯[6]等。在进展期结直肠癌、肺癌和乳腺癌患者中，贝伐珠单抗能够提高生存率。卡培他滨和顺铂联合或非联合贝伐珠单抗的随机研究显示应用贝伐珠单抗能够使生存率提高 2 个月，但未达到统计学差异[7]。研究学者发现药物敏感的异质性，并假设该异质性反映出胃癌不同亚组。

ST03 研究设计方案见图 27-1。研究主要终点是总体生存率，次要指标包括治疗相关性副作用发生率、缓解率、切除率无瘤生存率、生存治疗和成本效率。入组标准是胃腺癌和 Siewert II、III 型食管胃结合部癌，依照 CT、腹腔镜和超声内镜分期为 Ib-IV（M0）。结合部癌患者骨髓、凝血及肝肾功能均正常，身体状况评估为 0－1 分，左心射血分数＞50%，肺功能 FEV1＞1.51。排除标准是近期发生心脏病、近期手术、出血倾向或凝血功能障碍、近期患有消化道溃疡、憩室炎、炎症性肠道疾病和（或）患有恶性肿瘤进行过其他治疗。

由于贝伐珠单抗导致出血和切口愈合较差，可能会延长手术时间。在完成化疗 5～6 周后进行手术治疗，或在完成最后一次靶向治疗 8 周后进行手术治疗。在术后化疗开始之前，患者需要休息 6 周。手术方式取决于肿瘤部位，主要方式为全胃切除术或次全胃切除术。为得到无瘤近端切缘，对 II 型肿瘤需要进行食管胃切除术。为确保达到足够的病理分期，至少需要清扫 15 个淋巴结。

该研究发现 ECX-贝伐珠单抗治疗对患者 5 年生存率提高 10%。该研究需要 1100 例样本。研究开始于 2007 年，并已收集了 402 例胃癌患者（至 2011 年 6 月）。

ST03 研究设计联合了 II 期和 III 期研究的元素。II 期研究部分目的在于评估 ECX 联合贝伐珠单抗安全性和有效性。方案规定了先录入 200 例患者用于 II 期研究研究；一旦安全性被证实，这些患者也将被纳入 III 期研究。II 期研究终点为胃肠穿孔、心脏事件发生、切口愈合以及胃肠道出血。最近研究[8]包括对 104 例术前化疗和手术早期安全性数据（ECX，n＝51；ECX-贝伐珠单抗，n＝53）。这些数据显示，血液学和症状学毒性方面，两组并发症的发生率相近。另外，两组终点分布情况相近（表 27-1）。当率先入组的 200 名患者完成治疗后，安全性数据的正式分析结果将被公布。

表 27-1　ST03 试验中首批 104 名患者的不良反应

	ECX（$n=51$）	ECX-B（$n=53$）
3-4 度静脉栓塞事件	5 例（3 例 4 度 PE；1 例 5 度 PE；1 例 3 度 DVT）	5 例（4 例 4 度 PE，其中 1 例发生于术后化疗期间；1 例 3 度 DVT）
3-4 度动脉栓塞事件	0 例	2 例（1 例术后化疗时发生 4 度 MI；1 例术后化疗发生 4 度 CVA）
伤口愈合并发症：		
吻合其瘘	2 例（1 例 3 度，1 例 4 度）	1 例（3 度）
胆汁瘘	0 例	1 例（3 度）
切口感染	3 例（2 例 2 度，1 例 3 度）	3 例（1 例 1 度，1 例 2 度，1 例 3 度）
切口非感染并发症	0 例	1 例（2 度）
并发症		
胃肠道反应	1 例（4 度）	1 例（4 度）
3-4 度出血性事件	1 例（上消化道出血，3 度）	1 例（鼻出血，3 度）
3-4 级高血压	0 例	1 例（3 级）
其他	0 例	2 例（1 例 2 度微血管脑白质病变，1 例 5 度因肿瘤骨髓浸润所致的溶血性贫血）

ECX. 表柔比星、顺铂、卡培他滨；ECX-B. ECX 加贝伐单抗；GI. 胃肠道；PE. 肺栓塞；DVT. 深静脉栓塞；MI. 心肌梗死；CVA 脑血管事件

同时，包括 ST03 研究在内，一项平行研究也在进行中（Trans-ST03）。血液和组织学标本将通过术前活检和手术标本获得。研究目的在于确定分子标记物，其能够预测治疗的缓解程度。

二、CRITICS 研究

荷兰胃癌小组设计的 CRITICS 研究来评估术前化疗联合术后放化疗能否延长总体生存率，对照组是围术期化疗联合标准胃癌手术治疗患者（图 27-2）。其实，此研究是为了验证将 MAGIC 和 INT0116 研究的治疗方法结合起来的效果是否强于其中任何一种治疗方案。

主要终点是总体生存率，次要指标是无瘤生存率、药物毒性以及生活质量。组织学样品基因组和蛋白组研究可以预测化疗疗效和肿瘤复发风险。

通过 CT 和腹腔镜传统分期评估手段将可切除性胃癌（可能会包含食管胃结合部癌）分期在 Ib-Iva 的患者（TNM 第 6 版）纳入标准。患者身体状况 WHO 评分为 0 或 1，并且血液系统、生化功能、心脏功能以及肝肾功能均良好。腹部放疗或系统化疗患者不能入组。

该研究期望能够使术前化疗联合术后放疗组 5 年生存率提高 10%。样本量需要 788 例患者，并在统计学方面能够达到显著性差异。

研究设计考虑到了两个影响治疗质量的问题。第一，术者进行标准的胃癌切除术并且淋巴结清扫至少 15 个（即 D1＋手术），但不切除胰腺和脾脏。该研究推荐，术前化疗最后一周期结束 3～6 周后进行手术治疗，而术后化疗需要在手术完成 4～12 周后进行。推荐此方案设计的原因是 Dutch 研究[9] 和 MRC D1/D2[10] 研究均未得到扩大淋巴结清扫带来的益处，在 Dutch 研究亚组中观察到 N2 分期进行 D2 清扫患者生存率较高，并且

┌───┐
│ 入组标准：1. 可切除性胃腺癌及Ⅲ型胃食管交界处癌； │
│   2. Siewer 分期为Ⅱ或Ⅲ期 │
└───┘

研究起始随机化分组

随机分组后 7d 内开始治疗

第0周		第0周

3 周期 ECX 方案
表柔比星 50mg/m² IV day1
顺铂 60mg/m² IV day1
卡培他滨 1250mg/m² PO 2/d，day1~21
（每 21 天为一个周期）

3 周期 ECX＋B 方案
贝伐单抗 7.5mg/kg IV day1
表柔比星 50mg/m² IV day1
顺铂 60mg/m² IV day1
卡培他滨 1250mg/m² PO 2/d，day1~21
（每 21 天为一个周期）

第9周

服完最后一次卡培他滨与手术之间间隔为 5~6 周　　治疗间歇　　服完最后一次卡培他滨与手术之间间隔为 5~6 周

第15周

手术
最后一次贝伐单抗与手术间隔 8 周

术后 6~10 周开始化疗　　治疗间歇　　术后 6~10 周开始化疗

第23周

3 周期 ECX 方案
表柔比星 50mg/m² IV day1
顺铂 60mg/m² IV day1
卡培他滨 1250mg/m² PO 2/d，day1~21
（每 21 天为一个周期）

3 周期 ECX＋B 方案
贝伐单抗 7.5mg/kg IV day1
表柔比星 50mg/m² IV day1
顺铂 60mg/m² IV day1
卡培他滨 1250mg/m² PO 2/d，day1~21
（每 21 天为一个周期）

第32周

每 3 个月随访评估
（第 6 周期服完卡培他滨后）

长期维持贝伐单抗治疗，并每 3 个月随访评估
贝伐单抗 10mg/kg IV
（每 28 天使用 6 次）

第56周

长期随访评估：2 年内每 6 个一次，之后每年一次

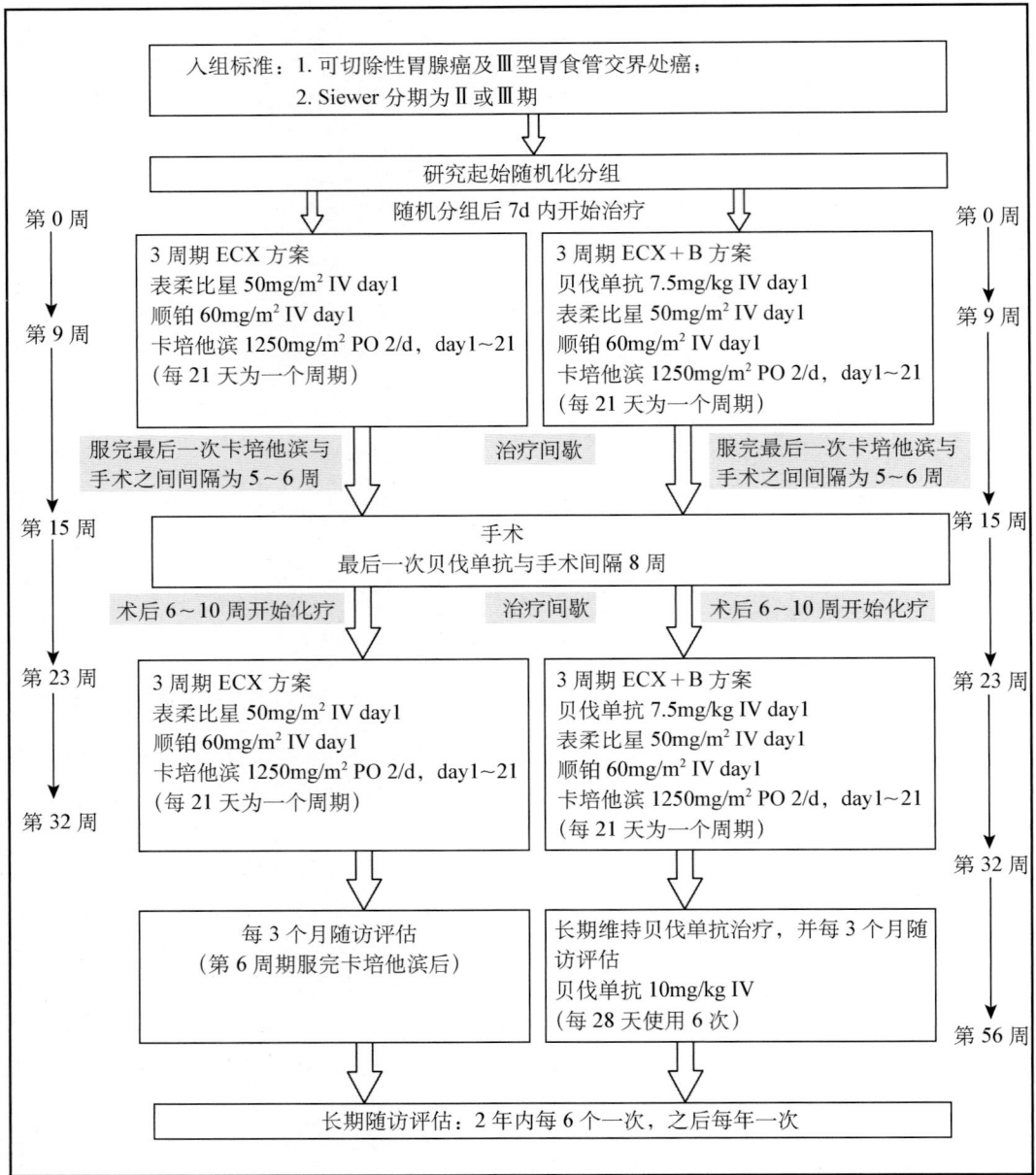

图 27-1 英国国家癌症研究中心 ST03 试验设计方案

胰腺和脾脏切除带来很多并发症。第二，该研究规定了标准放疗技术。手术切除后，在放疗区域中放疗应避免的器官包括残胃、小肠、脊髓、肾脏和肝脏。放射剂量的选取也需要考虑到化疗药物作为放疗增敏剂所导致的毒性。研究管理小组已经决定，在Ⅰ/Ⅱ期研

究中最大限度地避免重要器官，这个剂量设定能够达到临床靶位的足够范围。放疗管理方法需要以 CT 为基础的技术或调强放疗技术（IMRT）。

于 2007 年 CRITICS 研究开始进行入组。入组患者来自荷兰、瑞典以及丹麦。目

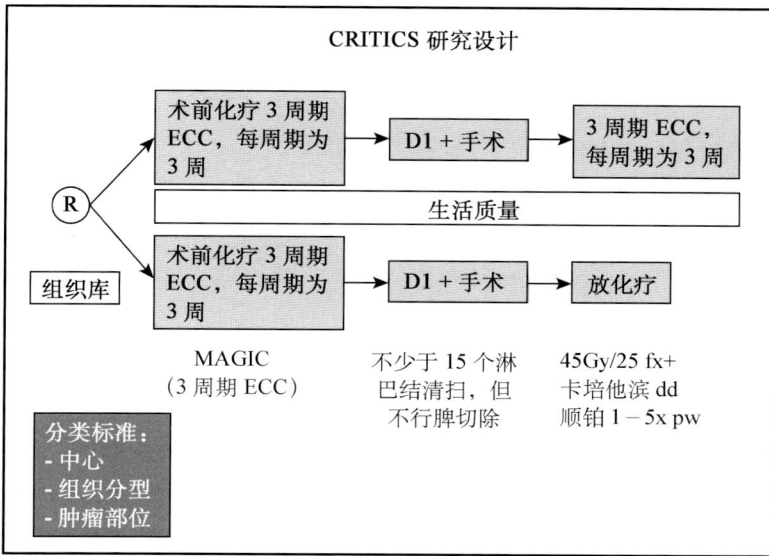

图 27-2　CRITICS 研究

ECC. 表柔比星/顺铂/卡培他滨；fx. 分次；dd 每天；pw. 每周

前为止，已入组 318 例（至 2011 年 2 月），中期分析结果尚待公布。

三、IMAGE 研究

IMAGE 研究设计是利用功能影像学来对化疗疗效进行评估，并且对化疗不敏感患者采取术前放化疗是否能够提高其生存率进行分析。在对食管胃结合部癌的研究中，正电子发射计算机断层扫描（PET）功能影像学的有效性已被证实。化疗前后 2 周序贯影像学能够预测组织病理学缓解程度[11]，其可识别对治疗敏感和不敏感的患者，并对治疗方案进行适当调整。但对弥漫型或黏液型胃癌而言，由于它们对放射标记物摄取能力很低，所以 PET 所提供的信息有其局限性。Kelsen 等[12]确定对治疗不敏感的患者预后更差，继续无效的化疗将会延迟手术，对患者造成不良后果。

IMAGE 研究目的是为了确定对化疗不敏感的局部进展期食管胃结合部癌患者予以紫衫类药物为基础的新辅助放化疗（图 27-

3）。该研究是 Ⅱ 期研究。纳入标准是食管胃结合部 Siewert Ⅰ/Ⅱ 型肿物通过 CT、超声内镜和 PET 进行分期，临床分期为 T3/T4 和（或）N＋，并可进行 R0 切除手术的患者。所有患者接受以顺铂、5-FU 和甲酰四氢叶酸为方案的诱导化疗，每 2 周进行 PET 扫描。化疗敏感者继续接受两周期化疗（表柔比星、奥沙利铂和卡培他滨）和进行手术（C 组）。按照 PET 标准，化疗不敏感患者随机分入手术组（A 组）和以多西他赛和顺铂联合 45Gy 放射进行新辅助放化疗组（B 组）。

该研究有三个目的。第一，通过比较 A 和 B 组中 R0 切除率，对非敏感患者应用放化疗效果进行评估。两组样本量分别为 176 例，R0 切除率应提高 20％。第二，比较 A 组和 C 组 R0 切除率来评估由 PET 决定的敏感患者的预后情况。第三，通过评估 C 组的组织病理学缓解率来评估 PET 测定的化疗敏感者的阳性预测值。

该研究患者入组时间超过 30 个月。该研究重要的部分是确保 PET 报告的质量。

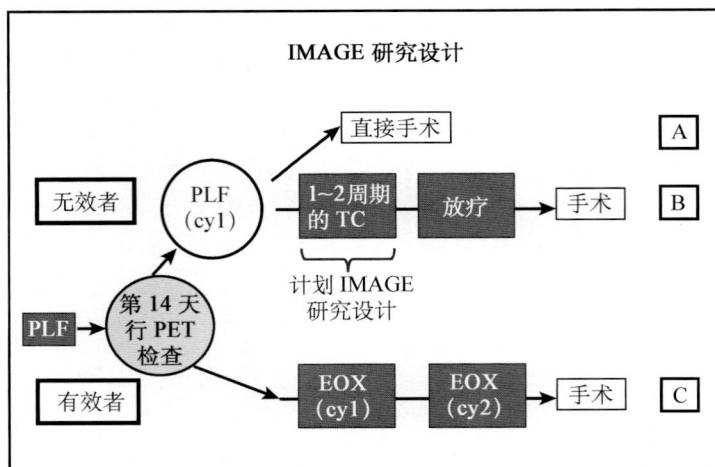

图 27-3 IMAGE 研究设计

四、结论

联合治疗已经成为治疗胃癌的主导方法。目前的挑战是对胃癌患者采取最佳治疗方法。这些研究的共同特点是对治疗进行规范化,通过研究将干扰因素降到最低。为了达到研究入组例数,需要进行多中心合作。目前和未来的研究均应通过综合治疗模式来提高胃癌患者生存率。

参 考 文 献

[1] Macdonald JS, Smalley SR, Benedetti J et al (2001) Chemoradiotherapy after surgery compared with surgery alone for adenocarcinoma of the stomach or gastroesophageal junction. N Engl J Med 345:725-730

[2] Cunningham D, Allum WH, Stenning SP et al (2006) Perioperative chemotherapy versus surgery alone for resectable gastroesophageal cancer. N Engl J Med 355:11-20

[3] Ychou M, Boige V, Pignon et al (2001 1) Perioperative chemotherapy compared with surgery alone for resectable gastroesophageal adenocarcinoma: an FNCLCC and FFCD mul-

ticenter phase Ⅲ trial. J Clin Oncol 29:1715-1721

[4] Sakuramoto S, Sasako M, Yamaguchi T et al (2007) Adjuvant chemotherapy for gastric cancer with S-1, an oral fluoropyrimidine. N Engl J Med 357:1810-1820

[5] Cunningham D, Starling N, Rao S et al (2008) Capecitabine and oxaliplatin for advanced esophagogastric cancer. N Engl J Med 358:36-46

[6] Duff SE, Li C, Jeziorska M et al (2003) Vascular endothelial growth factors C and D and lymphangiogenesis in gastrointestinal tract malignancy. Br J Cancer 89:426-430

[7] Kang Y, Ohtsu A, van Cutsem E et al (2010) AVAGAST: a randomized double blind placebo controlled phase Ⅲ study of first line capecitabine and cisplatin plus bevacizuab or placebo in patients with advanced gastric cancer. J Clin Oncol 28 (18) supplement:4007

[8] Okines AF, Langley R, Cafferty FH et al (2010)Preliminary safety data from a randomized trial of perioperative epirubicin, cisplatin plus capecitabine (ECX) with or without bevacizumab (B) in patients with gastric or oesophagogastric adenocarcinoma. J Clin Oncol

28 （15）supplement：4019

[9] Bonenkamp JJ，Hermans J，Sasako M，van de Velde CJ(1999) Extended lymph node dissection for gastric cancer. Dutch gastric cancer group. NE J Med 340：908-914

[10] Cuschieri A，Weeden S，Fielding J et al (1999) Patient survival after Dl and D2 resections for gastric cancer：long term results of the MRC randomised surgical trial. Surgical Cooperative group Br J Cancer 79：1522-1530

[11] Lordick F，Ott K，Krause BJ et al （2007）

PET to assess early metabolic response and to guide treatment of adenocarcinoma of the oesophago-gastric junction：the MUNICOM phase Ⅱ trial. Lancet Oncol 8：797-805

[12] Kelsen DP，Winter KA，Gunderson LL et al （2007） Longterm results of RTOG Trial 8911 （USA Intergroup 113）：a random assignment trial comparison of chemotherapy followed by surgery compared with surgery alone for oesophageal cancer. J Clin Oncol 25：3719-3725

Felice Pasini,Anna Paola Fraccon,Giorgio Crepaldi,
and Giovanni de Manzoni

第 28 章

转移性胃癌化疗

【摘要】 对于转移性或无法切除胃癌患者,相比最佳支持治疗,化疗能够提高患者生存率。Ⅲ期随机、对照临床研究结果显示,以铂类为基础的化疗方案可以得到较好的疗效,西方国家已广泛接受 ECF 方案。这些研究中,患者中位生存期均<1 年。最近Ⅲ期研究采用新型化疗药物,如多西他赛、奥沙利铂、伊立替康、卡培他滨和替吉奥,但均没能极大地提高患者生存率。含有靶向药物曲妥珠单抗的化疗方案结果令人鼓舞。20%~50%胃癌患者接受二线化疗,结果令人失望,仅有 6~8 个月生存。尽管此类胃癌患者治疗难以取得进步,转移性胃癌依旧不可治愈,治疗目的应主要以提高患者生活质量为主。未来治疗应考虑新型细胞毒性药物、靶向药物和分子生物学在内的综合治疗模式。

【关键词】 胃癌;化疗;最佳支持治疗;顺铂;多西他赛;奥沙利铂;伊立替康;卡培他滨;替吉奥;曲妥珠单抗;氟尿嘧啶

尽管胃癌诊断水平有所提高,但西方国家大约 2/3 胃癌无法切除或术后 5 年内出现复发。这些无法切除、复发或转移性胃癌患者依旧无法达到根治,最佳支持治疗(BSC)预后仅有几个月。虽然化疗药物带来一定的副作用,但化疗药物的确延长了患者生存期,改善了症状。

第一代化疗药物包括单药 5-FU、顺铂和蒽环类抗生素,最近Ⅲ期化疗方案采用新型药物,如卡培他滨、奥沙利铂、多西他赛、紫杉醇、伊立替康、替吉奥和单克隆抗体[1-6]。其他新药正在进行Ⅱ期和Ⅲ期临床试验。

对于转移性胃癌,现有资料显示:(1)与最佳支持治疗(BSC)相比,化疗能提高患者生存率;(2)和 5-FU 单药相比,联合化疗虽然毒性较高,但能够提高疾病缓解率,提高患者生存率。

一、一线化疗治疗方案

(一)化疗与最佳支持治疗对比

20 世纪 90 年代,多项研究表明,与最佳支持治疗相比,以 5-FU 为基础的化疗方案可提高进展期胃癌患者生存率[7-9]。化疗能将最佳支持治疗中位生存期(4.3 个月)提高两倍,危险比(HR)为 0.37(95% CI 0.24~0.55),化疗有效率为 33%~50%。此后,最佳支持治疗不再作为临床研究的对照组[10]。

(二)单药 vs.联合方案

最近荟萃分析[10]结果证实,与单药化疗相比,联合化疗可以显著提高患者生存率(HR 0.80,95% CI 0.72~0.89)。中位生存期为 8.3 vs. 6.7 个月,中位无瘤生存期(PFS)为 5.6 vs. 3.6 个月,总体有效率(ORR)为 35% vs. 18%。联合化疗毒性较大,与单药相比并没有显著差异。两种方法毒副作用致死率具有显著差异,联合化疗为

1.9%，单药 5-FU 为 0.9%（*OR* 1.69，95% *CI* 0.58~4.94）。

（三）联合化疗方案

1. 不含顺铂化疗方案　FAM 方案（5-FU、阿霉素和丝裂霉素）是早期临床应用的联合化疗方案之一，前期报道有效率>40%，药物毒性可以接受[11,12]。NCCTG 研究入组 305 例进展期胃癌和胰腺癌患者，将 5-FU 单药、阿霉素联合 5-FU 和 FAM 方案进行比较。联合化疗组有效率高于 5-FU 单药组，生存率没有显著性差异[13]。

EORTC 研究对比 FAM 方案和 FAMTX 方案（高剂量 5-FU、阿霉素和甲氨蝶呤）。FAMTX 组有效率和总体生存率（OS）均显著提高，此方案成为临床治疗方案之一[14]。

2. 含顺铂化疗方案　此后，FAMTX 方案与其他方案进行比较（表 28-1）[15-18]。美国小型临床研究[15]表明，FAMTX 方案与 EAP 方案结果类似，但前者毒副作用较小。UK 研究[16]发现，ECF（表柔比星、顺铂、5-FU）有效率（45% vs.21%）和中位生存期（8.9 vs.5.7 个月）均显著提高。EORTC 研究[17]发现，FAMTX、FP（5-FU 和顺铂）和 ELF（依托泊苷、甲酰四氢叶酸、5-FU）有效率和生存率均无显著差异。一项意大利研究[18]指出，PELF（顺铂、表柔比星、甲酰四氢叶酸和 5-FU）有效率有显著提高，但生存率无明显差异。英国学者进一步研究[19]对比了 ECF 方案和 MCF 方案，MCF 方案将 5-FU 剂量加大并将表柔比星替换为丝裂霉素。生存率和有效率无显著差异，但 ECF 方案患者生存质量更好。该研究发现 ECF 可以作为临床化疗方案。

整体而言，荟萃分析[10]对比三联（5-FU/顺铂/蒽环类抗生素）和双联方案（5-FU/顺铂或 5-FU/蒽环类抗生素），结果显示，三联方案患者生存率显著提高（2 vs.1 个月）。

（四）新药化疗方案

多项随机、对照临床研究采用了紫杉类（多西他赛、紫杉醇）、奥沙利铂、伊立替康、卡培他滨及替吉奥等新药。Ⅱ期临床结果表明，紫杉类药物（紫杉醇和多西他赛）有效率为 22%~65%。到目前为止，关于紫杉醇的Ⅲ期临床试验结果尚未公布。相比之下，三项Ⅱ期随机试验采用了多西他赛为基础的化疗药物进行，结果显示有效率为 40% 左右，中位生存期为 10 个月[20-22]。

根据临床Ⅱ期试验研究结果，在 V325 Ⅲ期研究中，多西他赛联合顺铂和 5-FU（DCF）与标准 PF 进行对比研究[4]。DCF 组肿瘤进展时间（TTP）（6.6 vs.3.7 个月）、有效率（37% vs.25%）和总体生存率（9.2 vs.8.6 个月）均显著提高。与 PF 方案相比，DCF 方案能够提高生活质量和延长肿瘤进展时间[23,24]。基于这项研究结果，FDA 批准 DCF 作为进展期胃癌治疗方案。但 DCF 方案具有较明显的副作用，即中性粒细胞降低（29% vs.12%），需要预防性应用 G-CSF 支持治疗。此项研究入组患者中位年龄为 55 岁，低于其他研究，因此需要考虑该方案是否可以应用于大众群体。

类似的荟萃分析[10]显示，以多西他赛为基础的三联方案中，总体生存率的危险比数据更倾向于应用含多西他赛的方案，但统计学上未达到显著性差异（*HR* 0.93，95% *CI* 0.75~1.15）。无瘤生存率（PFS）未达到统计学意义。含多西他赛方案有效率为 36%，而对照组为 31%，风险比为 1.30（95% *CI* 0.98~1.72），无显著性优势。

Al-Batran 等[1]对比 FLO（5-FU、甲酰四氢叶酸和奥沙利铂）与 FLP（5-FU、甲酰四氢叶酸和顺铂）方案，结果显示 FLO 方案在研究终点（PFS）方面具有较小优势，但总体生存率（OS）方面无显著差异。但对超过 65 岁老年患者而言，FLO 在以下方面占有显著优势：有效率（41.3% vs.16.7%，*P* = 0.012），肿瘤复发时间（5.4 vs.2.3 个月，$P=0.001$），无瘤生存期（6.0 vs.3.1 个月，$P=0.029$），总体生存期（13.9 vs.7.2 个月）。总体而言，FLO 毒性较低，对老年患者可能有显著疗效。

英国Ⅲ期 REAL-2[2]试验，对比 ECF、ECX（X:卡培他滨）、EOF（O:奥沙利铂）和 EOX（O:奥沙利铂;X:卡培他滨）。四组患者中位生存时间分别为 9.9、9.9、9.3 和 11.2 个月。1 年生存率分别为 37.7%、40.8%、40.4% 和 46.8%。有效率（41%～48%）和非血液毒性方面无显著差异。后续分析认为，EOX 方案总体生存率优于 ECF 方案（HR 0.80，95% CI0.66～0.97，$P=0.02$）。与 ECF 方案相比，EOX 方案 3 级或 4 级副作用发生率明显降低，如中性粒细胞减少、血栓栓塞、2 级脱发和血肌酐水平升高等。ML17032 研究中，入组患者大部分来自于亚洲人群，XP（卡培他滨联合顺铂方案）与 PF（顺铂联合氟尿嘧啶）方案相比，无瘤生存期方面两者无明显差异。总体生存期更倾向于口服化疗方案（HR 0.85，95% CI 0.65～1.11），中位生存期分别为 10.4 个月和 9.3 个月，并未达到显著性差异[25]。这两项研究[2,25]一致表明，卡培他滨与 5-FU 疗效无显著差异，患者更容易接受。

这两项研究进行荟萃结果显示，卡培他滨联合化疗 654 例胃癌患者总体生存率超过 664 例 5-FU 联合化疗胃癌总体生存率（HR 0.87，95% CI0.77～0.98，$P=0.02$）[26]。

最近数据显示，伊立替康联合 5-FU 和甲酰四氢叶酸化疗（IF 方案）与 PF 方案相比，IF 方案没有提高肿瘤进展时间或总体生存期。IF 方案副作用小于 PF 方案，由于药物毒性导致暂缓用药比例分别为 10.0% 和 21.5%，发热性嗜中性粒细胞减少症发生率为 4.8% 和 10.2%，口腔炎发生率为 2% 和 16.9%。学者认为，IF 方案可以作为治疗转移性胃癌一线方案[3]。

荟萃分析结果显示含有伊立替康的方案在总体生存率、疾病缓解率、肿瘤进展时间和药物毒性方面并没有得到显著性提高。含伊立替康联合化疗方案与含顺铂化疗方案相比，平均中位生存时间为 9.8 vs. 8.3 个月（HR 0.86，95% CI0.73～1.02），总体有效率为 40% vs. 30%（OR 1.77，95% CI 0.85～3.69），前者引起的药物暂缓治疗率和死亡率较低。因此，含伊立替康的联合方案可作为可选方案之一，其药物毒性较低（无神经毒性、无肾毒性、恶心和呕吐发生率更低），无需水化。

日本 SPIRIT 研究[27]将 S-1 联合顺铂与 S-1 单药进行对比。联合方案中位无瘤生存期（6.0m vs. 4.0m，$P<0.001$）和总体生存率（13.0m vs. 11.0m，$P=0.04$）有较明显的提高。有效率也有显著提高（54% vs.31%）。依据此研究结果，S-1 联合顺铂成为日本胃癌标准化疗方案。尽管此研究成为首次发现患者生存期超过 12 个月，但并未证实 S-1 优于 5-FU。

西方 FLAGS 研究将 S-1 联合顺铂与 5-FU 联合顺铂方案进行对比，结果并未取得与 SPIRIT 研究相近的结果[28]。顺铂联合 S-1 组中位总体生存期为 8.6 个月，而顺铂联合 5-FU 组则为 7.9 个月（$P=0.2$）。S-1 联合治疗安全性具有显著性差异，3－4 级副作用如中性粒细胞减少症发生率（32% vs. 63.6%），口腔炎（1.3% vs.13.6%），肾功能（5.2% vs.9.3%）和治疗相关性死亡（2.5% vs.4.9%）。尽管 S-1 在胃癌治疗中的作用需要进一步研究，但其可以提高患者对 DCF 或 ECF 的耐受性。

（五）含靶向治疗的研究方案

1. Ⅲ期临床研究　近些年来，多种靶向药物正在进行临床研究，如:抗表皮细胞生长因子受体 1（EGFR）和 2（HER-2）单克隆抗体、酪氨酸激酶抑制药（TKIs）和血管生成抑制药。TOGA 研究[5]是唯一已公布的Ⅲ期临床研究。共 594 例患者,所有患者均通过免疫组化证明 HER2 过表达或荧光原位杂交(FISH)证实 HER2 基因扩增。21％胃癌患者和 33.2％食管胃结合部癌患者证实为 HER-2 阳性。两组设计比较卡培他滨或氟尿嘧啶和顺铂化疗联合/不联合曲妥珠单抗(直接拮抗 HER-2 的单克隆抗体),经过 6 个周期的治疗,3 周为一个疗程。研究主要终点为总体生存率。应用曲妥珠单抗组的中位生存期为 13.8m(95%CI12～16),单纯化疗组为 11.1 个月(HR0.74;95% CI 0.60～0.91,$P=0.0046$)。3 或 4 级副作用发生率无显著差异,两组心脏事件发生率相近($<$3％)。应用曲妥珠单抗组和对照组有效率分别为 47.3％和 34.5％($P=0.0017$)。亚组分析结果显示,HER-2 高表达亚组 HR 为 0.65(95%CI0.51～0.83),接受曲妥珠单抗组中位生存期为 16.0 个月(95% CI15～19),而单纯化疗组为 11.8m(95% CI10～13)。曲妥珠单抗联合化疗方案已经被推荐为治疗 HER2 阳性进展期胃癌或食管胃结合部癌标准治疗方案。

AVAGAST Ⅲ 期试验[6]采用了抗 VEGF(血管内皮生长因子)单克隆抗体贝伐珠单抗,共入组 774 例患者。研究采取顺铂和卡培他滨(或氟尿嘧啶)联合/不联合贝伐珠单抗,研究终点为总体生存率。两组总生存率并无显著性差异。对照组和贝伐珠单抗组中位生存期分别为 10.1 个月和 12.1 个月(HR 0.87,$P=0.1002$)。无瘤生存期(5.3 个月 vs.6.7 个月)和总体缓解率(29.5％ vs.38.0％)存在显著性差异。贝伐珠单抗的安全性是值得肯定的,副作用有高血压(6.2％ vs.0.5％)和胃肠道穿孔(2.3％ vs.0.3％)。

拉帕替尼(EGFR 和 HER-2 的 TKI)、阿帕替尼(VEGF 受体的 TKI)、卡妥索单抗(抗 CD3 和抗表皮细胞黏附分子单克隆抗体)和 ramucirumab(抗 VEGFR-2 单克隆抗体)作为治疗转移性胃癌Ⅲ期临床研究的新药[29]。

2. Ⅱ期临床研究 贝伐珠单抗联合伊立替康-顺铂[30]或联合多西他赛-奥沙利铂[31]研究结果显示,无瘤生存期为 7～8 个月,总体生存率为 11～12 个月。缓解率范围为 65％～79％。最常见副作用为中性粒细胞减少症(34％)和胃肠道穿孔(6％～8％)。

爱必妥(抗 EGFR 单克隆抗体)联合不同化疗方案进行验证(氟尿嘧啶/卡培他滨联合奥沙利铂或伊立替康,多西他赛联合奥沙利铂)[32-35]。缓解率大约为 50％(范围为 41％～65％),肿瘤进展时间为 6 个月(范围为 5～8 个月)。主要的毒性为中性粒细胞减少症(40％)痤疮样皮疹(20％)。国际多个小样本临床研究结果显示爱必妥联合化疗能够提高胃癌患者治疗有效率。一项关于卡培他滨和顺铂联合/不联合爱必妥的Ⅲ期临床研究正入组[29]。

帕尼单抗(抗 EGFR 单克隆抗体)联合 EOX 方案正进行 REAL-3 Ⅲ期临床试验,试验终点为总体生存率[29,36]。

TKI 类舒尼替尼作为一线或二线药物进行单药试验研究,结果为阴性[37,38]。另一种 TKI 类药物,索拉菲尼作为一线药物联合多西他赛和顺铂,缓解率达到 41％,无瘤生存期为 5.8 个月,总体生存期为 13.6 个月。副作用主要是血液方面,严重的中性粒细胞减少症发生率为 64％[39,40]。

(六)结论

尽管化疗能够提高胃癌患者治疗效果,但多数大型临床试验结果证实进展期胃癌患者中位总体生存期仍低于 12 个月。尽管部分研究亚组分析能够明显延长患者生存期,但进展期胃癌治疗方案应考虑到患者生存质量和生存率。目前需要考虑的问题是,三联治疗和二联治疗相比,前者是否可以通过提高生存期补偿三联药物带来的更大副作用。未来治疗则主要依靠新型细胞毒性药物、靶向治疗和生物学因子来提高目前标准治疗效果。

二、二线化疗治疗方案

Ⅱ期研究

二线化疗有效性或毒性方面研究较少。20%~50%进展期胃癌患者需要接受二线化疗[41-43]。针对1080例一线以氟尿嘧啶为基础的Ⅲ期临床研究分析结果显示，大约20%患者肿瘤进展患者后需要接受二线治疗，有效率为13.3%，中位生存期为5.6m[44]。

多数情况下，采用的是伊立替康联合顺铂和氟尿嘧啶（FOLFIRI/CAPIRI或相似方案）方案。每组中位病例数为33例（范围8~131）。总体而言，结果比较类似，中位有效率大约为21%（0%~52%），疾病控制率为0%~77%（中位控制率为47%）。中位肿瘤进展时间和生存期分别为3.3个月（范围为2.2~5.3）和7.5个月（范围为5~10.9）。常见的毒性反应为中性粒细胞减少症（11%~45%）。其他副作用有贫血（3%~57%）、腹泻（3%~19%）和厌食症（12%~17%）[45-61]。

多西他赛常与其他化疗药物联合（氟尿嘧啶/卡培他滨、顺铂、表柔比星和奥沙利铂），有效率为9%~38%（中位缓解率为17%），疾病控制率为50%（22%~80%），肿瘤进展时间为3.9个月（2.4~5.2个月），生存期为6.6个月（6~8.9）。最常见3—4级副反应包括中性粒细胞减少，比例为27%（12%~71%）、发热性中性粒细胞减少症，比例为11.5%和乏力症状，比例为32%[62-76]。

紫杉醇常单药用于胃癌治疗，仅有很少研究将其与氟尿嘧啶进行联合。这些研究中位入组病例数为38例（范围为4~85）。有效率为21%（0%~35%），疾病控制率为25%~77%（中位率63.5%），中位肿瘤进展时间为3.6个月（2.6~6.4），生存期为7.8个月（5~13.9）。3—4级毒性反应主要为血液毒性，中性粒细胞减少症为23%（2%~62%），贫血为12%（1%~41%）。周围神经病变<10%[63,77-87]。

奥沙利铂-氟尿嘧啶联合方案是治疗进展期胃癌二、三线方案，有效率为4%~26%，疾病控制率大约为50%，肿瘤进展时间为3~4个月，生存期为7个月。严重的中性粒细胞减少比例大约为15%[88-90]。

一些研究中主要评估了单药S-1[91,92]，S-1联合丝裂霉素[93]和氟尿嘧啶联合丝裂霉素[94]。疾病控制率大约为50%，肿瘤进展时间为3个月。

结论

由于缺乏随机安慰剂对照，与最佳支持治疗相比，二线化疗是否能够提高患者生存率仍不明确。为避免患者治疗过程中产生不必要的副作用，需要考虑的是化疗方案的选择。临床实践中，对于进展期患者治疗依赖于患者身体状态、药物以往使用效果、对一线药物有效程度和肿瘤转移性部位。应用单药而不是联合药物作为二线治疗似乎更具合理性，原因在于目前没有研究显示联合治疗优于单药方案。

参 考 文 献

[1] Al-Batran SE, Hartmann JT, Hofheinz R et al (2008) Phase Ⅲ trial in metastatic gastroe-sophageal adenocarcinoma with fluorouracil, leucovorin plus either oxaliplatin or cisplatin: a study of the Arbeitsgemeinschaft Inrernis-tische Onkologie. J Clin Oncol 26:1435-1442

[2] Cunningham D, Starling N, Rao S, Iveson et al; Upper Gastrointestinal Clinical Studies Group of the National Cancer Research Insti-tute of the United Kingdom (2008) Capecit-abine and oxaliplatin for advanced esopha-gogastric cancer. N Engl J Med 358:36-46

[3] Dank M, Zaluski J, Barone C et al (2008) Randomized phase Ⅲ study comparing irinote-

can combined with 5-fluorouracil and folinic acid to cisplatin combined with 5-fluorouracil in chemotherapy naive patients with advanced adenocarcinoma of the stomach or esophagogastric junction.Ann Oncol 19:1450-1457

[4] Van Cutsem E, Moiseyenko VM, Tjulandin S et al; V325 Study Group (2006) Phase Ⅲ study of docetaxel and cisplatin plus fluorouracil compared with cisplatin and fluorouracil as first-line therapy for advanced gastric cancer: a report of the V325 Study Group. J Clin Oncol 24:4991-4997

[5] Bang YJ, Van Cutsem E, Feyereislova A et al; ToGA Trial Investigators (2010) Trastuzumab in combination with chemotherapy versus chemotherapy alone for treatment of HER2-positive advanced gastric or gastro-oesophageal junction cancer (ToGA): a phase 3, open-label, randomised controlled trial. Lancet 376:687-697

[6] Kang Y, Ohtsu A, Van Cutsem E et al (2010) AVAGAST: A randomized. double-blind, placebo-controlled, phase Ⅲ study of first-line capecitabine and cisplatin plus bevacizumab or placebo in patients with advanced gastric cancer (AGC). J Clin Oncol 28, 18 supp1:LBA4007

[7] Murad AM, Sanriago FF, Petroianu A et al (1993) Modified therapy with 5-fluorouracil, doxorubicin, and methotrexate in advanced gastric cancer. Cancer 72:37-41

[8] Glimelius B, Hoffman K, Haglund U et al (1994) Initial or delayed chemotherapy with best supportive care in advanced gastric cancer. Ann Oncol 5:189-190

[9] Pyrhonen S, Kuitumen T, Nyandoto P et al (1995) Randomized comparison of fluorouracil, epidoxorubicin and methotrexate (FEMTX) plus best supportive care alone in patients with non-resectable gastric cancer. Br J Cancer 71:587-591

[10] Wagner AD, Unverzagt S, Grothe W et al (2010) Chemotherapy for advanced gastric cancer. Cochrane Database Syst Rev 17 CD004064

[11] MacDonald JS, Schein PS, Woolley PV et al (1980) 5-Fluorouracil, doxorubicin, and mitomycin (FAM) combination chemotherapy for advanced gastric cancer. Ann Intern Med 93: 533-536

[12] Douglass HO, Lavin PT, Goudsmit A et al (1984) An Eastem Cooperative Oncology Group evaluation of combinations of methy1-CCNU, mitomycin C, adriamycin, and 5-fluorouracil in advanced measurable gastric cancer (EST 2277).J Clin Oncol 2:1372-1381

[13] Cullinan SA, Moertel CG, Fleming TR et al (1985) A comparison of three chemotherapeutic regimens in the treatment of advanced pancreatic and gastric carcinoma. Fluorouracil vs fluorouracil and doxorubicin vs fluorouracil, doxcru-bicin, and mitomycin. JAMA 253: 2061-2067

[14] Wils JA, Klein HO, Wagener DJ et al (1991) Sequential highdose methotrexate and fluoracil combined with doxorubicin-α step ahead in the treatment of advanced gastric cancer: a trial of the European Organization for Research and Treatment of Cancer Gastrointestinal Tract Cooperative Group. J Clin Oncol 9: 827-831

[15] Kelsen D, Atiq OT, Saltz L et al (1992) FAMTX versus etoposide, doxorubicin, and cisplatin: a random assignment trial in gastric cancer. J Clin Oncol 10:541-548

[16] Waters JS, Norman A, Cunningham D et al (1999) Longterm survival after epirubicin, cisplatin and fluorouracil for gastric cancer: results of a randomized trial Br J Cancer 80: 269-272

[17] Vanhoefer U, Rougier P, Wilke H et al (2000) Final results of a randomized phase Ⅲ trial of sequential high-dose methotrexate, fluorouracil and doxorubicin versus etoposide, leucovorin, and fluorouracil versus infusional fluorouracil and cisplatin in advanced gastric cancer: A trial of the European Organization

for Research and Treatment of Cancer Gastrointestinal Tract Cancer Cooperative Group. J Clin Oncol 18:2648-2657

[18] Cocconi G, Carlini P, Gamboni A et al; Italian Oncology Group for Clinical Research (2003) On behalf of the Italian Oncology Group for Clinical Research Cisplatin, epirubicin, leucovorin and 5-fluorouracil (PELF) is more active than 5-fluorouracil, doxorubicin and methotrexate (FAMTX) in advanced gastric carcinoma. Ann Oncol 14:1258-1263

[19] Ross P, Nicolson M, Cunningham D et al (2002) Prospective randomized trial comparing mitomycin, cisplatin, and protracted venous-infusion fluorouracil (PVI 5-FU) With epirubicin, cisplatin, and PVI 5-FU in advanced esophagogastric cancer. J Clin Oncol 20:1996-2004

[20] Roth AD, Fazio N, Stupp R et al; Swiss Group for Clinical Cancer Research (2007) Docetaxel, cisplatin, and fluorouracil; docetaxel and cisplatin; and epirubicin, cisplatin, and fluorouracil as systemic treatment for advanced gastric carcinoma: a randomized phase II trial of the Swiss Group for Clinical Cancer Research. J Clin Oncol 25:3217-3223

[21] Ajani JA, Fodor MB, Tjulandin SA et al (2005) Phase II multi-institutional randomized trial of docetaxel plus cisplatin with or without fluorouracil in patients with untreated, advanced gastric, or gastroesophageal adenocarcinoma. J Clin Oncol 23:5660-5667

[22] Thuss-Patience PC, Kretzschmar A, Repp M et al (2005) Docetaxel and continuous-infusion fluorouracil versus epirubicin, cisplatin, and fluorouracil for advanced gastric adenocarcinoma: a randomized phase II study. J Clin Oncol 23:494-501

[23] Ajani JA, Moiseyenko VM, Tjulandin S et al (2007) Quality of life with docetaxel plus cisplatin and fluorouracil compared with cisplatin and fluorouracil from a phase III trial for advanced gastric or gastroesophageal adenocarcinoma: the V-325 Study Group. J Clin Oncol 25:3210-3216

[24] Ajani JA, Moiseyenko VM et al (2007) Clinical benefit with docetaxel plus fluorouracil and cisplatin compared with cisplatin and fluorouracil in a phase III trial of advanced gastric or gastroesophageal cancer adenocarcinoma: the V-325 Study Group. J Clin Oncol 25:3205-3209

[25] Kang YK, Kang WK, Shin DB et al (2009) Capecitabine/cisplatin versus 5-fluorouracil/cisplatin as first-line therapy in patients with advanced gastric cancer: a randomised phase III non-inferiority trial. Ann Oncol 20:666-673

[26] Okines AF, Norman AR, McCloud P et al (2009) Meta-analysis of the REAL-2 and ML17032 trials: evaluating capecitabine-based combination chemotherapy and infused 5-fluorouracil-based combination chemotherapy for the treatment of advanced oesophago-gastric cancer. Ann Oncol 20:1529-1534

[27] Koizumi W, Narahara H, Hara T et al (2008) S-1 plus cisplatin versus S-1 alone for first-line treatment of advanced gastric cancer (SPIRITS trial): a phase III trial. Lancet Oncol 9:215-221

[28] Ajani JA, Rodriguez W, Bodoky G et al (2010) Multicenter phase III comparison of cisplatin/S-1 with cisplatin/infusional fluorouracil in advanced gastric or gastroesophageal adenocarcinoma study: the FLAGS trial. J Clin Oncol 8:1547-1553

[29] http://www.cancer.gov/search/ResultsClinical Trials.aspx? protocolsearchid = 8608536. Accessed 27 November 2010

[30] Shah MA, Ramanathan RK, Ilson DH et al (2006) Multicenter Phase II Study of Irinotecan, Cisplatin, and Bevacizumab in Patients With Metastatic Gastric or Gastroesophageal Junction Adenocarcinoma. J Clin Oncol 24:5001-5006

[31] El-Rayes BF, Zalupski M, Bekai-Saab T et al (2010) A phase II study of bevacizumab, ox-

aliplatin, and docetaxel in locally advanced and metastatic gastric and gastroesophageal junction cancers. Ann Oncol 21:1999-2004

[32] Kim C, Lee JL, Ryu MH et al (2009) A prospective phase Ⅱ study of cetuximab in combination with XELOX(capecitabine and oxaliplatin) in patients with metastatic and/or recurrent advanced gastric cancer. Invest New Drugs Dec 9 [Epub ahead of print]

[33] Lordick F, Luber B, Lorenzen S et al (2010) Cetuximab plus oxaliplatin/leucovorin/5-flourouracil in first-line metastatic gastric cancer: a phase Ⅱ study of the Arbeitsgemeinschaft Internistische Onkologie (AIO). Br J Cancer 102:500-505

[34] Pinto C, Di Fabio F, Siena S et al (2007) Phase Ⅱ study of cetuximab in combination with FOLFIRI in patients with untreated advanced gastric or gastroesophageal junction adenocarcinoma (FOLCETUX study). Ann Oncol 18:510-517

[35] Pinto C, Di Fabio F, Barone C et al (2009) Phase Ⅱ study of cetuximab in combination with cisplatin and docetaxel in patients with untreated advanced gastric or gastro-oesophageal junction adenocarcinoma (DOCETUX study). Br J Cancer 101:1261-1268

[36] Okines A, Ashley SE, Cunningham D et al (2010) Epirubicin, Oxaliplatin, and Capecitabine With or Without Panitumumab for Advanced Esophagogastric Cancer: DoseFinding Study for the Prospective Multicenter, Randomized, Phase Ⅱ/Ⅲ REAL-3 Trial. J Clin Oncol 28:3945-3950

[37] Bang YJ, Kang YK, Kang WK et al (2010) A Phase Ⅱ study of sunitinib as second-line treatment for advanced gastric cancer. Invest New Drugs May 12 [Epub ahead of print]

[38] Moehler MH, Hartmann JT, Lordick F et al (2010) An open-label, multicenter phase Ⅱ trial of sunitinib for patients with chemorefractory metastatic gastric cancer. J Clin Oncol 28,15 suppl:e14503

[39] Sun W, Powell M, O'Dwyer PJ et al (2010) Phase Ⅱ study of sorafenib in combination with docetaxel and cisplatin in the treatment of metastatic or advanced gastric and gastroesophageal junction adenocarcinoma: ECOG 5203. J Clin Oncol 28:2947-2951

[40] Doi T, Muro K, Boku N et al (2010) A Multicenter phase Ⅱ study of everolimus in patients with previously treated metastatic gastric cancer. J Clin Oncol 28:1904-1910

[41] Wesolowski R, Lee C, Kim R (2009) Is there a role for second-line chemotherapy in advanced gastric cancer? Lancet Oncol 10:903-912

[42] Catalano V, Graziano F, Santini D et al (2008) Second-line chemotherapy for patients with advanced gastric cancer: who may benefit? Br J Cancer 99:1402-1407

[43] Ji SH, Lim do H, Yi SY et al (2009) A retrospective analysis of second-line chemotherapy in patients with advanced gastric cancer. BMC Cancer 9:110:1-6

[44] Chau I, Norman AR, Ross PJ (2004) Multivariate prognostic factor analysis and second-line treatment in locally advanced and metastatic oesophago-gastric cancer, pooled analysis of 1080 patients from three multicentre randomised controlled trials using individual patient data. ASCO GI2004: Abs 5

[45] Assersohn L, Brown G, Cunningham D et al (2004) Phase Ⅱ study of irinotecan and 5-flourouracil/leucovorin in patients with primary refractory or relapsed advanced oesophageal and gastric carcinoma. Ann Oncol 15:64-69

[46] Baek JH, Kim JG, Sohn SK et al (2005) Biweekly irinotecan and cisplatin as second-line chemotherapy in pretreated patients with advanced gastric cancer: a multicenter phase Ⅱ study. J Korean Med Sci 20:966-970

[47] Chun JH, Kim HK, Lee JS et al (2004) Weekly irinotecan in patients with metastatic gastric cancer failing cisplatinbased chemotherapy. Jpn J Clin Oncol 34:8-13

［48］Giuliani F，Molica S，Maiello E et al（2005）lrinotecan(CPT-11) and mitomycin-C（MMC）as second-line therapy in advanced gastric cancer：a phase Ⅱ study of the Gruppo Oncologico dell' Italia Meridionale（prot. 2106）. Am J Clin Oncol 28：581-585

［49］Kanat O，Evrensel T，Manavoglu O et al（2003）Single-agent irinotecan as second-line treatment for advanced gastric cancer. Tumori 89：405-407

［50］Kim SG，Oh SY，Kwon HC et al（2007）A phase Ⅱ study of irinotecan with bi-weekly，low-dose leucovorin and bolus and continuous infusion 5-fluorouracil（modified FOLFIRI）as salvage therapy for patients with advanced or metastatic gastric cancer. Jpn J Clin Oncol 37：744-749

［51］Kim SH，Lee GW，Il Go S et al（2010）A Phase Ⅱ Study of Irinotecan，Continuous 5-fluorouracil，and leucovorin（folfiri）combination chemotherapy for patients with recurrent or metastatic gastric cancer previously treated with a fluoropyrimidine-based regimen. Am J Clin Oncol Jan 29［Epub ahead of print］

［52］Kim ST，Kang WK，Kang JH et al（2005）Salvage chemotherapy with irinotecan，5-fluorouracil and leucovorin for taxane-and cisplatin-refractory，metastatic gastric cancer. Br J Cancer 92：1850-1854

［53］Leary A，Assersohn L，Cunningham D et al（2009）A phase Ⅱ trial evaluating capecitabine and irinotecan as second line treatment in patients with oesophago-gastric cancer who have progressed on，or within 3 months of platinumbased chemotherapy. Cancer Chemother Pharmacol 64：455-462

［54］Lorizzo K，Fazio N，Radice D et al（2009）Simplified FOLFIRI in pre-treated patients with metastatic gastric cancer. Cancer Chemother Pharmacol 64：301-306

［55］Seo MD，Lee KW，Lim JH et al（2008）Irinotecan combined with 5-fluorouracil and leucovorin as second-line chemotherapy for metastatic or relapsed gastric cancer. Jpn J Clin Oncol 38：589-595

［56］Shimada S，Yagi Y，Kuramoto M et al（2003）Second-line chemotherapy with combined irinotecan and low-dose cisplatin for patients with metastatic gastric carcinoma resistant to 5-fluorouracil. Oncol Rep 10：687-691

［57］Sun Q，Hang M，Xu W et al（2009）Irinotecan plus capecitabine as a second-line treatment after failure of 5-fluorouracil and platinum in patients with advanced gastric cancer. Jpn J Clin Oncol 39：791-796

［58］Suzuki S，Harada N，Takeo Y et al（2007）Biweekly irinotecan hydrochloride and cisplatin as a second-line chemotherapy for patients with advanced gastric cancer. Gan To Kagaku Ryoho 34：2245-2248

［59］Takahari D，Shimada Y，Takeshita S et al（2010）Second-line chemotherapy with irinotecan plus cisplatin after the failure of S-1 monotherapy for advanced gastric cancer. Gastric Cancer 13：186-190

［60］Ueda S，Hironaka S，Boku N et al（2006）Combination chemotherapy with irinotecan and cisplatin in pretreated patients with unresectable or recurrent gastric cancer. Gastric Cancer 9：203-207

［61］Yoshida T，Yoshikawa T，Tsuburaya A et al（2006）Feasibility study of biweekly CPT-11 plus CDDP for S-1-and paclitaxel-refractory，metastatic gastric cancer. Anticancer Res 26：1595-1598

［62］Barone C，Basso M，Schinzari Get al（2007）Docetaxel and oxaliplatin combination in second-line treatment of patients with advanced gastric cancer. Gastric Cancer 10：104-111

［63］Chon HJ，Rha SY，Im CK et al（2009）Docetaxel versus paclitaxel combined with 5-FU and leucovorin in advanced gastric cancer：combined analysis of two phase Ⅱ trials. Cancer Res Treat 41：196-204

［64］Giuliani F，Gebbia V，De Vita F et al（2003）Docetaxel as salvage therapy in advanced gastric cancer: a phase Ⅱ study of the Gruppo Oncologico Italia Meridionale (G. O. I. M.). Anticancer Res 23:4219-4222

[65] Jo JC, Lee JL, Ryu MH et al (2007) Docetaxel monotherapy as a second-line treatment after failure of fluoropyrimidine and platinum in advanced gastric cancer: experience of 154 patients with prognostic factor analysis. Jpn J Clin Oncol 37:936-941

[66] Kunisaki C, Imada T, Yamada R et al (2005) Phase Ⅱ study of docetaxel plus cisplatin as a second-line combined therapy in patients with advanced gastric carcinoma. Anticancer Res 25:2973-2977

[67] Lee JL, Ryu MH, Chang HM et al. A phase Ⅱ study of docetaxel as salvage chemotherapy in advanced gastric cancer after failure of fluoropyrimidine and platinum combination chemotherapy. Cancer Chemother Pharmacol 2008;61(4): 631-637

[68] Nakajima Y, Suzuki T, Haruki S et al (2008) A pilot trial of docetaxel and nedaplatin in cisplatin-pretreated relapsed or refractory esophageal squamous cell cancer. Hepatogastroenterology 55:1631-1635

[69] Nguyen S, Rebischung C, Van Ongeval J et al (2006) Epirubicin-docetaxel in advanced gastric cancer: two phase Ⅱ studies as second and first line treatment. Bull Cancer 93:E1-E6

[70] Park SH, Kang WK, Lee HR et al (2004) Docetaxel plus cisplatin as second-line therapy in metastatic or recurrent advanced gastric cancer progressing on 5-fluorouracil-based regimen. Am J Clin Oncol 27:477-480

[71] Polyzos A, Tsavaris N, Kosmas C et al (2006) Subsets of patients with advanced gastric cancer responding to secondline chemotherapy with docetaxel-cisplatin. Anticancer Res 26:3749-3753

[72] Rosati G, Bilancia D, Germano D et al (2007) Reduced dose intensity of docetaxel plus capecitabine as second-line palliative chemotherapy in patients with metastatic gastric cancer: a phase Ⅱ study. Ann Oncol 18 Suppl 6:128-132

[73] Shin SJ, Kim MK, Lee KH et al (2004) The Efficacy of Docetaxel and Cisplatin Combination Chemotherapy for the Treatment of Advanced Gastric Cancer after Failing to 5-Fluorouracil Based Chemotherapy. Cancer Res Treat 36: 367-371

[74] Sym SJ, Chang HM, Kang HJ et al (2008) A phase Ⅱ study of irinotecan and docetaxel combination chemotherapy for patients with previously treated metastatic or recurrent advanced gastric cancer. Cancer Chemother Pharmacol 63:1-8

[75] Yildiz R, Kalender ME, Dane F et al (2010) Docetaxel combined with oral etoposide as second-line treatment for advanced gastric carcinoma after failure of platinum-and fluoropyrimidine-based regimens. J Oncol Pharm Pract 16:173-178

[76] Zhong H, Zhang Y, Ma S et al (2008) Docetaxel plus oxaliplatin (DOCOX) as a second-line treatment after failure of fluoropyrimidine and platinum in Chinese patients with advanced gastric cancer. Anticancer Drugs 19: 1013-1018

[77] Arai W, Hosoya Y, Hyodo M et al (2007) Doxifluridine combined with weekly paclitaxel for second-line treatment in patients with gastric cancer resistant to TS-1. Int J Clin Oncol 12:146-149

[78] Baize N, Abakar-Mahamat A, Mounier N et al (2009J Phase Ⅱ study of paclitaxel combined with capecitabine as secondline treatment for advanced gastric carcinoma after failure of cisplatin-based regimens. Cancer Chemother Pharmacol 64:549-555

[79] Hironaka S, Zenda S, Boku N et al (2006) Weekly paclitaxel as second-line chemotherapy for advanced or recurrent gastric cancer. Gastric Cancer 9:14-18

[80] Im CK, Rha SY, Jeung HC et al (2009) A phase Ⅱ feasibility study of weekly paclitaxel

in heavily pretreated advanced gastric cancer patients with poor performance status. Oncology 77:349-357

[81] Kodera Y, Ito S, Mochizuki Y et al (2007) A phase Ⅱ study of weekly paclitaxel as second-line chemotherapy for advanced gastric cancer (CCOG0302 study). Anticancer Res 27:2667-2671

[82] Koizumi W, Akiya T, Sato A et al (2009) Second-line chemotherapy with biweekly paclitaxel after failure of fluoropyrimidine-based treatment in patients with advanced or recurrent gastric cancer: a report from the gastrointestinal oncology group of the Tokyo cooperative oncology group, TCOG GC-0501 trial. Jpn J Clin Oncol 39:713-719

[83] Matsuda G, Kunisaki C, Makino H et al (2009) Phase Ⅱ study of weekly paclitaxel as a second-line treatment for S1-refractory advanced gastric cancer. Anticancer Res 29:2863-2867

[84] Rino Y, Yukawa N, Murakami H et al (2010) Phase Ⅱ study of S-1 monotherapy as a first-line combination therapy of s-1 plus cisplatin as a second-line therapy, and weekly paclitaxel monotherapy as a third-line therapy in patients with advanced gastric carcinoma: a second report. Clin Med Insights Oncol 4:1-10

[85] Shimoyama R, Yasui H, Boku N et al (2009) Weekly paclitaxel for heavily treated advanced or recurrent gastric cancer refractory to fluorouracil, irinotecan, and cisplatin. Gastric Cancer 12:206-211

[86] Takiuchi H, Goto M, Imamura H et al (2008) Multi-center phase Ⅱ study for combination therapy with paclitaxel/doxifluridine to treat advanced/recurrent gastric cancer showing resistance to S-1 (OGSG 0302) Jpn J Clin Oncol 38:176-181

[87] Yamaguchi K, Nakagawa S, Yabusaki H et al (2007) Combination chemotherapy with 5-flu-orouracil, cisplatin and paclitaxel for pretreated patients with advanced gastric cancer. Anticancer Res 27:3535-3539

[88] Kim DY, Kim JH, Lee SH et al (2003) Phase Ⅱ study of oxaliplatin, 5-fluorouracil and leucovorin in previously platinum-treated patients with advanced gastric cancer. Ann Oncol 14:383-387

[89] Seo HY, Kim DS, Choi YS et al (2008) Treatment outcomes of oxaliplatin, 5-FU, and leucovorin as salvage therapy for patients with advanced or metastatic gastric cancer: a retrospective analysis. Cancer Chemother Pharmacol 63:433-439

[90] Jeong J, Jeung HC, Rha SY et al (2008) Phase Ⅱ study of combination chemotherapy of 5-fluorouracil, low-dose leucovorin, and oxaliplatin (FLOX regimen) in pretreated advanced gastric cancer. Ann Oncol 19:1135-1140

[91] Jeung HC, Rha SY, Shin SJ et al (2007) A phase Ⅱ study of S-1 monotherapy administered for 2 weeks of a 3-week cycle in advanced gastric cancer patients with poor performance status. Br J Cancer 97:458-463

[92] Ono A, Boku N, Onozawa Y et al (2009) Activity of S-1 in advanced or recurrent gastric cancer patients after failure of prior chemotherapy, including irinotecan+cisplatin or fluorouracil (except S-1) Jpn J Clin Oncol 39:332-335

[93] Park SH, Kim YS, Hong J et al (2008) Mitomycin C plus S-1 as second-line therapy in patients with advanced gastric cancer: a noncomparative phase Ⅱ study. Anticancer Drugs 19:303-307

[94] Hartmann JT, Pintoffl JP, Al-Batran SE et al (2007) Mitomycin C plus infusional 5-fluorouracil in platinum-refractory gastric adenocarcinoma: an extended multicenter phase Ⅱ study. Onkologie 30:235-240

Mario Scartozzi,Walter Siquini,Elena Maccaroni,Maristella Bianconi,
Riccardo Giampieri,Rossana Berardi,and Stefano Cascinu

第 29 章

胃癌术后辅助治疗

【摘要】 根治性胃癌切除术联合 D2 淋巴清扫术是可能治愈胃癌的根本方法。

局部进展期胃癌患者预后较差,即使经过根治性切除术,局部和(或)远处复发仍然占所有 R0 切除患者 60%。

单纯手术切除无法达到治愈目的。因此,有必要术前、围术期或术后对胃癌患者进行详细评估,以此来预防肿瘤复发,提高胃癌患者生存率,治疗。

【关键词】 可切除胃癌;围术期化疗;辅助化疗;放化疗;新辅助化疗

尽管西方国家胃癌发病率呈下降趋势,但胃癌仍然是一种常见、死亡率很高的疾病,5 年生存率<20%。欧洲 2006 年有 159 900 胃癌新发病例和 118 200 死亡病例,发病率排第 5 位,死亡率排第 4 位。尽管发病率有所下降,但食管胃结合部(EGJ)和贲门部肿瘤却日益增加。

手术切除是可能治愈胃癌的手段,根治性胃癌切除联合 D2 淋巴结清扫术是进展期胃癌手术的标准。但是,局部进展期胃癌患者预后较差,即使进行根治性切除,局部复发和(或)远处转移依然很高,占 R0 切除患者 60%。由此说明单纯手术无法根治所有局部区域性疾病,需要完整的术前、围术期或术后方案评估来预防术后肿瘤复发,以提高胃癌患者生存率为目的。

考虑到其他治疗的合理性,需要应用新的观念来提高胃癌患者预后[3,4]。本章内容包括治疗方案、应用指征和疗效。

一、辅助治疗指征

对于完全切除肿瘤的胃癌患者,辅助治疗仍然是值得探讨的话题。单纯手术或联合放疗、术后或围术期治疗,以及哪种化疗方案仍然是需要解决的问题。国际专家对术后治疗已经达成一致。对于术后病理提示为 Tis、T1N0 和 T2N0 患者不需要联合治疗。此类患者单纯手术后 5 年生存率为 70%~80%。对于存在高危因素胃癌患者,如低分化或较高级别癌症、淋巴血管侵犯或神经侵犯,可以术后辅助化疗。专家组推荐对于T3-T4 或淋巴结转移患者需要术后辅助化疗。美国胃癌指南建议无论显微镜下有无残留癌细胞均应同步放化疗。欧洲学者认为这种联合方案并非适用于所有患者[5,6]。

二、辅助化疗

过去 30 年后,开展的多项胃癌辅助治疗临床研究目的是提高可切除胃癌患者预后。与单纯手术相比,辅助化疗方案可以显著提高患者生存率。亚洲研究报道的结果较为理想,但肿瘤部位不同、早期胃癌发病率高、术前分期评估以及扩大淋巴结清扫等可以用来解释这些结果。亚洲和西方患者对于化疗药物代谢差异也是应该考虑的问题之一。

（一）含有顺铂辅助化疗方案

多项研究对含有顺铂联合方案进行探讨。2002 年，意大利医学肿瘤研究（ITMO）小组报道了辅助化疗随机、对照研究 5 年生存结果，辅助方案为 EAP（依托泊苷、阿霉素、顺铂）后续应用 5-FU 和甲酰四氢叶酸（按照 Machover 方案）。研究入组患者为预后较差 274 例、大部分 N＋的胃癌患者。所有患者行 D2 手术。中位随访 66 个月（2～83 个月）后，研究结果令人失望：辅助治疗研究只有一个显著差异结果，其中 5 年总体生存率（OS）（治疗组 52％ vs. 对照组 48％，$P＝0.869$），无瘤生存率（DFS）（治疗组 49％ vs. 对照组 44％，$P＝0.421$）。尽管研究没有达到统计学差异，但对于广泛淋巴结转移（N＋＞6）的患者，接受化疗的患者总体生存率优于对照组患者总体生存率（42％ vs.20％）。ITMO 研究发现，5 年生存率有15％患者存在差异（30％ 对照组 vs.45％ 治疗组），但两组 5 年总体生存率优于以前公布的研究数据。此数据显示 D2 手术对总体生存率有显著影响[7]。

数年之后，FFCD（法国联合胃癌研究）公布了 7 年研究结果。该研究中，260 例根治性切除术后胃癌患者被随机分入术后化疗组和单纯手术组，化疗方案为 5-FU 联合顺铂。此研究中位随访时间为 97.8 个月，辅助治疗组没有显示出生存优势：对照组 5 年和 7 年总体生存率分别为 41.9％和 34.9％；化疗组分别为 46.6％和 44.6％（$P＝0.22$）。肿瘤复发风险显著降低（$HR0.70；95％CI0.51～0.97；P＝0.032$）[8]。

2007 年，GISCAD（意大利胃癌研究）对 PELF 方案（顺铂、表柔比星、甲酰四氢叶酸和 5-FU）进行研究，对 400 例手术切除高危胃癌患者术后采用此方案。研究中，对 201 例患者随机入组接受 PELFw 方案，并给予非格司亭支持治疗。196 例患者被分入另一方案组，该方案采用 5-FU（根据 Machover

方案），5d 一个疗程，持续 6 个月。最终分析结果显示，两组间无瘤生存率和总体生存率没有差异，PELFw 辅助治疗没有降低死亡风险（$HR0.95,95％CI0.70～1.29$）或肿瘤复发（$HR0.98,95％CI0.75～1.29$）。两组生存率较高，可能与胃癌手术质量较高有关。因此，从统计学角度判断两组患者是否存在显著差异仍存在局限性[9]。

GOIRC 研究得到了相似结果，该研究对 258 例患者随机入组，分别为单纯手术和术后 4 周期 PELF 方案。研究中 PELF 辅助化疗方案没有提高无瘤生存率（复发风险比为 0.92,95％CI＝0.66～1.27）或总体生存率（死亡风险比为 0.90,95％CI＝0.64～1.26）。

（二）不含顺铂的辅助化疗方案

2006 年，对两项临床研究进行合并分析，共包括 397 例患者，206 例来自欧洲癌症研究与治疗组织（EORTC），191 例来自国际联合癌症机构（ICCG）。患者被随机分入单纯手术组和术后化疗组，化疗方案为氟尿嘧啶、多柔比星、甲氨蝶呤（FAMTX）或氟尿嘧啶、表柔比星、甲氨蝶呤（FEMTX）。结果显示两组无瘤生存率（$HR0.98,P＝0.87$）或总体生存率（$HR0.98,P＝0.86$）没有显著性差异。治疗组 5 年总体生存率为 43％，对照组为 44％；治疗组 5 年无瘤生存率为 41％，而对照组为 42％[11]。

2007 年，GOIM 小组进行的随机多中心Ⅲ期临床研究，目的是评估接受根治性手术胃癌患者术后化疗方案安全性和有效性，化疗方案为表柔比星、甲酰四氢叶酸、5-FU 和依托泊苷（ELFE 方案）。本研究入组 228 例ⅠB-ⅢB 期胃癌患者。所有患者均接受全胃或次全胃切除，至少为 D1 淋巴结清扫术，随机分为单纯手术组和术后化疗组。中位随访时间为 60 个月，治疗组 5 年总体生存率为48％，对照组为 43.5％（$HR0.91；95％CI0.69～0.21；P＝0.610$）；治疗组 5 年无瘤生存率为 44％,对照组为 39％(HR 0.88;$95％CI$ 0.66~0.17;$P=0.305$)。淋巴结阳性的患者中,治疗组 5 年生存率为 41％,对照组为 34％(HR 0.84;$95％CI$ 0.69~0.01;$P=0.068$);治疗组 5 年无瘤生存率为 39％,对照组为 31％(HR 0.88;$95％CI$ 0.78~0.91;$P=0.051$)。这些数据显示胃癌患者根治术后不推荐应用 ELFE 辅助治疗[12]。

最近,ACTS-GC Ⅲ 期研究,随机入组 1059 例Ⅱ或Ⅲ期胃癌患者,这些患者均接受胃癌切除术联合 D2 淋巴结清扫术,分组为 S-1 单药辅助治疗组与单纯手术组。随访时间为 3 年,S-1 组总体生存率为 80.1％,而单纯手术组总体生存率为 70.1％($P=0.0024$)[13]。根据此研究结果,日本将 S-1 辅助化疗列为 D2 根治术后治疗金标准。其他国家胃癌患者术后辅助治疗仍需进一步探索。

(三)荟萃分析

自从 1993 年起,胃癌辅助化疗多项荟萃分析结果显示辅助化疗对总体生存率影响较小,能够降低死亡风险 12％~18％(表 29-1)。需要注意的是,这些研究大多数采用较老的化疗方案,如 FAM 或类似 FAM 方案,而没有采用铂类化疗方案[14-17]。

表 29-1　胃癌患者输助化疗的荟萃分析结果

作者 (年份)	研究数量 (N.)	患者数量 (N.)	总生存时间的风险比 (95％置信区间)	发病率下降比率 (％)
Hermans (1993)	11	2096	0.82 (0.78~1.08)	18
Earle (1999)	13	1990	0.80 (0.66~0.97)	20
Mari (2000)	20	3568	0.82 (0.75~0.89)	18
Panzini (2002)	17	2913	0.72 (0.62~0.84)	28
Janunger (2002)	21	3962	0.84 (0.74~0.96)	16
GASTRIC (2010)	17	3838	0.82 (0.76~0.90)	18

最近,GASTRIC(世界进展期/辅助胃肿瘤研究国际)小组进行新的荟萃分析,为量化术后化疗带来的益处,主要研究目的是总体生存率和无瘤生存率。如果这些研究是随机的,2004 年之前完成入组的患者,对比的是根治术后辅助治疗和单纯手术。放疗、新辅助化疗、围术期化疗、腹腔灌注化疗或免疫治疗均被排除在外。尽管确认 31 组(6390 例患者),分析时间(2010 年),可以最终利用的研究为 17 组(3838 例,总数 60％),中位随访期超过 7 年。

化疗组 1924 例患者中 1000 例出现死亡,单纯手术组 1857 例患者中 1067 例死亡。辅助化疗可以明显提高总体生存率(HR 0.82;$95％CI$,0.76~0.90;$P=0.001$)和无瘤生存率(HR 0.82;$95％CI$ 0.75~0.90;$P=0.001$)。随机临床研究($P=0.52$)或 4 种方案组($P=0.13$)总体生存率无显著差异。辅助化疗将胃癌患者 5 年总体生存率从 49.6％提高到 55.3％。分析结果显示,联合氟尿嘧啶的术后化疗能够降低胃癌死亡风险,推荐临床应用[18]。

(四)围术期化疗

胃癌辅助化疗能够提高患者生存率或控制肿瘤复发率。不能否认的是胃癌根治切除术后患者对术后化疗耐受性差。西方国家完成辅助化疗的患者比例差强人意(图 29-1)。这使得一些学者尝试不同的治疗方法,如围术期化疗。已有两项重要的临床研究,目的是提高胃癌患者临床预后(表 29-2)。MAG-

IC 研究随机入组 504 例可切除性胃癌、低位食管癌或食管胃底结合部腺癌患者,随机分入单纯手术组和围术期组,化疗方案为术前、术后各 3 周期 ECF 方案(表柔比星、顺铂、5-FU)[19]。围术期化疗患者总体生存率较好,5 年生存率达 36%,而单纯手术组则仅为 23%。围术期化疗组肿瘤缩小,化疗组为 3cm,而单纯手术组为 5cm($P < 0.001$),并提高了 R0 切除率(79% vs.70%,$P = 0.03$)。

表 29-2 围术期化疗研究

研究名称	患者数量 (N.)	化疗方案	无病生存期的风险比	总生存时间的风险比	五年总生存率 (%)
MAGIC	504	ECF	0.66 (0.53~0.81)	0.75 (0.60~0.93)	36 vs. 23
FFCD 9703	224	5FU, CDDP	0.63 (0.46~0.86)	0.69 (0.50~0.95)	38 vs. 24
EORTC 40954	144	PLF	0.66(0.42~1.03)	0.84 (0.52~1.35)	NR

法国 FFCD 研究也证实类似结果,方案为 5-FU 和顺铂[20]。224 例患者随机分为单纯手术组和围术期组(2~3 周期新辅助化疗和 3~4 周期术后化疗)。围术期化疗显著提高 R0 切除率(84% vs.73%,$P=0.04$),5 年无瘤生存率(34% vs.21%),和总体生存率(38% vs.24%)。患者受益程度与 MAGIC 试验研究结果相近(5 年生存率提高 13%)。在这两组研究中,大约 85% 患者完成了新辅助治疗,而 <50% 患者完成整个方案治疗。此现象可由手术后化疗的耐受性降低进行解释。SAKK 小组最近数据显示,以多西他赛

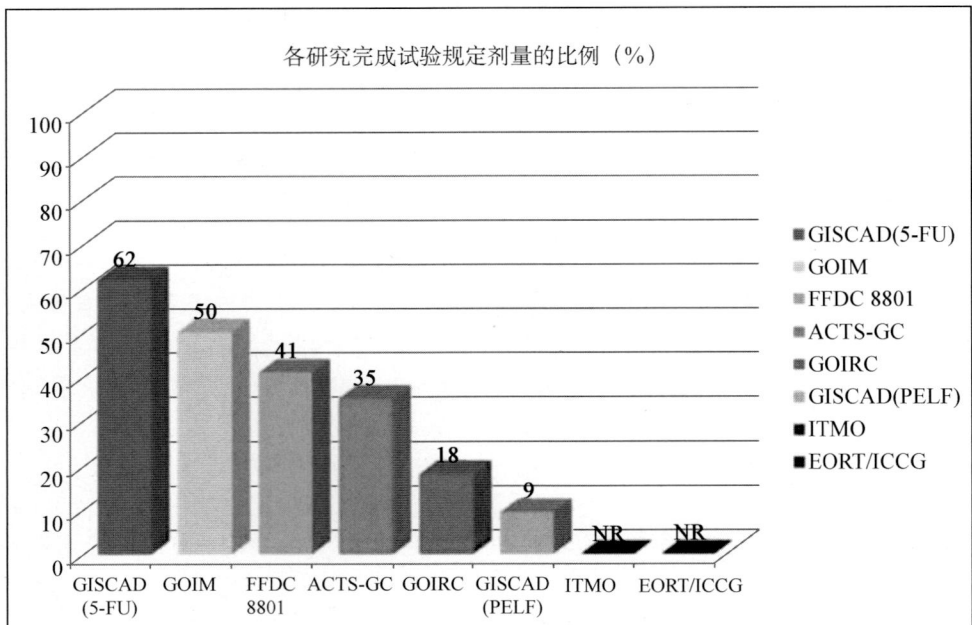

图 29-1 新辅助化疗研究中患者的依从性

为基础的术前化疗耐受性要优于术后化疗。该试验比较术前/术后治疗,采用的是4周期多西他赛、顺铂和氟尿嘧啶(TCF)方案。不幸的是,此研究较早前已经终止。两组剂量强度存在显著差异:93.2%术前方案vs.81.8%术后方案(P=0.0003)[21]。2009年ASCO会议上欧洲研究小组公布了EORTC40954研究结果。此研究为随机Ⅲ期试验,入组患者为144例局部进展期胃腺癌和贲门癌。随机分为单纯手术组和两周期叶酸、5-FU和顺铂(PLF)新辅助组。两组总体生存率无差别(HR0.84;95%CI 0.52~1.35;P=0.466)。两组患者中位生存期超过36个月。由于准确性较低,试验被提前终止。但是,手术组较长中位生存期使得无法完成最终目标。肿瘤进展时间有所差异(HR0.66;95%CI0.42~1.03;P=0.065)。化疗有效率为35.2%(95%CI0.237~0.457)。术前化疗组R0切除率达81.9%,而单纯手术组R0切除率为66.7%(P=0.036)。术中和术后并发症无显著差异。

三、放射治疗

几十年前,已经证实辅助放疗无法提高治疗结果,改善患者预后[23],两组随机研究对比的是辅助放疗和单纯手术患者[24,25]。英国胃癌小组随机试验报告[24],设计为辅助化疗(5FU、多柔比星、丝裂霉素)和辅助放疗与单纯手术比较。单纯手术组、术后45~50Gy放疗组和FAM术后化疗组生存期无显著差别。另一项研究中[25],患者接受术中辅助放疗或单纯手术。

SWOG9008研究对IB-IV期胃癌患者应用联合放化疗(CRT)[6]。CRT提高了胃癌患者控制局部肿瘤,改善全身治疗效果。根治性胃癌切除或食管胃结合部癌切除术后556例患者随机入组术后5-FU和甲酰四氢叶酸(5-FU/LV)为基础的CRT组和单纯观察组。研究主要终点是生存期,中位生存期

从对照组27个月升至实验组36个月(P=0.005)。该方案毒性无显著差异,3例患者因放化疗毒性而出现死亡(1%),41%患者出现3级毒性,32%的患者出现4级毒性。2001年研究报告认为,尽管美国临床研究中手术质量较差,但辅助CRT已经被广泛接受。只有10%的患者进行了D2手术,36%的患者接受D1手术,54%患者行D0切除。这导致一些学者质疑是否以放疗代偿淋巴结清扫不全,是否认为D2手术是不必要的手术。就无瘤生存率和总体生存率而言,淋巴结清扫并无显著差异(P=0.80)。通过多学科综合模式治疗,局部复发率由90%降为29%,远处转移风险没有显著差异。Park等对290例患者进行了类似研究,所有患者均接受D2手术[26]。中位随访49个月之后,43%的患者出现复发,67%的患者出现局部复发,36%的患者发生远处转移。5年总体和无瘤生存率分别为60%、57%,此结果优于SWOG研究[17]。因此,无论是日本患者还是西方患者是否可以从术后放化疗中受益有待考证。

Ⅱ期研究认为,CRT可以通过联合顺铂和紫杉醇成为最佳方案[27],但Ⅲ期研究结果仍需等待。

四、结论

最近研究结果显示,围术化疗或术后联合放化疗对治疗可切除局部进展期胃癌或食管胃结合部癌(Ⅱ/Ⅲ期)是值得推荐的。欧洲学者推荐应用围术期化疗,化疗方案为术前8~9周以铂类和氟尿嘧啶类为基础的化疗药物。应用相同方案术后化疗持续多长时间需要考虑患者耐受程度。推荐术后联合放化疗,适用于术后pT3、pT4或pTxN+,和没有接受术前化疗的患者,对于清扫淋巴结不满意的患者尤其如此[28]。辅助化疗可以用于手术治疗后存在高危因素,但未进行术前治疗的胃癌患者。

参 考 文 献

[1] Crew KD, Neugut AI (2006) Epidemiology of gastric cancer. World J Gastroenterol 12:354-362

[2] Bouvier AM, Haas O, Piard F et al (2002) How many nodes must be examined to accurately stage gastric carcinomas. Cancer 94:2862-2866

[3] Van de Velde CJ, Peeters KC (2003) The gastric cancer treatment controversy. J Clin Oncol 21:2234-2236

[4] Roth AD (2003) Curative treatment of gastric cancer: towards a multidisciplinary approach? Crit Rev Oncol Hematol 46:59-100

[5] Van Cutsem E, Van de Velde C, Roth A et al (2008) Expert opinion on management of gastric and gastro-oesophageal junction adenocarcinoma on behalf of the European Organisation for Research and Treatment of Cancer (EORTC)-gastrointestinal cancer group. Eur J Cancer 44:182-194

[6] Macdonald JS, Smalley SR, Benedetti J et al (2001) Chemoradiotherapy after surgery compared with surgery alone for adenocarcinoma of the stomach or gastroe-sophageal junction. N Engl J Med 345:725-730 (SWOG/INT-0116)

[7] Bajetta E, Buzzoni R, Mariani L et al (2002) Adjuvant chemotherapy in gastric cancer: 5-year results of a randomized study by the Italian Trials in Medical Oncology (IT-MO) Group. Ann Oncol 13:299-307

[8] Bouche'O, Ychou M, Burtin P et al (2005) Adjuvant chemotherapy with 5-fluorouracil and cisplatin compared with surgery alone for gastric cancer: 7-year results of the FFCD randomized phase Ⅲ trial (8801). Ann Oncol 16:1488-1497

[9] Cascinu S, La bianca R, Barone C et al (2007) adjuvant treatment of high-risk, radically resected gastric cancer patients with 5-fluorouracil, leucovorin, cisplatin, and epidoxorubicin in a randomized controlled trial. J Natl Cancer Inst 99:601-607

[10] Di Costanzo F, Gasperoni S, Manzione L et al (2008) Adjuvant chemotherapy in completely resected gastric cancer: a randomized phase Ⅲ trial conducted by GOIRC. J Natl Cancer Inst 100:388-398

[11] Nitti D, Wils J, Dos Santos Guimares J et al (2006) Randomized phase Ⅲ trial of FAMTX or FEMTX compared with surgery alone in resected gastric cancer. A combined analysis of the EORTC GI Group and ICCG. Ann Oncol 17:262-269

[12] De Vita F, Giuliani F, Orditura M et al (2007) Adjuvant chemotherapy with epirubicin, leucovorin, 5-fluorouracil and etoposide regimen in resected gastric cancer patients: a randomized phase Ⅲ trial by the Gruppo Oncologico Italia Meridionale (GOIM 9602 Study). Ann Oncol 18:1354-1358

[13] Sakuramoto S, Sasako M, Yamaguchi T et al (2008) for the ACTS-GC Group. Adjuvant Chemotherapy for Gastric Cancer with S-1, an Oral Fluoropyrimidine. N Eng J Med 357:1810-1820

[14] Hermans J, Bonekamp JJ, Bon MC et al (1993) Adjuvant therapy after resection for gastric cancer: meta-analysis of randomized trials. J Clin Oncol 11:1441-1447

[15] Earle CC, Maroun JA (1999) Adjuvant chemotherapy after resection for gastric cancer in non-Asian patients. Revisiting a meta-analysis of randomized trials. Eur J Cancer 35:1059-1064

[16] Mari M, Floriani I, Tinazzi A et al (2000) Efficacy of adjuvant chemotherapy after curative resection for gastric cancer: a meta-analysis for published randomised trials. A study of the GISCAD (Gruppo Italiano per lo Studio dei Carcinomi dell'Apparato Digerente). Ann Oncol 11:837-843

［17］ Panzini I，Gianni L，Fattori PP et al（2002）Adjuvant chemotherapy in gastric cancer：a meta-analysis of randomized trials and a comparison with previous meta-analyses. Tumori 88：21-27

［18］ GASTRIC（Global Advanced/Adjuvant Stomach Tumor Research International Collaboration）Group，Paoletti X，Oba K，Burzykowski T et al（2010）Benefit of adjuvant chemotherapy for resectable gastric cancer：a meta-analysis. JAMA 303：1729-1737

［19］ Cunningham D，Allum WH，Stenning SP et al（2006）MAGIC Trial Participants. Perioperative chemotherapy versus surgery alone for resectable gastroesophageal cancer. N Engl J Med 355：11-20

［20］ Boige V，Pignon J，Saint-Aubert B et al（2007）Final results of randomized trial comparing preoperative 5-fluorouracil（F）/cisplatin（P）to surgery alone in adenocarcinoma of the stomach and lower esophagus（ASLE）：FNLCC ACCORD07-FFCD 9703 trial. 2007 ASCO Annual Meeting，abstr 4510

［21］ Roth A，Biffi R，Stup R et al（2007）Comparative evaluation in tolerance of neoadjuvant versus adjuvant docetaxel based chemotherapy in resectable gastric cancer in a randomised trial of the Swiss Group for Clinical Cancer Research（SAKK）and the European Institute of Oncology（EIO）. Ann Oncol 18：S7

［22］ Schuhmacher C，Schlag P，Lordick F et al（2009）Neoadjuvant chemotherapy versus surgery alone for locally advanced adenocarcinoma of the stomach and cardia：Randomized EORTC phase Ⅲ trial 40954.2009 ASCO Annual Meeting，Abs：4510

［23］ Moehler M，Lyros O，Gockel I et al（2008）Multidisciplinary management of gastric and gastroesophageal cancers. World J Gastroenterol 14（24）：3773-3780

［24］ Hallissey MT，Dunn JA，Ward LC，Allum WH（1994）The second British Stomach Cancer Group trial of adjuvant radiotherapy or chemotherapy in resectable gastric cancer：five-year follow-up. Lancet 343：1309-1312

［25］ Kramling HJ，Wilkowski R，Duhmke E et al（1996）Adjuvant intraoperative radiotherapy of stomach carcinoma.Langenbecks Arch Chir Suppl Kongressbd 113：211-213

［26］ Park SH，Kim DY，Heo JS et al（2003）Postoperative chemoradiotherapy for gastric cancer. Ann Oncol 14：1373-1377

［27］ Kooby DA，Suriawinata A，Klimstra DS et al（2003）Biologic predictors of survival in node-negative gastric cancer.Ann Surg 237：828-835 discussion 835-837

［28］ Van Cutsem E，Dicato M，Arber N et al（2006）The neoadjuvant，surgical and adjuvant treatment of gastric adenocarcinoma. Current expert opinion derived from the Seventh World Congress on Gastrointestinal Cancer，Barcelona 2005. Ann Oncol 17：vi13-vi18

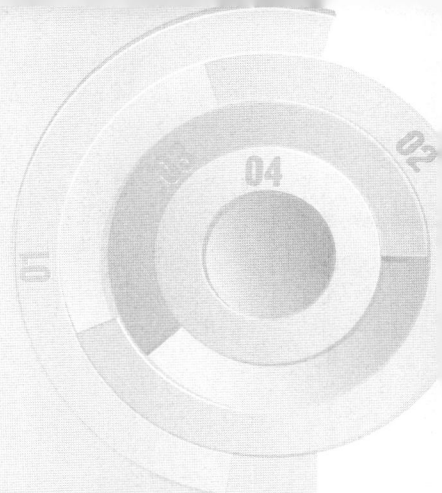

术后管理及随访

Giovanni de Manzoni,Luca Cozzaglio,Simone Giacopuzzi,
and Antonella Ardito

第 30 章

胃癌患者术后：并发症发生率和病死率

【摘要】 过去 20 年里,随着有效评估术前危险因素、手术技巧和围术期管理水平的提高,西方国家胃癌术后病死率明显减低。目前,西方国家各专病中心胃癌术后病死率为 2％～5％,CIRCG 协作组报道术后病死率为 3.9％。尽管这些数据一定程度上反映了外科手术取得的成就,但仍高于日本研究数据(0.8％～2.7％),可能与西方国家胃癌患者高龄、进展期胃癌比例多、伴发相关疾病多有关。术后并发症与手术方式(全胃切除、次全胃切除、联合周围脏器切除)和淋巴结清扫范围(D1,D2,D3)有关。本章我们主要分析胃癌术后常见并发症发生率、发病原因、诊断、治疗和预后。

【关键词】 胃癌手术;并发症发生率;病死率;吻合口瘘;十二指肠残端瘘;胰液瘘;全胃切除;次全胃切除;脾切除;胰腺切除;淋巴结清扫术;内镜手术;食管残端

一、术后病死率和并发症发生率

过去 20 年里,西方国家胃癌手术效果有了很大提高;随着术前危险因素有效评估、手术技术和围术期管理水平的提高,胃癌术后病死率明显减低。西方国家各专病中心胃癌术后死亡率为 2％～5％[1-5],CIRCG 协作组报道胃癌术后病死率为 3.9％。这些数据一定程度上反映了外科手术取得的成就,但仍于日本报道的数据(0.8％～2.7％)[6,7],可能与西方国家胃癌病人高龄状态、进展期胃癌比例多、伴发相关疾病多有关。

术后并发症往往与手术方式(全胃切除、次全胃切除、联合周围脏器切除)以及淋巴结清扫范围(D1,D2,D3)有关。全胃切除并发症发生率明显高于次全胃切除(12.9％～37.5％ vs. 8.9％～14％)[8-11],有学者报道全胃切除术后发生病死率较高(2％～12.5％ vs. 0.9％～1.6％)[1,8-11]。CIRCG 的经验认

为,尽管全胃切除后并发症发病率较高(23％ vs. 17％,P＜0.032),但是术后死亡率并无明显差别,说明手术并发症可以得到较好的控制。

近年,胃癌患者胰腺切除率已经减低至 4％左右,CIRCG 和 JCOG 主动脉旁淋巴结清扫 RCT 研究结果与此一致。而脾脏切除率有较大差别,CIRCG 研究脾切除率＜10％,日本全胃切除常规进行脾切除,比例为 36％左右。脾脏切除和脾脏胰腺联合切除术后并发症发生率较高,部分文献报道中病死率较高(表 30-1)。

多数研究者报道淋巴结扩大清扫(D2,D3)比 D1 清扫并发症风险更高(表 30-2)。然而,CIRCG 的经验认为,淋巴结清扫对胃癌术后死亡率无明显影响。其他欧洲国家回顾性研究和远东国家 RCT 研究结果一致[12,13]。欧洲胃癌术后死亡率和并发症率增加与术者经验缺乏有关(表 30-2)[14]。

表 30-1　近期文献报道的脾切除和脾胰联合切除后发病率和病死率

研究者[参考文献]	发病率		
	脾切除	脾胰联合切除	
	有	有	无
Verlato[20]**	29.6	39.5	17.4
Danielson[98]		40.9	22.8
Yu[102]	15.4		8.7
Lo[103]		42.5	32.3
Yamamoto[104]**	24.1	41.9	9.1
Yang[105]a	15.3		8.7
Sasako[106]**	32.7	39.8	11.6

	病死率	
	脾切除/胰腺切除	
	有	无
Csendes[4]	4.0	3.0
Ozer[8]	7.3	3.3
Verlato[20]	5.0	3.7
Yu[102]	1.9	1.0
Lo[103]	6.3	4.8
Yamamoto[104]	1.4	0
Yang[105]	3.0	2.0
Sasako[106]**	12.6	5.6

a Meta-分析

** 统计学有意义

表 30-2　近期文献报道不同淋巴结清扫后的发病率和死亡率

研究者[参考文献]	淋巴结清扫		
	D1	D2　　D3	
	发病率		
Wu[5]**	7.3	17.1	
Lewis[9]	36	28	
Cuschieri[16]**	28	46	
Verlato[20]	18.4	19.2	21.4
Danielson[98]**	16.8	33	33
Hartgrink[99]**	25	43	
Dicken[101]**	25	43	
Sano[25]		20.9	28.1
Yang[100]**			
	病死率		
Lewis[9]		12	8.3
Cuschieri[16]**	6.5	13	
Verlato[20]	3.6	2.9	3.0

（续　表）

研究者[参考文献]	淋巴结清扫		
	D1	D2 发病率	D3
Danielson[98]**	1.8	3.7	3.7
Hartgrink[99]**	4	10	
Dicken[101]**	6.5	13	
Sano[25]		0.8	0.8
Yang[100]**	3.6	7.1	

** 统计学意义

二、吻合口瘘

欧洲多中心研究报道食管空肠吻合口瘘发生率为 4%～27%[15-18]，最近一项大型研究报道吻合口瘘平均发生率 5%～8%。胃空肠吻合口瘘发生率稍低（1.9%～2.2%）[1,22,23]。不论哪种吻合方式，吻合口裂开导致病死率高达 50% 左右[1,15,19,24]。

（一）病因及危险因素

全身和局部因素均会导致吻合口瘘的发生。全身因素主要包括进展期胃癌分期、基础状态差（心血管系统和呼吸系统功能不全，导致吻合口处供血、供氧不足，从而影响愈合）[25]。最近一项研究结论并未证明营养过剩或肥胖是导致吻合失败的不利因素[26]。局部因素主要包括局部感染、食管下段或吻合末端血供不足、吻合部位存在张力。

（二）诊断

目前尚无公认的吻合口瘘分类标准。部分研究者参照影像学表现，而其他研究者则参照临床表现（轻或重）。我们采用的是 Schuchert 分类标准[27]，主要依据内镜检查结果（吻合口裂开程度）和临床参数（需要干预的程度）。

吻合口瘘临床表现有的比较轻微，有的比较严重。腹痛、发热、心动过速、脓肿、引流管引出胃肠内容物、白细胞增高是比较常见的临床表现，严重病例可出现全身脓毒血症。

早期诊断和准确评估严重程度非常关键，需要根据吻合口瘘的严重程度制定进一步治疗策略。

多数中心胃癌患者进食前常规进行造影检查确定是否存在吻合口瘘，造影时间从术后第 3 天到术后第 14 天不等。应该注意的是，此检查灵敏度非常低（Lamb 试验中仅为 66%）[24,28,29]，所以造影结果正常时并不能完全排除吻合口瘘。因此，术后吻合瘘常规检查并未得到推广；如临床怀疑瘘或出现轻微临床症状，需要立即进行局部影像学检查，检查前患者应服用对比剂。

近来，推荐应用小型充气内镜检查可疑吻合口瘘，内镜下可以直视吻合口瘘位置，确定吻合口裂开程度，放置鼻空肠管。内镜检查吻合口瘘敏感性高达 95%～100%[30-32]。

可疑吻合口瘘患者诊断还需要 CT 检查。尽管 CT 作为二线检查方法，能发现吻合口瘘是否合并周围包裹积液、封闭的囊腔或纵隔炎症。

（三）治疗和预后

由于疾病严重程度不同，吻合口瘘并没有标准的治疗策略。积极外科干预和 ICU 护理可以让大部分吻合口瘘患者成功治愈。首先需要禁止经口进食、胃肠减压、减少吻合口张力，使用广谱抗生素。肠外营养或者通过内镜辅助穿刺置管进行肠内营养（推荐），CT 或超声引导下充分引流吻合口周围感染性积液也是重要的治疗手段。

上述治疗过程中,如患者状况持续恶化时需要进行外科干预。纵隔炎症或者胰腺炎可以引发脓毒症,是死亡先兆和疾病严重的重要标志。实际上,二次吻合口修补手术并不奏效,可以作为引流腹膜腔或者纵隔积液的备选手段。

目前,内镜微创技术是治疗吻合口瘘的重要方法。可以使用纤维蛋白胶、金属夹子或者使用自我延展性补片。更重要的是彻底引流肠外积液和肠内灌洗、消毒直至吻合口瘘彻底清洗干净。实际上,如吻合口瘘口较小(<30%环周或直径<1.5cm),内镜下夹闭很有必要,需要多次内镜操作。对于较大的瘘口,暂时放置自我延展硅补片是较好的治疗方式,其优势在于可以一次性完成修补。

为防止远期并发症,需要3个月内取出补片。鉴于此,自我延展塑料补片较金属补片(如 Ultraflex 经常植入食管壁内)更容易取出。

三、十二指肠残端瘘

(一)前言

胃切除术后十二指肠残端瘘(DF)相对罕见,发生率为3%,但其导致的死亡率较高,总体死亡率在7%~67%[36-38],需要长期住院治疗。尽管如此,28%~92%患者能够自己愈合[37,39,40]。1944年,Christopher 在他编著的外科教材中写道:"除大出血外,腹部手术最严重的并发症为十二指肠瘘[41]"。

关于十二指肠瘘的研究仅限于小样本胃癌手术患者和许多胆管、十二指肠、胰腺、肾脏手术病例。许多研究报道继发于十二指肠外伤或溃疡穿孔造成的DF。目前尚没有文献对其发病过程和处理方法进行准确描述。意大利11家中心最新大宗回顾性病例研究报道了3785例胃恶性肿瘤患者术后68例患者发生 DF,发生率约为 1.8%(0.3%~6.3%)[42]。

(二)病因学

术后 DF 可能的原因包括十二指肠残端关闭不全、血供不足、肠壁感染、局部血肿、引流不充分或者引流管穿破十二指肠[43]、十二指肠切缘不齐[42]、术后十二指肠张力大。技术原因方面,一些研究者认为,Billroth Ⅱ吻合后 DF 的发生率高,可能与空肠入襻排空困难有关[44]。然而,上述数据并没有被更多的研究所证实[42]。奇怪的是,外科技术的提高和吻合钉的使用并没有降低 DF 发生率[42]。

(三)临床表现

DF 最常见的临床表现是引流出十二指肠液或者腹壁外发现十二指肠瘘,需要 CT、瘘管造影或者外科探查予以证实。DF 发作时间、引流量和临床表现有很大差别,可以分为早期瘘和晚期瘘两种。前者不常见,经常发生在术后几天,一般不会伴有脓毒血症,大部分病例源自缝合技术原因。晚期瘘比较常见,一般发生于术后 7d,但是时间差异性很大,有的可以发生于术后 20d[42]。因此,胃癌手术后出院的患者仍然不能忽略该并发症可能性。

DF 每天引流量为 40~3300ml[36,42]。十二指肠液瘘引发的主要症状包括发热、右侧腹痛,继而产生瘘口周围皮肤刺激或者剥脱。DF 患者往往同时伴发其他并发症,如腹腔脓肿、切口感染、坏死或裂开、广泛腹膜炎、脓毒症、营养不良、水和电解质紊乱、急性胆囊炎、胰腺炎、腹腔出血、与周围器官形成瘘管、肺炎等[36,42]。

过去 30 年,对于 DF 相关的症状的报道已发生部分变化。出现了一些新的症状,而其他症状则比较少见,如水、电解质和酸碱失衡、皮炎。胆囊炎发生率降低,可能与术后鼓励患者早期进食或给予肠内营养有关。我们发现约有 20% 的 DF 患者出现与周围器官(空肠、结肠、胰腺、残胃)发生瘘管或窦道的情况[42],导致患者康复时间延长,DF 愈合后,还会有新发瘘的可能。

(四)预后

医学技术进步大大降低了 DF 病死率,从 1980 年的 40％降至 16％。DF 死亡主要源于脓毒症引发的多器官功能衰竭,尽管 DF 病程较长,死亡主要发生于发病第 1 周,因此需要早期进行特别处理。DF 治愈率为 80％,治愈所需要的时间在几天或者几年不等[42]。治愈后再次复发比较常见,常发生在愈合后几个月内,但症状并不严重,不会对病程进展造成较大影响。

伴发其他并发症可能会增加患者病死率,其中包括多次手术、年龄＞65 岁、血清白蛋白＜25g/L[36-38,40,42]。其他因素有[36]:瘘液＞200ml/d,贫血(Hb＜10g/ml)、体重降低大于正常体重 15％[45]、诊断延误、化放疗史。

Levy 基于以下 9 个危险因素提出了 DF 评分[46]:腹壁坏死、放化疗史、多次开腹手术、休克、呼吸功能不全、败血症、肾衰竭、上消化道出血和肺栓塞,但是,这些危险因素未被其他研究者证实和认可[39]。

(五)治疗

DF 的治疗以保守为主,但仍偏向外科干预。后者主要用于其他手段治疗无效的并发症,如腹腔感染、出血、与周围器官形成瘘管[42]。

治疗方面主要在于预防和早期诊断为主,包括控制感染、充分引流、保护皮肤、维持水、电解质平衡、肠内或肠外营养。

生长抑素及其类似物奥曲肽治疗 DF 主要抑制胃肠激素内分泌、外分泌反应。有报道部分患者可以获益,但对于自愈并无显著性差异[47]。

许多 DF 患者经皮穿刺引流脓肿,经肝脏胆管穿刺将引流管植入十二指肠引流胆汁、肠液、胰液[48]。或者经肝穿刺胆管引流,同时封闭胆管引流[49],然后用氰基丙烯酸盐粘合剂或氰基丙烯酸盐粘合剂封闭瘘管[50]。

DF 外科治疗手段主要包括封闭瘘管、腹部引流十二指肠液、脓肿引流、十二指肠切除(伴有或者不伴持续腔内持续冲洗、吸引)[46],腹直肌肌瓣修补瘘[51],用空肠或网膜修补浆膜,空肠饲养管放置。DF 自愈或修补后复发率较高。十二指肠置管后无法控制漏出液或＞6 周充分引流后,可以通过 Roux-en-Y 十二指肠空肠吻合进行修补[52];少数情况下,需要行胰十二指肠切除术,可以挽救生命[53]。广泛的腹膜炎或者严重感染时需要进行外科干预,但是,最近外科手术处理 DF 仅适用于其他措施治疗失败的患者群体。

没有必要禁食和胃肠减压,要鼓励经口进食,以提高治疗效果[42]。

四、胰瘘

(一)前言

尽管目前胃癌手术病死率和并发症发生率较低[54],但胰瘘(PF)仍然是胃癌手术联合胰腺脾脏切除术后严重的并发症之一[21,55,56]。日本一项纳入 523 进展期胃癌病例的大型临床研究中,PF 是胃癌扩大手术最常见的并发症[7]。

胃癌切除术后 PF 发生率为 0％～22％,而没有胰腺切除时 PF 发生率为 0％～2％,联合胰体尾脾切除时发生率为 7％～22％[21]。如此大的差异可能与不同研究组对 PF 定义标准不统一有关。2005 年 7 月,国际胰瘘专业组(ISGPF)发布了术后 PF 的定义和临床分级标准[59],尽管采用定义标准不同[21,59,60],多数研究者报道的是没有进行胰腺切除的亚临床病例。

一旦发生 RF,会继发其他较重的并发症,如腹腔脓肿、出血、吻合口瘘、与周围器官形成瘘管和胸腔积液。在多数病例中,发生 PF 即预示死亡[61,62]。

(二)定义

术后胰瘘一般定义为胰腺导管系统瘘,

包含胰液和源自胰腺表面分泌的大量消化酶。广义的定义为以下标准:术后3d,经腹壁或引流管引流的液体中淀粉酶浓度比正常血清浓度高3倍[16,59]。

IGSP将RF分为三级。A级,又称"一过性瘘",最常见,一般不产生临床症状。临床上不需要额外治疗。此类患者可以正常经口进食,临床无明显症状,无需要营养支持、抗生素及生长抑素类似物。B级,需要将临床路径进行一定调整,患者不能经口进食,采用肠外或者肠内营养支持,胰腺周围需要常规进行引流。若引流不充分,CT可能检测到周围积液,需要重新调整置管位置进行引流。如果出现腹痛和(或)白细胞增多,需要给予抗生素和生长抑素类似物。C级,需要特殊治疗策略,至少要控制临床症状,逐步增加干预措施,该类患者需要进行全肠外营养、静脉注射抗生素和生长抑素类似物,需要在ICU进行监护。CT检查可以发现胰腺周围需要引流积液。

(三)病因学

胰瘘是联合胰脾切除或者脾脏切除D2或D3淋巴结清扫术[63,64]的主要并发症,其发生与胰腺组织损伤有关。

MRCGCS研究(Medical Rsearch Council Gastric Cancer Surgical Trail)和DGCG研究(Dutch Gastric Cancer Group TRAIL)均报道胰脾切除后PF相关并发症发生率和死亡率明显提高。因此,只有当肿瘤侵犯胰腺组织时D2手术才进行胰腺脾脏切除。Maruyama等认为,保留胰腺的D2手术依然能够获得较好的淋巴结清扫[65]。

文献报道RF危险因素还包括BMI>25[66]、高脂血症[67]和伴发基础疾病,如高血压、心功能不全、糖尿病等。西方国家RCT报道的、胰脾切除术后PF发生率较日本高,可能与西方国家患者肥胖比例较高有关[68]。

(四)临床表现

胰瘘诊断依赖于临床症状和生化检查结果。

胰瘘引流液外观变化较大,可以是深褐色、乳白色或者类似胰液的清亮色。临床表现可以为恶心、厌食、腹痛、肠功能紊乱引起腹胀、胃排空延迟、发热(>38℃)、血清淋巴细胞计数>10 0000/mm³、C-反应蛋白升高。PF患者经常会发生电解质紊乱,与钠和碳酸氢盐大量丢失及营养失调有关。PF患者容易感染,且由于大量蛋白丢失造成免疫功能减弱,因此极容易发生感染。

PF诊断无需影像学检查;CT、瘘管造影和NMR有助于了解胰腺导管解剖、胰瘘范围大小和位置、腹腔脓肿、出血、瘘液向周围器官侵袭、腐蚀。内镜胰管逆行造影是检查胰管解剖和PF状态最敏感、最特异的技术方法。

(五)预后

多年来,术后胰瘘是胰腺切除后外科医师非常关心的问题,它可导致较高的死亡率和延长住院时间。尽管近年来许多研究者报道PF引起的死亡率明显降低,但术后并发症发生率仍然很高[70]。文献报道胰尾切除术后PF发生率0%~60%[71-73],胰腺体部切除术后发生率为0%~40%[74]。

PF需要积极预防和治疗。术后引流是减少PF发生或者降低PF严重性最关键的环节。胰腺手术后预防性引流可以观测腹腔内出血、胰瘘及其他瘘的发生。但是,外科引流增加了腹腔感染的风险[75]。文献报道左侧腹部引流>4d后会增加PF和腹腔感染发生率。此外,左侧腹部引流可能会造成更多的并发症,如肠瘘、压疮。有研究甚至认为,胰腺手术后没有必要放置引流[76]。

文献报道PF保守治疗成功率为80%左右,若患者引流液较多,或出现严重感染或出血迹象需要急诊进行剖腹手术[57]。文献报道再次手术比例和病死率差异较大,分别为2.85%~65.8%和0%~22%[7,55,63,77]。

（六）治疗

测定引流液中淀粉酶浓度是监测 PF 进展和制定下一步策略最简单有效的方法。起初，患者禁食、进行完全肠外营养以减少胰液分泌，保持正常电解质平衡和营养状态。多数病人中，仅用上述简单方法胰瘘可以自愈。生长抑素和奥曲肽能较好抑制胰腺内分泌和外分泌，预防性使用后并没有有效减少 PF 的发生；但仍可以抑制胰瘘的分泌，从而减少蛋白质和电解质的丢失[58,78]。

胰液漏出后会继发感染，造成左膈下脓肿。引流管并不会造成逆行感染，多由胰液自身引起感染。可能的原因是肠道菌群移位或十二指肠乳头功能损坏引起的逆行感染。对于此类患者，需要及时诊断和处理腹腔脓肿，如出现脓毒症迹象时应进行经皮穿刺引流。

如引流液较少，黏稠的黏液可能会堵塞引流管，因此推荐使用盐水进行持续冲管吸引。如引流液较多，则推荐持续冲洗以减少继发大动脉出血的危险。如果患者一般状况较好，没有脓毒症迹象和肠功能破坏，那么进食和肠内营养只能保持肠黏膜功能，而无法促进胰瘘恢复。如引流充分，脓毒症得到有效控制后，可以停用抗生素。需要仔细保护 PF 周围皮肤，防止胰液腐蚀。

如果充分引流、营养良好、无胰腺分泌刺激和使用奥曲肽的情况下，胰瘘引流液仍然较多，则需要进一步进行内镜治疗。内镜逆行胰管手术经十二指肠乳头括约肌或壶腹部进行松解，让胰液顺利流入十二指肠，以减小胰腺导管压力、促进胰腺导管缺损愈合[79]。

纤维蛋白胶曾被用于堵塞 PF 瘘管。文献报道纤维蛋白胶与内镜支架手术配合使用效果较好[80]。

大部分患者经保守治疗后可以治愈。小部分病例临床症状会进一步恶化，脓毒血症情况越来越严重，会出现多器官功能衰竭迹象或血管并发症等，需要二次手术。再次手术时需要重新调整引流管位置，术后死亡率会明显提高[81]。

另外，以下患者需要进一步手术：逆行胰管手术难以插管、胰管狭窄或巨大缺损难以内镜修补、胰管断开等。

五、乳糜瘘

（一）前言

乳糜瘘（CF）是腹膜后手术的常见并发症，与大淋巴管（如胸导管、乳糜管及其主要分支）损伤或者切断有关。尽管 CF 在胃癌手术中并不常见，但文献仅报道了长期且伴随较多严重后果的乳糜瘘，因此它的发生率可能被低估。CF 主要发生在 D3 淋巴结清扫术后，发生率为 5%～10%。

（二）定义

乳糜瘘是指引流管或吸引出乳白色液体，超过 200ml/d，其中乳糜液甘油三酯浓度是正常血清 2 倍以上[88,89]。术后乳糜瘘可导致腹腔内淋巴液积聚、乳糜性腹膜炎和乳糜性腹水。

（三）病因学

术后出现乳糜瘘说明存在腹部淋巴管损伤。腹部乳糜池主要引流小肠周围淋巴液；尤其引流肠系膜上淋巴结及腹腔干周围淋巴结。乳糜池一般位于第 1 或第 2 腰椎前面、主动脉右侧，但这种经典的解剖结构只占 50% 左右，一些个体中仅有淋巴丛而无明显的乳糜池，MaVay 对腹部淋巴丛或乳糜池 16 种不同解剖变异进行描述[90]。D3 淋巴结清扫手术中，清扫腹膜后淋巴组织及脂肪组织时很有可能损伤或造成淋巴管损伤。因此，手术医生术中需要明确腹腔淋巴系统、乳糜池及淋巴丛解剖变异[91]。

（四）临床表现

乳糜瘘往往与增加经口摄食量有关，常发生在术后第 3～12 天。患者进食前，引流液一般为浆液性，饮食中脂肪的增加会导致引流液增加及性状改变。实际上，禁食期间淋巴液(乳糜)产生速度为 1ml/(kg·h),而进食油腻食物后会增加至 220ml/(kg·h)。CF 诊断主要依据是引流管中乳黄色无味引流液。实验室检查(乳糜颗粒、甘油三酯、淋巴细胞计数、pH 碱性及苏丹红染色脂肪阳性)可以进一步确定诊断(CF 每天引流量不等,最高可至 2000~3000ml/d)[92]。

对于没有引流的患者,乳糜性腹水可于术后几周或者几个月诊断。主要表现进行性腹部张力增加导致腹胀、呼吸短促、呼吸困难,患者主诉为体重增加。其他症状还包括:腹痛、恶心、早饱、发热、盗汗、恶心、腹泻和脂肪泻、脂溶性维生素缺乏,继而体重下降或营养不良。少数腹部手术患者会出现急性乳糜瘘。而大多数病例中诊断 CF 最重要的手段是腹腔穿刺。

(五)预后

因为肿瘤消耗和首次手术影响,患者基础状况一般较差。CF 可导致严重后果,患者状况更差。乳糜瘘引起持续性水、电解质、脂肪和脂溶性维生素丢失,导致营养缺乏、延长住院时间。持续乳糜瘘会增加局部感染、切口并发症、免疫抑制和脓毒症的风险;若出现感染迹象,必须对乳糜液进行培养,防止出现严重感染的风险,尤其需要注意的是白色念珠菌感染。CF 患者预后较好,患者营养和感染性并发症得到较好的控制后,80%的患者可在 10~90d 内自愈。引流管中无液体引出,同时腹腔无腹水时,可拔除引流管。

(六)治疗

术后乳糜瘘的治疗具有一定难度。D3 手术后患者乳糜瘘是一个可逆的过程,初始治疗仅需要控制经口进食和低脂饮食[88]。大部分学者推荐口服含有中长链脂肪乳(MCT)的食物和全肠外营养(TPN)。中长链脂肪乳可以直接与白蛋白结合进入门脉系统,减少淋巴循环。另外,还可以采用一些较新的治疗方法:生长抑素和奥曲肽能减少肠道对脂肪的吸收;奥利司他能抑制胃脂肪酶

和胰脂肪酶分泌从而阻断甘油三酯向游离脂肪酸的转化,减少肠道对脂肪的吸收[93]。利尿药能够减少乳糜瘘引流量。其他的方法还包括低剂量放疗、硬化剂、负压引流敷料、经皮乳糜池栓塞。这些方法可以单独使用,也可以配合其他保守方法同时使用,从而避免再次手术。

有研究推荐腹腔和上腔静脉之间建立腹膜静脉分流,以减少液体丢失[94],但并发症发生率高,如脓毒症和分流阻塞;随着肠外营养技术的提高,此项技术逐渐淡出临床。

如果饮食调整、TPN 及其他保守治疗措施失败,需要再次手术结扎淋巴管或者使用纤维蛋白胶堵塞乳糜瘘[95,96]。术前淋巴管造影和淋巴显像检查 CF 状况[95],术中经鼻胃管给予油性制剂可以协助寻找瘘口位置。但是,再次手术有可能找不到瘘口,此时会增加并发症率和病死率。

Jayabose 等人综述 1989 年的文献,手术仅能对 37%CF 患者发现乳糜瘘[89]。最新研究对 156 例术后乳糜瘘患者进行研究报道,其中 105 例经保守治疗 2 周后,另外 51 例患者经外科手术成功治愈[97]。因此,乳糜瘘优先选择保守治疗,外科手术仅用于保守治疗失败的患者。

参 考 文 献

[1] Pedrazzani C, Marrelli D, Rampone B et al (2007) Postoperative complications and functional results after subtotal gastrectomy with Bilroth Ⅱ reconstruction for primary gastric cancer. Dig Dis Sci 52:1757-1763

[2] Gil-Rendo A, Hernández-Lizoain JL, Martínez-Regueira F et al(2006) Risk faciors related to operative morbidity in paiients undergoing gastrectomy for gastric cancer. Clin Transl Oncol 8:354-361

[3] Ibàñez Aguirre et al (2006) Laparoscopic gastrectomy for gastric adenocarcinoma. Long-term results. Rev Esp Enferm Dig 98:491-500

[4] Csendes A，Burdiles P，Rojas J et al（2002）A prospective randomized study comparing D2 total gastrectomy versus total D2 tolal gastrectomy plus splenectomy in 187 patients with gastric carcinoma. Surgery 131：401-407

[5] Wu CW，Hsiung CA. Lo SS et al（2004）Randomized clinical study of morbidity after D1 and D3 surgery for gastric cancer. Br J Surg 91：283-287

[6] Ikeguchi M et al（2001）Postoperative morbidity and mortality after gastrectomy for gastric carcinoma. Hepatogastroenterology 48：1517-1520

[7] Sano T，Sasako M，Yamamoto S et al（2004）Gastric Cancer Surgery：Morbidity and mortality results from a prospective randomized controlled trial comparing D2 and extended para-aortic lymphadenectomy-Japan Clinical-Oncology Group Study 9501.J Clin Oncol 22：2767-2773

[8] Ozer I，Bostanci EB，Orug T et al（2009）Surgical outcomes and survival after multiorgan resection for locally advanced gastric cancer.Am J Surg 198：25-30

[9] Lewis WG，Edwards P，Barry JD et al（2002）D2 or not D2? The gastrectomy question. Gastric Cancer 5（1）：29

[10] Bozzetti F，Marubini E，Bonfanti G et al（1999）Subtotal versus total gastrectomy for gastric cancer：five-year survival rates in a multicenter randomized Italian trial. Italian Gastrointestinal Tumor Study Group. Ann Surg 230：170-178

[11] Degiuli M，Calvo F（2006）Survival of early gastric cancer in a specialized European center. Which lymphadenectomy is necessary? World J Surg 30：2193-2203

[12] Sasako M，Sano T，Yamamoto S et al（2008）D2 lymphadenectomy alone or with para-aortic nodal dissection for gastric cancer. N Eng J Med 359：453-462

[13] Wu CW，Hsiung CA，Lo SS et al（2006）Nodal dissection for patients with gastric cancer：a randomised controlled trial. Lancet Oncol 7：309-315

[14] McCulloch P，Niita ME，Kazi H et al（2005）Gastrectomy with extended lymphadenectomy for primary treatment of gastric cancer. Br J Surg 92：5-13

[15] Bonenkamp JJ，Hermans J，Sasako M et al（1999）Extended lymph-node dissection for gastric cancer. Dutch Gastric Cancer Group. N Engl J Med 340：908-914

[16] Cuschieri A，Weeden S，Fielding J et al（1999）Patient survival after D1 and D2 resections for gastric cancer：long-term results of the MRC randomized surgical trial. Surgical Co-operative Group.Br J Cancer 79：1522-1530

[17] Roder JD，Bottcher K，Busch R et al（1998）Classification of regional lymphnode metastasis from gastric carcinoma. German Gastric Cancer Study Group. Cancer 82：621-631

[18] Fernàndez A et al（2010）Self-expanding plastic stents for the treatment of post-operative esophago-jejuno anastomotic leak.A case series study. Rev Esp Enferm Dig 102：704-710

[19] Sierzega M，Kolodziejczyk P，Kulig J（2010）Polish Gastric Cancer Study Group. impact of anastomotic leakage on long-term survival after total gastrectomy for carcinoma of the stomach. Br J Surg 97：1035-1042

[20] Verlato G，Roviello F，Marchet A et al（2009）Indexes of surgical quality in gastric cancer surgery：experience of an Italian network.Ann Surg Oncol 16：594-602

[21] Martin RC 2nd，Jaques DP，Brennan MF，Karpeh M（2002）Extended local resection for advanced gastric cancer：increased survival versus increased morbidity. Ann Surg 236：159-165

[22] Kowalski C. Kastuar S，Mehta V，Brolin RE（2007）Endoscopic injection of fibrin sealant in repair of gastrojejunostomy leak after laparoscopic Roux-en-Y gastric bypass. Surg Obes Relat Dis 3：438-442

[23] Lamb PJ（2004）Prospective study of routine

contrast radiology after total gastrectomy British Journal of Surgery 91:1015-1019

[24] Sano T, Sasako M, Yamamoto S et al (2004) Gastric cancer surgery: morbidity and mortality results from a prospective randomized controlled trial comparing D2 and extended para-aortic lymphadenectomy. J Clin Oncol 22: 2767-2773

[25] Pacelli F, Papa V, Rosa F et al (2008) Four hundred consecutive total gastrectomies for gastric cancer: a single-institution experience. Discussion 775 Arch Surg 143:769-775

[26] Schuchert MJ, Abbas G, Nason KS et al (2010) Impact of anastomotic leak on outcomes after transhiatal esophagectomy. Surgery 148:831-838

[27] Sauvanet A, Baltar J, Le Mee J, Belghiti J (1998) Diagnosis and conservative management of intrathoracic leakage after esophagectomy. Br J Surg 85:1446-1449

[28] Tirnakiz MB, Deschamps C, Allen MS et al (2005) Effectiveness of screening acqueous contrast swallow in detecting clinical significant leaks after esophagectomy for cancer. Eur Surg Res 37:123-128

[29] Griffin SM, Lamb PJ, Dresner SM et al (2001) Diagnosis and management of a mediastinal leak following radical oesophagectomy. Br J Surg 88:1346-1351

[30] Hogan BA, Winter DC, Broe D et al (2008) Prospective trial comparing contrast swallow, computed tomography and endoscopy to identify anastomotic leak following oesophagogastric surgery.Surg Endosc 22:767-771

[31] Strauss C, Mal F, Perniceni T et al (2010) Computed tomography versus water-soluble contrast swallow in the detection of intrathoracic anastomotic leak complicating esophagogastrectomy (Ivor Lewis): a prospective study in 97 patients. Ann Surg 251:647-651

[32] Rodella L, Laterza E, G. de Manzoni et al (1998) Endoscopic clipping of anastomotic leakages in esophagogastric surgery. Endoscopy 30:453-456

[33] Salminen P, Gullichsen R, Laine S (2009) Use of self-expandable metal stents for the treatment of esophageal perforations and anastomotic leaks. Epub Surg Endosc 23:1526-1530

[34] Schubert D, Scheidbach H, Kuhn R et al (2005) Endoscopic treatment of thoratic esophageal anastomotic leaks by using silicone-covered, self-expanding polyester stents. Gastrointest Endosc 61:891-896

[35] Rossi JA, Sollenberger LL, Rege RV et al (1986) External duodenal fistulas. Arch Surg 121:908-912

[36] Tarazi R, Coutsofides T, Steiger E, Fazio (1983) VW Gastric and duodenal cutaneous fistulas. World J Surg 7:463-473

[37] Edmunds LH jr, Williams GM, Welch CE (1960) External fistulas arising from the gastrointestinal tract. Ann Surg 152:445-471

[38] Garden OJ, Dikes EH, Carter DC (1988) Surgical and nutritional management of postoperative duodenal fistulas. Dig Dis Sci 33:30-35

[39] Reber HA, Roberts C, Way LW, Dumphy JE (1978) Management of external gastrointestinal fistulas. Ann Surg 188:460-467

[40] Christopher F (1944) Textbook of Surgery, 3rd ed.W.B. Saunders Company Philadelphia

[41] Cozzaglio L, Coladonato M, Biffi R et al (2010) Duodenal Fistula after Elective Gastrectomy for malignant Disease. An Italian Retrospective Multicenter Study. Journal of Gastrointestinal Surgery 14:805-811

[42] Ravishankar HR, Malik RA, Burnett H, Carlson GL (2001) Migration of abdominal drains into the gastrointestinal tract may prevent spontaneous closure of enterocutaneous fistulas. Ann R Coll Surg Engl 83:337-338

[43] de Alves JB (1968) Treatment of the postgastrectomy external duodenal fistula. International Surgery 49:248-251

[44] Fazio VW, Coutsoftides T, Steiger E (1983) Factors influencing the outcome of treatment

of small bowel cutaneous fistulas. World J Surg 7：481-488

[45] Levy E，Cugnene PH，Frileux P et al (1984) Postoperative peritonitis due to gastric and duodenal fistulas. Operative management by continuous intraluminal infusion and aspiration：report of 23 cases. Br J Surg 7：543-546

[46] Hesse U，Y sebaert D，de Hemptinne B (2001) Role of somatostatin-14 and its analogues in the management of gastrointestinal fistulae：clinical data. Gut 49（Suppl 4）：iv11-iv21

[47] Villar R，Fernàndez R，Gonzàles J et al (1996) High-output external duodenal fistula：treatment with percutaneous transhepatic biliary/duodenal drainage. Cardiovasc Intervent Radiol 19：371-373

[48] Ardito A，Cozzaglio L，Cimino M et al (2010) Feasibility and efficacy of percutaneous transhepatic biliary drainage and occlusion balloon (PTBD-OB) in the management of duodenal stump fistola after gastrectomy for cancer. XXXⅢ Congresso Nazionale SICO Milano 10-12 Giugno 2010

[49] Bianchi A，Solduga C，Ubach M (1988) Percutaneous obliteration of a chronic duodenal fistula. Br J Surg 7：572

[50] Chander J，Lal P，Ramteke VK (2004) Rectus abdominis muscle flap for high-output duodenal fistula：novel technique. World J Surg 28：179-182

[51] Ujiki GT，Shields TW (1981) Roux-en-Y operation in the management of postoperative fistulas. Arch Surg 116：614-617

[52] Musicant ME，Thompson JC (1969) The emergency management of lateral duodenal fistula by pancreatoduodenectomy. Surg Gy-necol Obstet 128：108-114

[53] McCulloch P (2006) The role of surgery in patients with advanced gastric cancer. Best Pract Res Clin Gastroenterol 20：767-787

[54] Okabayashi T，Kobayashi M，Sugimoto T et al (2005) Postoperative pancreatic fistula following surgery for gastric and pancreatic neoplasm：is distal pancreaticosplenectomy truly safe? Hepatogastroenterology 52：233-236

[55] D'Amato A，Santella S，Cristaldi M et al (2004) The role of extended total gastrectomy in advanced gastric cancer. Hepatogastroenterology 51：609-612

[56] Katai H，Yoshimura K，Fukagawa T et al (2005) Risk factors for pancreatic-related abscess after total gastrectomy. Gastric Cancer 8：137-141

[57] Sasako M，Katai H，Sano T et al (2000) Management of complications after gastrectomy with extended lymphadenectomy. Surg Oncol 9：31-34

[58] Bassi C，Dervenis C，Butturini G el al (2005) Postoperative pancreatic fistula：an international study group (ISGPF) definition.Surgery 138：8-13

[59] Kunisaki C，Makino H，Suwa H et al (2007) Impact of splenectomy in patients with gastric adenocarcinoma of the cardia. J Gastrointest Surg 11：1039-1044

[60] Bonenkamp JJ，Songun I，Hermans J et al (1995) Randomized comparison of morbidity after D1 and D2 dissection for gastric cancer in 996 Dutch patients. Lancet 345：745-748

[61] Cuschieri A，Fayers P，Fielding J et al (1996) Postoperative morbidity and mortality after D1 and D2 resections for gastric cancer：preliminary results of the MRC randomized controlled surgical trial. The Surgical Cooperative Group. Lancet 347：995-999

[62] Lo SS，Wu CW，Shen KH et al (2002) Higher morbidity and mortality after combined total gastrectomy and pancreaticosplenectomy for gastric cancer. World J Surg 26：678-682

[63] Yamamoto M，Baba H，Kakeji Y et al (2004) Postoperative morbidity/mortality and survival rates after tocal gastrectomy with splenectomy/pancreaticosplenectomy for patients with advanced gastric cancer. Hepato-Gastroenterol 51：298-302

［64］Maruyama K, Sasako M, Kinoshita T et al (1995) Pancreas preserving total gastrectomy for proximal gastric cancer. World J Surg 19: 532-536

［65］Chikara Kunisaki et al (2006) Predictive Factors for Pancreatic Fistula After Pancreati-cosplenectomy for Advanced Gastric Cancer in the Upper Third of the Stomach. J Gastr Surg 10:132-137

［66］van der Kallen CJ, Voors-Pette C, de Bruin TW (2004) Abdominal obesity and expression of familial combined hyperlipidemia. Obes Res 12:2054-2061

［67］Keaney JF Jr (2000) Atherosclerosis: From lesion formation to plaque activation and endothelial dysfunction. Mol Aspects Med 21: 99-166

［68］Griffanti Bartoli F, Amone GB, Ravera G et al (1991) Pancrealic fistula and relative mortality in malignant disease after pancreaticoduodenectomy. Review and statistical meta-analysis regarding 15 years of literature. Anticancer Res 11:1831-1848

［69］Buchler MW, Friess H, Wagner M et al (2000) Pancreatic fistula after pancreatic head resection. Br J Surg 87:883-889

［70］Rosso E, Bachellier P, Oussoultzoglou E et al (2006) Toward zero pancreatic fistula after pancreaticoduodenectomy with pancreaticogastrostomy. Am J Surg 191:726-732

［71］Balzano G, Zerbi A, Cristallo M et al (2005) The unsolved problem of fistula after left pancreatectomy: the benefit of cautious drain management. J Gastrointest Surg 9:837-842

［72］Knaebel HP, Diener MK, Wente MN et al (2005) Systematic review and meta-analysis of technique for closure of the pancreatic remnant after distal pancreatectomy. Br J Surg 92:539-546

［73］Roggin KK, Rudloff U, Blumgart LH et al (2006) Central pancreatectomy revisited. J Gastrointest Surg 10:804-812

［74］Kawai M, Tani M, Terasawa H et al (2006) Early removal of prophylactic drains reduces the risk of intra-abdominal infections inpatients with pancreatic head resection. Prospective study for 104 consecutive patients. Ann Surg 244:1-7

［75］Conlon KC, Labow D, Leung D et al (2001) Prospective randomized clinical trial of the value of intraperitoneal drainage after pancreatic resection. Ann Surg 234:487-494

［76］Lin JW, Eng M, Cameron JL et al (2004) Risk factors and outcomes in postpancreaticoduodenectomy pancreaticocutaneous fistula. J Gastrointest Surg 8:951-959

［77］Torres AJ, Landa JI, Moreno-Azcoita M et al (1992) Somatostatin in the management of gastrointestinal fistula. Arch Surg 127:97-100

［78］Halttunen J et al (2005) The endoscopic management of pancreatic fistulas Surg Endosc 19: 559-562

［79］Fisher A, Baier P et al (2004) Endoscopic management of pancreatic fistulas secondary to intra-abdominal operation. Surg Endosc18: 706-708

［80］Frymerman AS et al (2010) Impact of Postoperative Pancreatic Fistula on Surgical Outcome. The Need for a Classification-driven Risk Management. J Gastrointest Surg 14: 711-718

［81］Ablan CJ, Littooy FN, Freeark RJ (1990) Postoperative chylous ascites: diagnosis and treatment. Arch Surg 125:270-273

［82］Kaas R, Rustman LD, Zoetmulder FAN (2001) Chylous ascites after oncological abdominal surgery: incidence and treatment. EJSO27:187-189

［83］Gaglio PJ, Leevy CB, Koneru B (1996) Perioperative chylous ascites. J Med 27:369-376

［84］Rajasekar A, Ravi NR, Diggory RT (2000) Chylous ascites: a rare complication of radical gastrectomy. Int J Clin Pract 54:201-203

［85］Halkic N, Adbelmoumene A, Suardet L, Mosimann F (2003) Postoperative chylous ascites after radical gastrectomy. A case report. Minerva Chir 58:389-391

[86] Chew-Wun Wu, Mao-Chih Hsieh, Su-Shun Lo et al (1996) Results of curative gastrectomy for carcinoma of the distal third of the stomach. J Am Coll Surg 183: 201-217

[87] Yol S, Bostanci EB, Ozogul Y et al (2005) A rare complication of D3 dissection for gasiric carcinoma: chyloperitoneum. Gastric Cancer 8:35-38

[88] Jayabose S, Kogan S, Berezin S et al (1989) Combined occurrence of chyloperitoneum and chylothorax after surgery and chemotherapy for Wilm's tumor. Cancer 64:1790-1795

[89] McVay CB Thoracic cavity and its contents. In:Anson BJ,McVay CB (eds). Surgical anatomy. Philadelphia: WB Saunders, pp.460-463

[90] Pabst TS, Mclntyre KE Jr, Schilling JD et al (1993) Management of chyloperitoneum after abdominal aortic surgery. Am J Surg166:194-198

[91] Benedix F, Lippert H, Meyer F (2007) Post surgical lympho cutaneous fistula. chylous ascites and chylothorax-infrequent but serious complications: etiology, diagnosis and therapeutic options.Zentralbl Chir13:529-538

[92] Fairweather M,Santos A P.Ravindra K,Cheadle WG (2010) Chylous ascites Am Surg 76: 442-444

[93] Silk YN, Goumas WM, Douglass HO et al (1991) Chylous ascites and lymphocyst management by peritoneovenous shunt. Surgery 110:561-565

[94] Cárdenas A,Chopra S (2002) Chylous ascites. Am J Gastroemerol 97:1896-1900

[95] Shen WB, Sun YG, Xia S et al (2005) The diagnosis and therapy of chylous ascite. Zhonghua Wai Ke Za Zhi 43:25-28

[96] Leibovitch I(2002) Postoperative chylous ascites-the urologist's view. Drugs Today (Barc) 38:687-697

[97] Danielson H, Kokkola A, Kiviluoto T et al (2007) Clinical outcome after D1 vs D2-3 gastrectomy for treatment of gastric cancer. Scand J Surg 96:35-40

[98] Hartgrink HH, van de Velde CJ, Putter H et al (2004) Extended lymph node dissection for gastric cancer: who may benefit? Final results of the randomized Dutch gastric cancer group trial. J Clin Oncol 22(11):2069-2077

[99] Yang SH, Zhang YC, Sharma N et al (2009) An evidencebased medicine review of lymphadenectomy extent for gastric cancer. The American Journal of Surgery 197:246-251

[100] Dicken BJ, Bigam DL, Cass C et al (2005) Gastric adenocarcinoma: review and considerations for future directions. Ann Surg 241 (1):27-39

[101] Yu W, Choi GS, Chung HY (2006) Randomized clinical trial of splenectomy versus splenic preservation in patients with proximal gastric cancer. Br J Surg 93(5):559-563

[102] Lo SS.Wu CW, Shen KH et al (2002) Higher morbidity and mortality after combined total gastrectomy and pancreaticosplenectomy for gastric cancer. World J Surg 26(6):678-682

[103] Yamamoto M, Baba H, Kakeji Y et al (2004) Postoperative morbidity/mortality and survival rates after total gastrectomy, with splenectomy/pancreaticosplenectomy for patients with advanced gastric cancer. Hepatogastroenterology 51(55):298-302

[104] Yang K, Chen XZ, Hu JK et al (2009) Effectiveness and safety of splenectomy for gastric carcinoma: a meta-analysis. World J Gastroenterol 15(42):5352-5359

[105] Sasako M (1997) Risk factors for surgical treatment in the Dutch gastric cancer trial. Br J Surg 84:1567-1571

Franco Roviello,Giovanni Corso,
and Daniele Marrelli

第 31 章

胃癌外科治疗R0切除术后远期疗效

【摘要】 国际抗癌协会(UICC)和美国抗癌联合委员会(AJCC)定义术后病理显微镜下和肉眼无残留肿瘤为 R0。R0 切除被认为是胃癌患者预后和长期生存的重要影响因素。我们研究数据表明高发病地区和低发病地区胃癌患者预后和生存率不同;高发病地区胃癌患者行 R0切除预后更好。这些差异需要考虑到胃肿瘤多种病因。本章主要探讨胃癌手术 R 切除,根治性切除术(R0)后长期生存率根据高发病率和低发病率地区进行分层数据分析。

【关键词】 胃癌;根治性手术;高发病和低发病地区

胃癌患者根治性切除术(R0)后长期生存主要根据 pTNM 分期,淋巴结转移是术后肿瘤复发的主要影响因素。研究表明扩大淋巴清扫可能会降低胃癌术后复发率,淋巴结转移与其他几项预后指标能共同预测远期疗效。实际上,胃癌根治性手术(R0)后 5 年总生存率差异很大,全球不同研究机构报道的生存率具有显著性差异。

R1 和 R2 切除患者预后主要由是否伴有远处淋巴结转移决定,受 pTNM 分期影响不大;对于 R0 切除患者,pTNM 分期是非常好的预后指标。

图 31-1 显示的是胃癌患者 R0、R1 和 R2 切除概况。本章中,我们回顾性分析不同地域、不同研究中心行 R0 切除术胃癌患者总生存率

一、R0 切除定义

1994 年,Hermanek 和其同事制定了术后残留肿瘤(R)分类系统[1,2]。术后对于瘤床、淋巴结和(或)远处经肉眼和显微镜检查无残留肿瘤的手术被定义为 R0 切除。R1和 R2 指显微镜或肉眼检查有残留肿瘤。根据这个定义,R 切除被认为是预后相关指标,只有 R0 切除患者才可能长期生存。然而,此分类系统尚存争议,问题在于此分类系统未考虑血行转移、腹腔和(或)淋巴结转移。因此,可能会遗漏掉微小转移和远处转移的情况[3]。术前临床分期非常重要,主要的仪器有:腔内超声、CT、PET、MRI 或腹腔镜探查[4]。最近,UICC/AJCC 系统将 R0 切除定义为原发病灶完整切除,肉眼或显微镜下无残留肿瘤。腹腔灌洗液细胞学检查发现腹腔内癌细胞归为 R1。根据新版 UICC/AJCC TNM 分期,阳性淋巴结数目被认为是非常重要的影响预后因素,腹腔脱落细胞学检查阳性的患者归为 M1,分期为Ⅳ期[5,6]。

二、高发病地区 R0 切除术后长期疗效

在本节和下面章节,我们根据全球高发病率或低发病率地区报道结果对胃癌 R0 切除术后长期疗效进行分析。胃癌高发病地区包括日本、韩国、中国和拉脱维亚。韩国和日本,胃癌患者常规行扩大淋巴结清扫手术(D2 或 D3)。

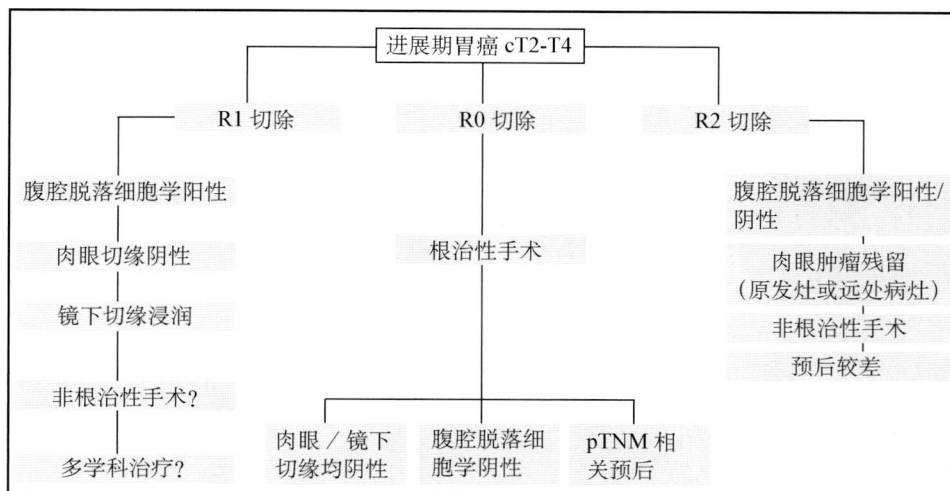

图 31-1　胃癌患者 R_0、R_1、R_2 切除的相应处理流程

日本开展了 3 项具有重要意义的临床研究。Maruyama 等[7] 分析了 8851 例原发性胃癌患者数据（J 胃癌 A 2006），其中 4959 例胃癌患者为 R0（即根治性切除 A）；累积 5 年生存率为 88.5%[7]。另一项基于肿瘤组织学分期的日本研究纳入 1119 例胃癌患者，对 R0 患者按照如下肿瘤分化程度标准进行了亚组分析：1 级，分化良好；2 级，中度分化；3 级，分化差[8]。1 级患者 5 年生存率为 71%，2 级患者 5 年生存率为 65.7%，3 级患者 5 年生存率为 66.7%。第 3 个研究[9] 纳入 587 例行 R0 切除和 D2 淋巴结清扫的胃癌患者，根据 AJCC/JICC 分期系统 5 年生存率是 Ia 期为 94.6%，Ib 期为 88.4%，II 期为 70.6%，IIIa 期为 54.1%，IIIb 期 35.5% 和 IV 期为 25.6%。

Ahn 等[10] 分析了全球胃癌发病率最高的韩国 9998 例胃癌患者资料。R0 切除患者整体 5 年生存率为 66.4%。根据 TNM 分期，Ia、Ib、IIa、IIb、IIIa、IIIb 和 IIIc 患者 5 年无瘤生存率分别为 95.1%，88.4%，84%，71.7%，58.4%，41.3% 和 26.1%。

在亚洲国家中，一篇文献描述了 2159 例行原发肿瘤整块切除和 D2/D3 淋巴结切除术且无显微镜下或肉眼残留肿瘤的中国患者。I 期、II 期、III 期和 IV 期患者 5 年无瘤生存率分别为 84%，50.8%，29.1%，和 12.4%[11]。

亚洲国家胃癌研究的优势在于胃癌早期筛检。此外，大部分患者能够完成根治性切除术（R0）和 D2 或 D3 淋巴结清扫。

拉脱维亚一项研究纳入 444 例行 R0 切除的胃癌患者[12]。5 年生存率为 52.5%，而根据 pTNM 分期 Ia 期为 89.7%，Ib 期 72.6%，II 期为 52.9%，IIIa 期为 34.8%，IIIb 期为 27.4% 和 IV 期为 18.7%。

整体来看，胃癌高发病率地区 R0 切除术后患者总生存率为 44%～88%。中国胃癌患者总生存率最低（44%），而日本胃癌患者总生存率最高（88.5%）。

三、低发病率地区 R0 切除术后远期疗效

所有胃癌低发病率国家中，我们纳入了来自美国、德国和挪威的研究。

美国 Strong 等[13] 研究，纳入 711 例在专业中心进行 R0 切除胃癌患者，大部分患

者行扩大淋巴结清扫术。作者报道 5 年总生存率为 58%。Cunningham 等[14]研究纳入436 例患者,该组患者 R0 切除术后 5 年总生存率为 33%。Macdonald 等[15]手术结合放化疗与单纯手术的对比研究报道整体 5 年生存率为胃切除术结合放化疗组为 44%(28例)和单纯手术组为 28%(275 例)。值得注意的是,该研究中只有 10%的患者行 D2 切除术。

德国一项临床研究分析了 124 例行 R0根治性切除术和 D2 淋巴结切除术的胃癌患者[16],94 个月总生存率为 51%。德国 Siewert 等[17]的多中心研究纳入连续性纳入 1182例行根治性切除术和 D1 或 D2 淋巴结切除术的患者,5 年生存率分别为 Ⅰa 期 82.8%,Ⅰb 期 68.3%、Ⅱ 期 42.9%、Ⅲa 期 28.2%、Ⅲb 期 16.7%和Ⅳ期 17.3%。行 R0 切除术和 D2 淋巴结清扫Ⅱ期患者长期生存率较高(29% vs.56.7%)。来自挪威[18]的另外一个研究,纳入 97 例行 R0 切除术和 D1 淋巴清扫胃癌患者,5 年生存率为 39%。

在低发病率地区(美国、挪威、德国)晚期患者更多,与 5 年总生存率为 44%～88%的高发病率区域(韩国、日本、中国、拉脱维亚)相比,其 5 年总生存率(28%～58%)更低。美国数据显示行 R0 切除术胃癌患者较低的整体 5 年生存率(28%～58%)较低,而挪威也有类似研究结果(39%)。在德国,整体生存率(42%～51%)与高发病率地区整体生存率相当。然而,整体而言,高发病率国家胃癌患者 R0 切除后比低发病率国家患者预后更好。

四、意大利胃癌研究组治疗经验

意大利胃癌研究组(GIRCG)对 R0 切除术后肿瘤复发预后评分进行评估[19],共纳入三个中心 536 例(University of Siena, University of Verona 和 Morgagni Hospital of Forli)行 R0 切除手术患者。随访期间,患者肿瘤复发率为 50.7%。该研究结果表明预测值和实际复发风险相符,敏感度为 83.5%、特异度为 81.1%。统计模型将淋巴结转移、pT、肿瘤位置、淋巴结切除范围和晚期肿瘤作为预测复发的独立性因素。

扩大淋巴结切除术(D2)被认为是晚期胃癌标准治疗方法,有助于提高长期生存率。GIRCG 证实行 R0 切除术和 D2 淋巴结切除术后 5 年生存率为 54%,能够提高局部淋巴结转移患者生存率[20]。另一项研究[21],纳入286 例行 D3 淋巴结清扫 R0 手术胃癌患者,结果证明此种手术的潜在益处,对于 pT2 期和淋巴结转移患者尤其如此(5 年整体生存率为 60%)。

意大利被认为是胃癌低发病区,但局部地区发病率相对较高[22,23]。例如托斯卡纳区,胃癌发病率约比南意大利高 3 倍。与南意大利胃癌患者 48%的 5 年生存率相比,托斯卡纳区胃癌患者 5 年生存率为 63.2%。

表 31-1 为我们回顾分析了各文献所报道的胃癌患者接受可根治手术(R0)后的总生存率。

表 31-1　各文献所报道的胃癌患者接受可根治手术(R0)后的总生存率

作者(参考目录)	国家	风险状况	患者数目	国际抗癌联盟	淋巴结清扫术	随访终止时间(月)	总体生存率(%)
Inoue et al. [8]	Korea	高	9.998	R0	D2-D3	60	55.6
Maruyama et al. [7]	Japan	高	4.959	R0	D2	60	88.5
Ichikura et al. [9]	Japan	高	1.119	R0	Unknown	60	67.8

（续　表）

作者(参考目录)	国家	风险状况	患者数目	国际抗癌联盟	淋巴结清扫术	随访终止时间(月)	总体生存率(%)
Ahn et al. [10]	Japan	高	587	R0	D2	60	61.5
Sun et al. [11]	China High	2.159	R0	D2-D3	60	44.0	
Sivinis et al. [12]	Latvia	高	444	R0	D1	60	52.5
Strong et al. [13]	USA	低	711	R0	D2	60	58.0
Cunningham et al. [14]	USA	低	436	R0	Unknown	60	33.0
McDonald et al. [15]	USA	低	556	R0	D1	60	28~44[a]
Roukos et al. [16]	Germany	低	124	R0	D2	94	51.0
Siewert et al. [17]	Germany	低	1.182	R0	D1-D2	60	42.7
Lello et al. [18]	Norway	低	97	R0	D1	60	39.0
[最近报道]	Italy-Tuscany	高	545	R0	D2-D3	60	63.2
	Italy-Southern	低	89	R0	D2-D3	60	48.0

[a]＝仅手术治疗 vs. 手术＋放化疗

五、结论

根治性 R0 切除要求完整切除肿瘤,为患者提供治愈的可能性。UICC 认为根治性切除术(R0)是胃癌患者预测预后因素。然而,此分类(R0 vs. R1)局限性在于其忽略了显微镜下肿瘤细胞浸润,尤其是血流转移和腹腔转移的风险。因此,与 pTNM 分期联合应用,R 分类方法可以更好地预测预后。

胃癌患者 R0 切除术后整体生存率为30％～70％,世界不同研究机构数据差异很大。高发病率地区胃癌 R0 术后患者生存率高于低发病率地区,这归因于以下几个因素:①疾病本身的差异;②疾病转移;③治疗方法的不同。另外,饮食及生活方式的不同可能影响单核苷酸多态性(SNP),环境因素也可能影响并作用于胃癌分子信号通路。

高发病率国家广泛筛检项目可以早期发现胃癌,这是预后不同的主要原因;另外这些国家胃癌诊疗水平更高,同样可以影响患者预后。因此,需要做到的是规范化胃癌手术,对于进展期胃癌患者需要行 D2 或 D3 淋巴结清扫手术才能获得更好的治疗效果,低发病率地区亦如此。

参 考 文 献

[1] Hermanek P, Wittekind C (1994) Residual tumor (R) classification and prognosis. Semin Surg Oncol 10:12-20

[2] Hermanek P (1995) pTNM and residual tumor classifications: problems of assessment and prognostic significance. World J Surg 19: 184-190

[3] Biondi A, Persiani R, Cananzi F et al (2010) R0 resection in the treatment of gastric cancer: Room for improvement. World J Gastroenterol 16:3358-3370

[4] Kwee RM, Kwee TC (2007) Imaging in local staging of gastric cancer: a systematic review. J Clin Oncol 25:2107-2116

[5] Fleming ID, Cooper JS, Henson DE et al (1997) American Joint Committee on Cancer staging manual, 5th edition.Philadelphia: Lippincott-Raven

[6] Edge SB，Byrd DR，Compton CC et al (2010) AJCC Cancer Staging Handbook，7th edn. New York：Springer-Verlag

[7] Maruyama K，Kaminishi M，Hayashi K-I et al (2006) Gastric Cancer treated in 1991 in Japan：data analysis of nationwide registry. Gastric Cancer 9：51-66

[8] Inoue K，Nakane Y，Michiura T et al (2002) Histopathological grading does not affect survival after R0 surgery for gastric cancer. Eur J Surg Oncol 28：633-636

[9] Ichikura T，Tomimatsu S，Uefuji K et al (1999) Evaluation of the new American Joint Committee on Cancer/International Union Against Cancer Classification of lymph nodemetastasis from gastric carcinoma in comparison with Japanese classification. Cancer 86：553-558

[10] Ahn HS，Lee H-J，Hahn S et al (2010) Evaluation of the Seventh American Joint Committee on Cancer/International Union against cancer classification of gastric adenocarcinoma in comparison with the sixth classification. Cancer 116：5592-5598

[11] Sun Z，Li D，Wang Z et al (2009) Prognostic significance of microscopic positive margins for gastric cancer patients with potentially curative resection. Ann Surg Oncol 16：3028-3037

[12] Sivins A，Pedrazzani C，Roviello F et al (2009) Surgical treatment of gastric cancer in Latvia：results of centralized experience. Eur J. surg Oncol 35：481-485

[13] Strong VE，Song KY，Park CH et al (2010) Comparison of gastric cancer survival following R0 resection in the United States and Korea using an internationally validated nomogram. Ann Surg 251：640-646

[14] Cunningham SC，Kamangar F，Kim MP et al (2005) Survival after gastric adenocarcmoma resection：eighteen-year experience at a single institution. J Gastrointest Surg 9：718-725

[15] Macdonald JS，Smalley SR，Benedetti J et al (2001) Chemoradiotherapy after surgery compared with surgery alone for adenocarcinoma of the stomach or gastroesophageal junction 345：725-730

[16] Roukos DH，Lorenz M，Karakostas K et al (2001) Pathological serosa and node-based classification accurately predicts gastric cancer recurrence risk and outcome，and determines potential and limitation of a Japanese-style extensive surgery for Western patients：a prospective with quality control 10-year follow-up study. Br J Cancer 84：1602-1609

[17] Siewert JR，Bottcher K，Stein HJ et al (1998) Relevant prognostic factors in gastric cancer. Ann Surg 228：449-461

[18] Lello E，Fumes B，Edna T-H (2007) Short and long-term survival from gastric cancer. A population-based study from a county hospital during 25 years. Acta Oncol 46：308-315

[19] Marrelli D，De Stefano A，de Manzoni G et al (2005) Prediction of recurrence after radical surgery for gastric cancer. Ann Surg 241：247-255

[20] Roviello F，Marrelli D，Morgagni P et al (2002) Survival benefit of extended D2 lymphadenectomy in gastric cancer with involvement of second level of lymph nodes：a longitudinal multicenter study. Ann Surg Oncol 9：894-900

[21] Roviello F，Pedrazzani C，Marrelli D et al (2010) Super-extended (D3) lymphadenectomy in advanced gastric cancer.Eur J Surg Oncol 36：439-446

[22] Marrelli D，Pedrazzani C，Corso G et al (2009) Different pathological features and prognosis in gastric cancer patients coming from high-risk and low-risk areas of Italy. Ann Surg 250：43-50

[23] Marrelli D，Pedrazzani C，Roviello F (2010) Gastric cancer prognosis：strong correlation between incidence and survival. Ann Surg Oncol 17：340-341

Daniele Marrelli,Stefano Caruso,
and Franco Roviello

第 32 章

随访和复发治疗

【摘要】 随访发现,2/3 进展期胃癌患者 R0 切除术后出现肿瘤复发,多数患者因此而死亡。肿瘤扩散主要方式包括腹膜转移、血行转移和局部复发,这些情况与多方面临床、手术和病理因素有关。随访主要目的是及早确诊肿瘤复发。理想的随访方案是依据预计风险、时间和复发部位而进行个体化随访。但是,这些方案真正临床使用因复发胃癌治愈较低而受到影响。手术治疗是一种局限性治疗手段,只能针对可切除性区域性复发、肝转移或局限腹膜后转移的复发胃癌。目前,预防肿瘤复发可能要比胃癌早期筛查更为重要。精确手术操作和术前、围术期或术后系统治疗和区域性治疗能够提高胃癌患者预后。意大利胃癌研究小组基于复发风险和随访患者依从性建立了个体化随访系统,并提出三种不同方案(轻、中、重)。

【关键词】 胃癌;随访;生存期;局部区域性复发;肝转移;腹膜后转移;残胃癌;评分系统;胃部切除术;淋巴结清扫术;HIPEC;Lauren 病理类型

随访发现,大约 2/3 进展期胃癌患者 R0 切除后容易肿瘤复发,大部分患者因此而死亡。多数肿瘤复发发生于术后 2 年内,5 年后复发可能性很小[1-4]。肿瘤扩散主要方式为腹膜转移、血源性转移(主要为肝转移)及局部区域性转移(淋巴结、残胃、胃床及吻合口处)。文献报道与肿瘤复发情况显著不同。可以通过多个因素来解释:不同研究人群和疾病分期、缺少复发标准或诊断方法、治疗手段不同(淋巴结清扫范围、辅助治疗等)。

一、发病机制

局部区域复发多来自淋巴结扩散或腹腔内直接种植。根据复发部位和来源,局部复发分为四种类型:淋巴结转移、腔外复发、残胃复发和全胃切除术后吻合口复发[5]。

腹膜转移主要来源于腹腔局部扩散、脱落癌细胞直接转移。之后,通过黏附分子细胞种植在腹膜表面。其他的机制还包括通过

腹腔内淋巴液或静脉将癌细胞运到全身。第三种可能是手术操作或创伤种植[6]。

血源性转移过程比较复杂,癌细胞黏附于原发病灶处,通过降解周围组织来对血管进行侵犯,并转移到其他脏器。癌细胞通过内皮细胞层进行转运并在转移病灶生长。生物学因素和表面分子可能严重影响到胃癌复发部位[7,8]。

二、肿瘤复发方式

胃癌复发方式鲜有研究,原因在于诊断方法不同,患者群体存在异源性。这些研究主要根据尸检结果来描述肿瘤终期情况。相比之下,临床研究一般能够通过临床、手术和放射学检查描述肿瘤复发早期情况[1,4,9]。

胃癌复发和部位依赖于多种人口统计学、临床及病理因素。在西方国家,胃癌局部复发情况高于亚洲地区[9-11]。相比之下,亚洲国家研究发现,复发部位主要在肝脏和腹

膜（图 32-1）[1,3,4,12,13]。这可能与常规扩大淋巴结清扫术有关，该方法能够降低胃癌局部复发率。西方 D2 淋巴结清扫术作为常规操作的研究中[3,4]，局部复发率与亚洲研究结果相近[10,11]。对荷兰试验进行重新评估发现，D1 手术局部复发率要远高于 D2 手术[11]。最近两项前瞻性研究回顾性评估得到相同结论，术后放化疗应用主要会影响 D1 手术后局部复发率而不太可能会影响 D2 手术[14]。联合放化疗潜在影响了局部淋巴清扫术后局部复发率，该结论也是 INT-0116 研究所得到的结论[10]。

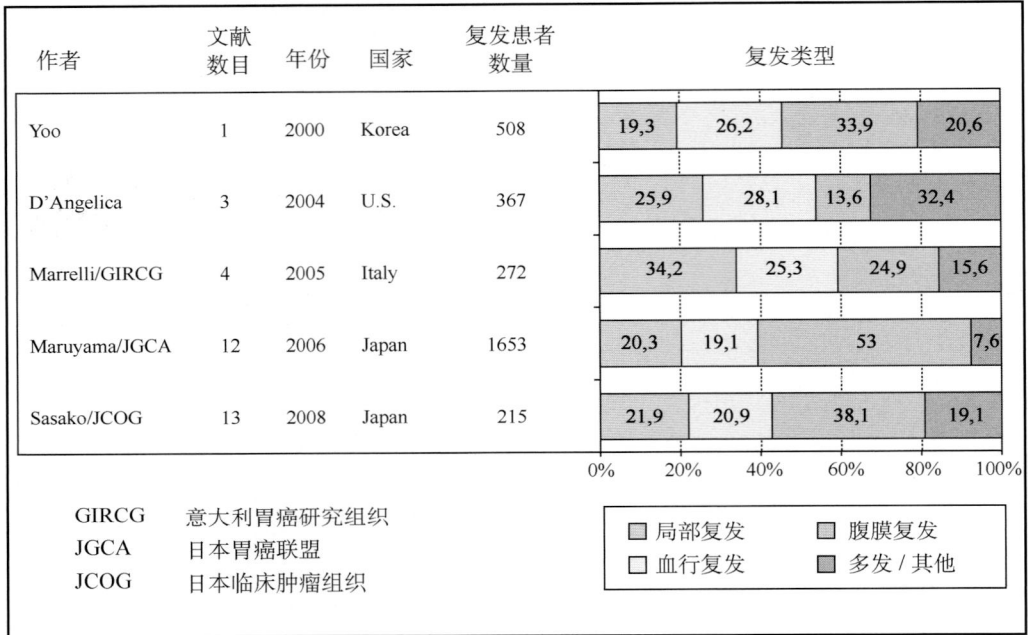

作者	文献数目	年份	国家	复发患者数量	复发类型			
Yoo	1	2000	Korea	508	19,3	26,2	33,9	20,6
D'Angelica	3	2004	U.S.	367	25,9	28,1	13,6	32,4
Marrelli/GIRCG	4	2005	Italy	272	34,2	25,3	24,9	15,6
Maruyama/JGCA	12	2006	Japan	1653	20,3	19,1	53	7,6
Sasako/JCOG	13	2008	Japan	215	21,9	20,9	38,1	19,1

0%　20%　40%　60%　80%　100%

GIRCG	意大利胃癌研究组织
JGCA	日本胃癌联盟
JCOG	日本临床肿瘤组织

□ 局部复发　■ 腹膜复发
□ 血行复发　■ 多发/其他

图 32-1　近期文献报道的胃癌 R0 切除后的复发类型

三、复发时间

大多数胃癌复发发生于 R0 切除后前几年。一项由意大利胃癌研究小组（GIRCG）实施的研究发现，中位复发时间为 13 个月，大约 2/3 胃癌复发发生在术后两年内（图 32-2）[4]。其他研究也报道了相似的结果[1,3]。在临床和病理因素中，早期复发预测指标为侵犯深度、淋巴结转移个数、大体类型、肿瘤大小、淋巴结清扫范围和胃部切除术[1]。

一般而言，局部复发会晚于血源性或腹膜复发[1,4]。术后五年，大多是局部复发；胃癌次全切除术多年之后会发生残胃癌。最近 GIRCG 研究中，远端胃癌次全切除术后继发性胃癌发生风险估计为 4%（文章已投）。

四、不同复发方式的危险因素

胃癌特异性临床、病理和生物学特征与不同复发方式相关。进展期 pT 期（特别是侵犯浆膜层）和 Lauren 弥散-混合型或未分化组织类型是腹膜转移的主要因素[1,3,15,16]。前瞻性研究中，5 年中 69% 腹膜转移风险为弥散-混合型组织学类型并肿瘤累及浆膜层[16]。其他报道称，危险因素为淋巴结转移、肿瘤大小、浸润生长、远处部位、女性和较年轻患者[1,3,16]。腹腔冲洗液中肿瘤细胞阳性（cy+）是另一种预示腹膜复发的手段[17]；实际上，阳性的腹膜细胞学结果是判断新版 TNM 分期的重要依据。可是，由于频繁出现假阳性结果，检出 cy+ 的情况相当低。因

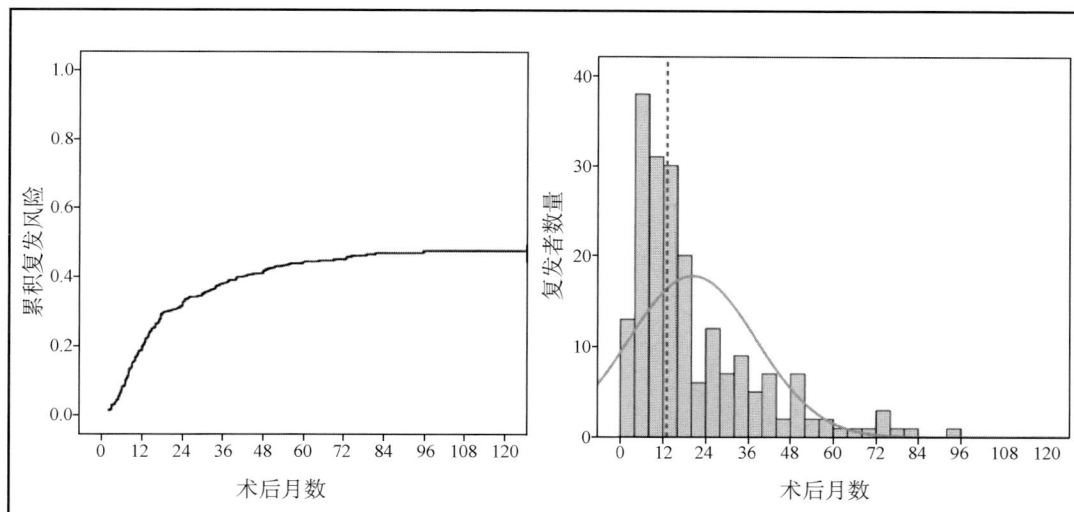

图 32-2 胃癌患者 R0 切除后的累积复发风险及复发时间虚线表示中位复发时间

此，在某些研究中 cy＋已经不再作为独立的预后指标[18]。RT-PCR 能够增加腹腔冲洗液癌细胞检出率，但目前临床中该方法很难实施。

肝脏是胃癌血源性转移最常累及的部位。肺脏、骨骼、皮肤和脑部也可受累，但发生率很低。淋巴结是否受累是预测胃癌血源性复发的最可靠指标。pT 期、老年、肠型组织类型、血管侵犯、近端部位、扩大生长和肿瘤大小是其他报道的危险因素[1,3,7,15]。单中心研究中，我们评估 R0 切除术后 5 年内肝转移发生率为 16％[7]。回归分析确定了淋巴结受累、肿瘤标记物术前阳性（CEA，CA19-9 或 CA72-4）和肠型组织学类型可作为肝脏复发独立性预测指标。肝转移大部分患者表现为术前肿瘤标记物指标阳性水平很高，随访过程中几乎所有肝转移病例显示，肿瘤标记物指标水平都有所升高。肿瘤标记物是涉及细胞间黏附的分子；例如，CEA 是肝转移的黏附因素。一些生物学特点，如生长因素过表达或黏附分子，有报道与肝转移相关[8]。

与肠型组织学类型不同，弥散型胃癌更容易表现出远处脏器转移[15]。两种组织学类型不同的分子结构可以解释它们不同的流行病学、临床和预后特征。一般而言，腹膜转移和肝转移之间联系不大。这可能反映出腹膜种植和血源性转移的差异。

如前所述，手术方法可能影响胃癌局部区域性复发。淋巴结转移、浸润深度、近端部位、肿瘤大小、组织学类型和高龄患者是其他潜在的危险因素[1,3]。淋巴结、吻合口和瘤床可以解释肿瘤复发原因，主要因为残存淋巴结转移进展或肿瘤细胞种植入切除区域[1,5,19]。部分切除后残胃肿瘤复发可能来源于切缘残存的肿瘤细胞或多发性点状肿瘤[5]。大型临床研究已证实多发性点状灶病灶不会影响食管-胃癌预后[20]。可是，胃癌次全切除术后残胃癌可能会在多年后出现。

五、诊断和随访方案

根治术后随访目的主要是评估长期并发症、统计生存期情况和对潜在肿瘤复发做出诊断[9]。可是，随访方案的真正临床应用因复发胃癌治愈机会有限而减少。理想随访方案应该是个体化的，主要依据预计风险、时间和复发部位。无论有无临床症状，需要尽早诊断肿瘤复发。

为诊断胃癌复发,可采用多种类型检查手段,如内镜、放射学和血液检测。内镜诊断准确性限于残胃或吻合口复发。影像学、超声、CT、磁共振和PET无疑已经成为胃癌随访关键检查方法。腹部超声可提示肝脏转移或腹水,但对局部区域性复发或较小的腹膜结节检出率很低。可是,超声优势在于花费少,患者耐受性强。通过CT、MRI或PET可以检测到远处转移。CT扫描显著提高了胃癌血源性、淋巴结、局部区域性和腹膜复发检出率。但对于早期复发检出率很低[9,21]。尽管密切随访,但局部区域性和腹膜复发较难诊断[9]。最近研究显示,PET-CT是最为有效的检查手段。高额花费和潜在假阳性结果限制了该联合模式的推广应用。再者,频繁的假阳性结果主要为印戒细胞和非实质型低分化胃癌[22]。诊断性腹腔镜能够提示放射学检查或临床检查所不能确诊的早期腹膜复发。

最近,胃癌患者随访中,血清肿瘤标记物的应用有所增加。在一项观察性研究中,我们分析了R0切除术后CEA、CA19-9和CA72-4诊断准确性[23]。为检测复发,CEA标记物敏感度为44%,CA19-9为56%,CA72-4为51%。联合指标敏感度为87%。局部区域性复发敏感率为90%,血源性转移为96%,腹膜转移为67%。大部分病例中,标记物异常先于临床诊断。有趣的是,对于术前阳性的患者标记物敏感率为100%。CEA、CA19-9和CA72-4假阳性比率分别为21%、26%和3%。我们的结论是,肿瘤标记物联合其他方法对胃癌复发早期诊断有效。其他研究也得到类似结果[7]。再者,尽管密切随访很有必要,但只有根治性切除手术才可能是减少胃癌患者复发的方法[6]。

考虑到随访具有潜在的生存优势,学者们只进行回顾性或观察性研究[2,9,24,25]。有些文章建议,尽管密切随访检测出无症状复发比例较高,但无症状期复发早期检测并不能提高患者生存期[2,24],原因在于复发胃癌缺少有效的治疗方案。

因此,没有指南规定哪种随访方案是值得推荐的。不同的临床医师会选择不同随访间期和检测手段。国立综合癌症网络(NC-CN)建议随访方案为:无特殊症状、3年内每4~6个月检测血生化参数和肿瘤标记物、之后每年检测一次[26]。相反地,其他中心推荐进行更密切随访[4,25]。东京国际癌症中心根据不同肿瘤分期制定不同随访方案[9]。

六、复发的治疗

尽管很多文章对肿瘤复发和部位进行报道,但很少有文章对复发胃癌的治疗进行深入研究。多数病例中,胃癌复发代表预后较差[1,3,19]。与最佳支持治疗相比,系统化疗可能延长患者生存期,但没有提高治愈机会[9,27]。无症状复发与有症状复发患者相比,文献中没有报道早些应用化疗药物具有潜在优势[2,9]。新型化疗方案有待进一步研究报道,来提高患者生存结果。

手术治疗对胃癌复发治疗存在局限性。Yoo等报道508例胃癌复发患者,48例(9%)进行了再次手术治疗,但只有19例(3.7%)可能达到根治性治疗[1]。最近美国研究对7459例胃癌或胃-食管癌患者进行回顾分析。其中只有60例患者因肿瘤复发接受了手术治疗,这些病例中不到一半达到根治性切除[19]。

胃癌血源性转移一般不适合根治性治疗,中位生存期不会超过9个月[1]。可以对有选择的病例进行手术切除。回顾性研究建议,对于行肝脏切除胃癌肝转移患者是有机会达到根治切除的,其总体生存率为11%~42%[8,9]。很少的病例仅涉单纯肝脏复发,只有极少患者能够达到根治目的。最近GIRCG研究中,73例患者胃癌R0切除术后出现肝转移,该研究对其进行了分析[28]。11例患者可以在此进行手术,再次手术后5年生存率为 20％。这表明，当有可能达到 R0 切除的时候，肝脏切除是可行的，但该方法只适用于少部分病例。

胃癌腹膜转移是致命的，诊断之后中位生存期仅有 6 个月[1,6]。最近这些年，腹腔常温灌注化疗（EPIC）或腹腔热灌注化疗（HIPEC）与细胞减灭术有关，其已经成为提高生存期或预防腹膜复发潜在的有效治疗手段。最近法国多中心研究回顾了 159 例进行细胞减灭术和 HIPEC 或 EPIC 患者[29]。总体中位生存期为 9.2 个月，5 年生存率为 13％。唯一预后指标是细胞减灭术的完成：CCR-0 使得中位生存期达 15 个月，5 年生存率为 23％。可是，我们界定的范围是只有少部分腹膜转移患者进行了完全细胞减灭术[6]。因此，我们认为，HIPEC 和 EPIC 应该关注胃癌 R0 切除术后腹膜复发的预防。在这个背景下，这两个技术方法均有效[30]。高风险组，如弥散-混合型侵及浆膜层的或腹腔脱落细胞学阳性患者，尤其能够从该方法中获益。

如果检测为早期复发，那么局部复发比血源性或腹膜转移更能够通过手术切除进行治疗，但常需要进行周围脏器联合切除，这大大影响了术后发病率和死亡率[1,5,19,27]。残胃复发一般是可以根治的。淋巴结或腔外复发很少能通过手术来达到根治，成功治疗的案例也很少[5]。全胃切除术后吻合口复发可通过内镜技术发现，一些病例中可以进行手术切除。总而言之，局部复发胃癌患者能够通过手术达到根治目的很少，在选择的病例中，中位生存期很少能超过 24 个月[5,19,27]。

因此，目前预防复发可能比早期发现显得更加重要。基于复发方式的预测风险中，精细手术操作和系统化和（或）局部术前、围术期或术后综合治疗方案是更合理的治疗方法，能够提高胃癌患者预后情况。

七、GIRCG 随访方案

基于胃癌复发的数据研究，GIRCG 制定了个体化随访方案。随访的密度基于 R0 切除术后复发风险和随访患者依从性。复发风险根据预后评分来进行计算（第六章具体说明）。三个不同的方案（轻、中、重）规定如下（图 32-3）：

轻度

	Months	3	6	9	12		15	18	21	24		27	30	33	36		42	48		54	60
肿瘤标记物*			X		X			X		X			X		X		X	X		X	X
腹部 B 超			X		X			X		X			X		X		X	X		X	X
胸片					X										X						
胸/腹 CT																					
内镜					X					X					X						X

*CEA,CA 19-9,CA 72-4
CT 平扫：肿瘤标记物上升，临床及影响均提示复发

中度

	Months	3	6	9	12		15	18	21	24		27	30	33	36		42	48		54	60
肿瘤标记物*		X	X	X	X		X	X	X	X					X		X	X		X	X
腹部 B 超			X					X													
胸片																					
胸/腹 CT				X					X						X		X				
内镜					X					X					X						X

*CEA,CA 19-9,CA 72-4

重度

	Months	3	6	9	12		15	18	21	24		27	30	33	36		42	48		54	60
肿瘤标记物*		X	X	X	X		X	X	X	X		X	X	X	X		X			X	X
腹部 B 超																					
胸片																					
胸/腹 CT			X		X					X					X						X
内镜					X					X					X						X

*CEA,CA 19-9,CA 72-4

图 32-3　GTRCG 随访方案

①轻型:复发风险<10%或随访依从性低。

②中型:复发风险10%~50%。

③重型:复发风险>50%。

5年之后,必须进行临床监测和每年复查。

参 考 文 献

[1] Yoo CH, Noh SH, Shin DW et al (2000) Recurrence following curative resection for gastric carcinoma. Br J Surg 87:236-242

[2] Kodera Y, Ito S, Yamamura Y et al (2003) Follow-up surveillance for recurrence after curative gastric cancer surgery lacks survival benefit. Ann Surg Oncol 10:898-902

[3] D'Angelica M, Gonen M, Brennan MF et al (2004) Patterns of initial recurrence in completely resected gastric adenocarcinoma. Ann Surg 240:808-816

[4] Marrelli D, De Stefano A, de Manzoni G et al (2005) Prediction of recurrence after radical surgery for gastric cancer: a scoring system obtained from a prospective multicenter study. Ann Surg 241:247-255

[5] Lehnert T, Rudek B, Buhl K et al (2002) Surgical therapy for loco-regional recurrence and distant metastasis of gastric cancer. Eur J Surg Oncol 28:455-461

[6] Roviello F, Caruso S, Marrelli D et al (2011) Treatment of peritoneal carcinomatosis with cytoreductive surgery and hyperthermic intraperitoneal chemotherapy: state of the art and future developments. Surg Oncol 20:e38-e54

[7] Marrelli D, Roviello F, De Stefano A et al (2004) Risk factors for liver metastases after curative surgical procedures for gastric cancer: a prospective study of 208 patients treated with surgical resection. J Am Coll Surg 198:51-58

[8] Kakeji Y, Morita M, Maehara Y (2010) Strategies for treating liver metastasis from gastric cancer. Surg Today 40:287-294

[9] Whiting J, Sano T, Saka M et al (2006) Follow-up of gastric cancer: a review. Gastric Cancer 9:74-81

[10] Macdonald JS, Smalley SR, Benedetti J et al (2001) Chemoradiotherapy after surgery compared with surgery alone for adenocarcinoma of the stomach or gastroesophageal junction. N Engl J Med 345:725-730

[11] Songun I, Putter H, Kranenbarg EM et al (2010) Surgical treatment of gastric cancer: 15-year follow-up results of the randomised nationwide Dutch DID2 trial. Lancet Oncol 11:439-449

[12] Japanese Gastric Cancer Association Registration Committee (2006) Gastric cancer treated in 1991 in Japan: data analysis of nationwide registry. Gastric Cancer 9:51-66

[13] Sasako M, Sano T, Yamamoto S et al (2008) D2 lymphadenectomy alone or with para-aortic nodal dissection for gastric cancer. N Engl J Med 359:453-462

[14] Dikken JL, Jansen EP, Cats A et al (2010) Impact of the extent of surgery and postoperative chemoradiotherapy on recurrence patterns in gastric cancer. J Clin Oncol 28:2430-2436

[15] Marrelli D, Roviello F, de Manzoni G et al (2002) Different patterns of recurrence in gastric cancer depending on Lauren's histological type: longitudinal study. World J Surg 26:1160-1165

[16] Roviello F, Marrelli D, de Manzoni G et al (2003) Prospective study of peritoneal recurrence after curative surgery for gastric cancer. Br J Surg 90:1113-1119

[17] Mezhir JJ, Shah MA, Jacks LM et al (2010) Positive peritoneal cytology in patients with gastric cancer: natural history and outcome of 291 patients. Ann Surg Oncol 17:3173-3180

[18] de Manzoni G, Verlato G, Di Leo A et al (2006) Peritoneal cytology does not increase the prognostic information provided by TNM in gasrric cancer. World J Surg 30:579-584

[19] Badgwell B，Cormier JN，Xing Y et al (2009) Attempted salvage resection for recurrent gastric or gastroesophageal cancer. Ann Surg Oncol 16:42-50

[20] Morgagni P，Marfisi C，GardiniA et al (2009) Subrotal gastrectomy as treatment for distal multifocal early gastric cancer. J Gastrointest Surg 13:2239-2244

[21] Marrelli D，Mazzei MA，Pedrazzani C et al (2011) High Accuracy of Multislices Computed Tomography (MSCT) for Para-Aortic Lymph Node Metastases from Gastric Cancer: A Prospective Single-Center Study. Ann Surg Oncol (In press)

[22] Shimada H，Okazumi S，Koyama M et al (2011) Clinical utility of (18)F-fluoro-2-deoxyglucose position emission tomography in gastric cancer. A systematic review of the literature. Gastric Cancer (In press)

[23] Marrelli D，Pinto E，De Stefano A et al (2001) Clinical utility of CEA，CA 19-9，and CA 72-4 in the follow-up of patients with resectable gastric cancer. Am J Surg 181:16-19

[24] Bennett JJ，Gonen M，D'Angelica M et al (2005) Is detection of asymptomatic recurrence after curative resection associated with improved survival in patients with gastric cancer? J Am Coll Surg 201:503-510

[25] Hur H，Song KY，Park CH (2010) Follow-up strategy after curative resection of gastric cancer: a nationwide survey in Korea. Ann Surg Oncol 17:54-64

[26] Jensen EH，Tuttle TM (2007) Preoperative staging and postoperative surveillance for gastric cancer. Surg Oncol Clin N Am 16:329-342

[27] Nunobe S，Hiki N，Ohyama S et al (2011) Outcome of surgical treatment for patients with locoregional recurrence of gastric cancer. Langenbecks Arch Surg 396:161-166

[28] Tiberio GA，Coniglio A，Marchet A et al (2009) Metachronous hepatic metastases from gastric carcinoma: a multicentric survey. Eur J Surg Oncol 35:486-491

[29] Glehen O，Gilly FN，Arvieux C et al (2010) Peritoneal carcinomatosis from gastric cancer: a multi-institutional study of 159 patients treated by cytoreductive surgery combined with perioperative intraperitoneal chemotherapy. Ann Surg Oncol 17:2370-2377

[30] Yan TD，Black D，Sugarbaker PH et al (2007) A systematic review and meta-analysis of the randomized controlled trials on adjuvant intraperitoneal chemotherapy for resectable gastric cancer. Ann Surg Oncol 14:2702-2713

第 33 章

胃切除术后生活质量

【摘要】 西方国家胃癌患者预后较差,整体治愈率很少超过 20%。全球范围内,多数患者都要承受手术操作所带来的一系列后果。全胃切除术后,很多病人可能会出现一系列症状,我们将这一现象成为"胃癌术后综合征"。全胃切除后 Roux-en-Y 吻合术是首选的消化道重建方式。50cm 长的 Roux 分支能够防止发生碱性反流性食管炎,但其他术后综合征和营养不良仍然是常见问题。一些学者认为胃切除术后由于吸收障碍而导致营养不良,但是其他学者认为术后营养不良最主要原因是没有摄入足量的热量;目前的共识是,术后营养不良是由多方面因素造成的。胃切除术后生活质量是一个复杂问题,迄今无法做到准确定义。胃癌术后生活质量有关的胃功能影响、生理、心理、社会方面等因素都很重要。

【关键词】 胃癌;胃切除术;生活质量;营养状况;食物摄入;手术;营养不良

西方国家胃癌患者预后较差,整体治愈率很少超过 20%。从世界范围看,全球范围内,多数患者都要承受手术操作所带来的一系列后果[1,2]。

全胃切除术后,很多病人可能会出现一系列症状,我们将其成为"胃癌术后综合征"。其中包括倾倒综合征、低血糖综合征、碱性反流、消化吸收不良、腹泻、胃肠胀气、里急后重和缺乏食欲。相关的假设可以用来解释这些症状,比如低热量食物摄入、缺少十二指肠通道、没有足够胃吸收面积、缺少足够的胃消化、肠细菌过度生长、外分泌和内分泌胰腺不足。全胃切除切除术后,多数病人要经历营养不良和体重下降(5~10kg 或 2 个 BMI 单位),这些情况大多发生于术后前 3 个月。如果没有肿瘤复发,体重缓慢恢复至术前水平[1,2]。

全胃切除术后 Roux-en-Y 吻合是首选的消化道重建方式[3,4]。50cm 长的 Roux 分支能够防止碱性反流性食管炎发生,但其他术后综合征和营养不良仍然是最常见的问题[5]。Roux-en-Y 吻合后十二指肠生理旁路重建,可能会导致消化吸收功能紊乱。全胃切除术后胃储存食物功能丧失,这也是胃肠外科医生积极寻找最理想的消化道重建方式最主要的原因之一[6]。

胃切除术后患者生活质量对于维持生命至关重要[7]。细菌过度生长也许是导致全胃切除术后典型消化不良最重要的病理生理机制,但是如果考虑到细菌过度生长的发生率,这个结论存有争议。

一、历史回顾

胃癌切除手术可以追溯至 1881 年[8],Theodor Billroth 成功完成第一例胃癌切除手术。这就是第一例 Billroth Ⅰ手术;1883 年,完成 Billroth Ⅱ胃空肠吻合手术。1897 年瑞士 Schlatter 完成了第一例全胃切除手术[9]。此患者为一名 56 岁女性,术后生存了 14 个月。死亡原因是发生肝转移。

最初,全胃切除术后消化道重建最重要的环节是将食道缝合至十二指肠或者空肠襻。1909 年,Roux-en-Y 吻合手术成功地解决了反流问题[10]。1947 年,Roux-en-Y 手术中采用的端侧问题这个概念开始为人接受[3],并成为全胃切除术后标准的消化道重建方式。Roux-en-Y 吻合最主要的目的是阻止胆汁反流到食管。胆汁会引起食管黏膜损伤,即碱性反流性食管炎[11]。有经验的外科医生通常会选用距离断端 40～60cm 处肠管进行吻合。

二、全胃切除术可能出现的情况

营养不良最主要表现是体重下降,是最常见的全胃切除术后并发症。此外,全胃切除术后还会有很多症状,包括早期厌腻、倾倒综合征和厌食,会引起摄入食物量减少造成消化不良[12]。另一方面,全胃切除会引起消化生理过程紊乱。营养消化和吸收容易被多种不同作用机制而改变;食物磨碎功能和消化酶混合功能改变,比如胆汁和消化酶分泌的时间;胃储存食物功能丧失,胃肠道激素和神经反馈紊乱。肠道动力功能改变,比如小肠中有正常细菌生长。全胃切除术后营养不良病理生理机制列表在 33-1 表中。

表 33-1　全胃切除术后营养不良的病理生理机制

减少摄入	储存功能丧失 术后症状 食欲减少		
消化吸收不良	脂肪吸收不良	混合不充分 微团形成不够 不恰当胰腺分泌 刺激	腔缺乏 细菌过度生长 十二指肠旁路(Roux-en-Y) 迷走神经切断术
	增加动力 黏膜损伤 缺少胃酸分泌 缺少脂肪酶分泌 缺少固有因子 钙、维生素 D、铁吸收障碍	乳糖不耐受 绒毛萎缩	

(一)营养不良

1. 胃功能缺失　全胃切除术后,丧失了胃储存、混合和将食糜推向小肠的功能。Roux-en-Y 吻合后十二指肠液是通过旁路进行输出,并且混合了胆汁和胰酶,消化食物的时间被延迟,超出正常消化有效时间[13]。

胃壁细胞分泌的因子对于维生素 B_{12} 吸收很有必要。因此,全胃切除术后需要补充维生素 B_{12}。

2. 体重下降　大多数全胃切除病人术后会发生典型的营养不良和体重减轻。全胃切除术后体重减轻的临床意义已有阐述[12,14,15],但是体重下降幅度和引起术后营养不良的原因存有争议。与大多数报道不同的是,Cristallo[16]没有发现 Roux-en-Y 吻合后 1～3 年患者体重减轻的情况。他们的总结是如果有足够的食物摄入,术后营养不良并不常见。

3. 食物摄入量减少　Bradley[17]认为，全胃切除术后如果病人能够得到精心照顾，他们能够摄入足够、比较均衡的正常营养糖类、脂肪、蛋白质、维生素和矿物质。类似的研究结果证实全胃切除术后并非一定发生营养不良，如果摄入足够的热量，则避免其发生[15]。

4. 消化和吸收不良　人体所需五大营养物质：蛋白质、脂肪、糖类、维生素和矿物质。全胃切除术后这些营养十分必要，但是同样重要的是能够消化这些食物。能够以相对正常的方式消化和吸收这些食物，通过转化产生能量。

与糖类和蛋白质不同，全胃切除术后最常发生吸收不良的成分是脂肪。胃切除术后缺乏与脂肪吸收相关的维生素（维生素 D，维生素 A，维生素 E，和维生素 K）是最可能的原因。维生素 D 缺乏可能导致钙吸收不良引起骨质疏松[18]。

5. 全胃切除术后消化和吸收不良生理学机制　全胃切除术后脂肪吸收不良是由于胰酶缺乏和胰酶同步激活不良。胰酶缺乏最可能是迷走神经切断所致。已经证明迷走神经切断会导致进入胰腺反馈紊乱和黏膜释放胆囊收缩素减少[18]。

绕过十二指肠通道是 Roux-en-Y 吻合导致胰酶减少和相关激素刺激减少胆汁分泌的主要原因。胰酶同步激活不良[18,19]是指胰腺外分泌时间太晚，以至于不能完全有效地消化吸收脂肪。消化酶混合不足和细菌过度生长形成的胶体减少[17,19]也被认为是导致其发生的主要原因。

全胃切除术后胃脂肪酶缺少，不可避免地导致脂肪吸收不良。全胃切除食物运送到小肠的时间缩短也是营养吸收不佳的原因[5,20]。

（二）胃灼热（烧心）、碱性反流和反刍现象

全胃切除术后由于十二指肠-食管反流导致食管炎。对于某些胃部分或全部切除的患者，Stein[21]发现肠道食管反流多发生在餐后和清晨。Roux-en-Y 食管空肠吻合是全胃切除术后首选的消化道重建方式，因为它能有效地阻止术后碱性反流性食管炎的发生[22]。

通常认为在食管回肠和侧侧吻合口之间保留 35～50cm 的小肠，可以有效地阻止胆汁反流性食管炎[4,33]。

（三）Roux-en-Y 停滞综合征和厌腻

多数胃切除病人餐后容易出现饱胀感，Roux-en-Y 吻合是其发生的部分原因。Roux-en-Y 综合征典型症状是慢性腹痛、持续恶心、间歇呕吐食物和胆汁、体重下降，这些情况的出现都是由于机械性梗阻[24,25]。

（四）倾倒和腹泻

1922 年，Mix 对病人进行 X 线钡剂中发现了快速胃排空现象，将其称为"倾倒"[14]。早餐含有高糖类，常与术后早期餐后倾倒症状相联系。常见的现象是血管收缩和心血管症状，有时并不会表现胃肠道症状。病人虚弱、头晕眼花，需要立刻保持卧位姿势。低血糖综合征或晚期倾倒综合征较为少见。

全胃切除术后，导致倾倒最主要的机制是：胃存储功能丧失，高渗食物快速进入小肠中。但是全胃切除术后，并非所有的病人都会发生倾倒综合征，文献报道比例约为 29%[26]。目前比较常见的发病机制是高渗透压负担理论，高渗食物快速进入到小肠中导致细胞外血容量迅速进入到肠腔中[27]。早期倾倒综合征循环中血容量和血浓度降低。晚期倾倒综合征发病机制是由于小肠中刺激胰岛素分泌的相关因子增加导致低血糖症。由于远端小肠黏膜（胰高血糖素基因在这里表达）不能吸收营养，增加了血浆中免疫反应性胰高血糖素水平[28]。

所有胃切除手术都可能会造成术后腹泻，对于迷走神经切断手术的患者出现术后腹泻比例相对更高，高达 20%[29]。

（五）肠道运动障碍

全胃切除术后迷走神经损伤会改变复杂的肠道运动机制。尽管迷走神经主干切断手术对胃肠道运动功能没有显著的影响，但对于肠襻位置改变的手术患者而言，可能会引起严重的肠道运动失调[30]。

（六）细菌过度生长

健康人体中有三个主要因素来防止肠道菌群过度生长：肠道运动、胃酸和免疫学或细菌抑制分泌[31]。全胃切除术后所有这些防御机制均可能被破坏。小肠中细菌过度生长会导致细菌过度生长综合征，造成脂肪、糖类、蛋白质和微营养物质吸收不良，临床症状表现为腹痛、腹泻和营养不良。脂肪吸收不良是由于细菌过度生长所致胆汁酸的结合不良和肠道黏膜损伤。有趣的是，萎缩性胃炎或奥美拉唑治疗造成的细菌过度生长与临床脂肪和糖类吸收不良没有相关性[32]。

三、全胃切除术后生活质量

生活质量（QoL）是一个复杂的问题，现在还没有一个被普遍接受的定义。Schipper提出了"能够被患者接受的疾病对于器官功能和病人后续治疗的影响"[33]。功能上的影响经常被分为三类：生理、心理和社会。生活质量包含多个方面。胃癌病人，对生理上影响表现为恶心或吞咽困难，心理上的影响是沮丧，社会上的影响由于生病导致的精神因素而无法排解。有时候也会影响到经济。总体而言，生理、心理和社会三组影响表现在生活质量上[34]。

事实上关于胃癌患者生活质量的课题相对较少。最近，有关胃癌主要期刊论文均没有提到生活质量。而乳腺癌患者则已经有很好的评估生活质量的方法。然而，生活质量是最主要的因素，会影响到胃癌术后药物的选择。

胃癌切除术后长期生存人数已经上升，

归因于早期发现和手术技能的提高。尽管手术切除了病灶，改善了生存，但是患者还要忍受术后出现的症状和某些功能缺失。因此，需要对胃癌患者术后生活质量给予更多的关注[35]。

胃癌患者生活质量通过评估病人健康观念，根据 Spitzer 指数，通过 Korenaga 方法来进行评估[36]。表33-2列举了14项调查项目设计来评价早期胃肠道功能。Spitzer 指数包括以下五条评价 3 级：活动、每天生活方式、健康、家庭和朋友的支持和患者外观（表33-3）。高分者生活质量较好[37]。

表 33-2 Korenaga 治疗相关症状评分

评价分数	
1. 食欲	好 2 一般 1 差 0
2. 食物浓度	正常 2 软 1 液体 0
3. 食物体积	大 2 中等 1 小 0
4. 进食频率	3 次：2分 4～5 次：1 ＞6 次：0
5. 进食时间	＜30min：2 30～60min：1 ＞60min：0
6. 餐后腹部饱胀感	从来没有：2 有时：1 经常：0
7. 烧心	从来没有：2 有时：1 经常：0
8. 腹泻	从来没有：2 有时：1 经常：0

（续 表）

评价分数	
9. 便秘	从来没有：2
	有时：1
	经常：0
10. 失眠	从来没有：2
	有时：1
	经常：0
11. 体重	增加或者没有改变：3
	下降
	＜5kg 2
	5～10kg 1
	＞10 公斤 0
12. 吞咽困难	从来没有：2
	有时：1
	经常：0
13. 呕吐	从来没有：2
	有时：1
	经常：0
14. 眩晕	从来没有：2
	有时：1
	经常：0

表 33-3　胃切除术后 Spitzer 评分

评价分数
活动：
基本正常工作或者学习　2
工作学习需要帮助或者时间缩短 1
不能工作和学习　0
日常生活
自理日常生活包括交通　2
日常生活需要帮助　1
不能自理　0
健康
大多数时候感觉很好　2
经常缺乏能量　1
感到虚弱　0

（续 表）

评价分数
支持
有很好关系从别人那里得到足够的支持 2
只能得到有限的支持根据病人的状况　1
当在完全必要时才能得到支持　0
外观
冷静，积极　2
有时感到焦虑和沮丧　1
经常的焦虑和沮丧　0

外科医生经常推荐术后少食多餐。避免富含糖类丰富的食物，可以分开进食固体食物。饮食中短链低聚果糖能提高对铁的吸收，能够防止大鼠全胃切除术后出现的贫血（表 33-4）

表 33-4　胃切除术后饮食

1. 食物分成 6 次给予
2. 避免温度较为极端，不要极冷或者极热
3. 糖和甜食要避免
4. 流体要限制在每天 5～6 杯，并且要在餐后 30～45min 之后给予
5. 在一开始时牛奶要被排除，并且逐步恢复（全胃切除病人不能耐受）
6. 饮食结构要被限制在一开始的时候，当患者能够耐受时再恢复正常
7. 细嚼慢咽。好的饮食体位是必要的
8. 逐步提高食物的大小比例
9. 避免抽烟喝酒
10. 不要喝碳酸饮料

随访检查包括外周血血液学和生化检查，包括：红细胞计数、血红素水平、血球容积、平均的红细胞血球容积、蛋白水平、白蛋白水平、球蛋白水平、铁、总铁结合容积、钙、磷、镁、碱性磷酸酶和维生素 B_{12} 水平。最后还要包括生活质量评估，例如 Korenaga 评

分和 Spitzer 问卷调查。

参 考 文 献

［1］ Tyrvainen T，Sand J，Sintonen H，Nordback I (2008) Quality of life in the long-term survivors after total gastrectomy for gastric carcinoma. Joumal of Surgical Oncology 97：121-124

［2］ Murawa D，Murawa P，Oszkinis G，Biczysko W （2006） Long-term consequences of total gastrectomy：quality of life，nutritional status，bacterial overgrowth and adaptive changes in esophagojejunostomic mucosa. Tumori 92：26-33

［3］ Orr TG (1947) A modified technique for total gastrectomy. Arch Surg 54：279-286

［4］ Donovan IA，Fielding JW，Bradby H et al (1982) Bile diversion after total gastrectomy. Br J Surg 69：389-390

［5］ Brägelmann R，Armbrecht U，Rosemeyer D et al (1996) Nutrient malassimilation following total gastrectomy. Scand J Gastroenterol 218：26-33

［6］ Nakane Y，Okumura S，Akehira K et al (1995) Jejunal pouch reconstruction after total gastrectomy for cancer. A randomized controlled trial. Ann Surg 222：27-35.

［7］ Liedman B，Svelund J，Sullivan M et al (2001) Symptom control may improve food intake，body composition，and aspect of quality life after gastrectomy in cancer patients. Dig Dis Sci 2001 Vol 46 N.12 pp 2673-2680

［8］ Billroth T，Offenes Schraiben an Herr Dr. L. Wittelshofer(1881) Wien. Med Wochenschrift 1：31-161

［9］ Schlatter CA （1897） A unique case of complete removal of the stomach-successful esophago-enterostomy recovery. Med Res 52：909-914

［10］ Ikard RW （1989） Collective reviews. The Y anastomoses of César Roux. Surg Gyn Obstet 169：559-567

［11］ Liedman B，Andersson H，Berglund B et al (1996) Food intake after gastrectomy for gastric carcinoma：the role of a gastric reservoir. Br J Surg 83：1138-1143

［12］ Ryu SW，Kim IH (2010) Comparison of different nutritional assessments in detecting malnutrition among gastric cancer patients. World J Gastroenterol 16：3310-3317

［13］ Olbe L，Lundell L （1987） Intestinal function after total gastrectomy and possible consequences of gastric replacement. World J Surg 11：713-719

［14］ Eagon JC，Brent WM，Kelly K （1992） Post-gastrectomy syndromes. Surg Clin North Am 72：446-465

［15］ Braga M，Zuliani W，Foppa L et al （1988） Food intake and nutritional status after total gastrectomy：results of a nutritional follow-up. Br J Surg 75：477-480

［16］ Cristallo M，Braga M，Agape D et al （1986） Nutritional status，function of the small intestine and jejunal morphology after total gastrectomy for carcinoma of the stomach. Surg Gyn Obstet 163：125-230

［17］ Bradley EL，Isaacs J，Hersh T et al （1975） Nutritional consequences of total gastrectomy. Ann Surg 182：415-427

［18］ Bae J-M，Park J-W，Yang H-K，Kim J-P （1998） Nutritional status of gastric cancer patients after total gastrectomy. World J Surg 22：254-261

［19］ Armbrecht U，Brägelmann R，Baumgart I，Stockbrügger RW （1994） Fecal chymotrypsin output in relation to fecal fat after partial and total gastrectomy. Gastroenterology 106：A219

［20］ Armbrecht U，Lundell L，Lindstedt G，Stockbrügger RW （1988） Causes of malabsorption after total gastrectomy with Roux-en-Y reconstruction. Acta Chir Scand 154：37-41

［21］ Stier A，Hölscher AH，Schwaiger M and Siewert JR （1994）：Jejunumpouch nach totaler Gastrectomie-klinische und szintigraphisch

Untersuchungen zu Funktion und Befindlich-keit. Zentralbl Chir 119:838-844

[22] Matikainen M，Laatikainen T，Kalima T，Kivilaakso E（1982）Bile composition and esophagitis after total gastrectomy. Am J Surg 143:196-198

[23] Hubens A，van Hee R，van Vooren W，Peeters R（1989）：Reconstruction of digestive tract after total gastrectomy. Hepato-Gastroenterol 36:18-22

[24] Fich A，Neri M，Camilleri M et al（1990）Stasis syndromes following gastric surgery：clinical and motility features of 60 symptomatic patients. Clin Gastroenterol 12:505-512

[25] Mathias JR，Fernandez A，Sninski CA et al（1985）Nausea，vomiting and abdominal pain after Roux-en-Y anastomosis. Motility of the jejunal limb. Gastroenterology 88:101-107

[26] Gustavsson S，Ilstrup MD，Morrison P，Kelly KA（1988）Roux-Y stasis syndrome after gastrectomy. Am J Surg155:490-494

[27] Geer RJ，Richards WO，O'Dorisio TM et al（1990）Efficacy of octreotide acetate in treatment of severe postgastrectomy dumping syndrome. Ann Surg 212:678-687

[28] Miholic J，Orskov C，Holst JJ et al（1991）Emptying of the gastric substitute，glucagon-like peptide-1（GLP-1），and reacrive hypeglycemia after total gastrectomy. Dig Dis Sci 36:1361-1370

[29] Storer EH（1976）Postvagotomy diarrhea. Surg Clin North Am 56:1561-1568

[30] Altomare DF，Rubini D，Pilot M-A et al（1997）Oral erythromycin improves gastrointestinal motility and transit after subtotal but not total gastrectomy for cancer. Br J Surg 84:1017-1021

[31] Haboudi N，Montgomery R（1992）Small-bowel bacterial overgrowth in elderly people：clinical significance and response to treatment. Age Ageing 21:13-19

[32] Saltzman JR，Kowdley KV，Pedrosa MC et al（1994）：Bacterial overgrowth without clinical malabsorption in elderlyhypochlorhydric subjects. Gastroenterology 106:615-623

[33] Schipper H，Clinch J，Olweny LM（1996）Definitions and conceptual issues. In：Spilker B，ed. Quality of life and pharmacoeconomics in clinical trials. Philadelphia：Lip-pincott-Raven，pp 11-24

[34] Kaptein A，Morita S，Sakamoto J（2005）Quality of life in gastric cancer. World J Gastroenterol 11:3189-3196

[35] Lee SS，HY Chung，W Yu（2010）Quality of Life of Long-Term Survivors after a Distal Subtotal Gastrectomy. Cancer Res Treat 42:130-134

[36] Korenaga D，Orita H，Okuyama T et al（1992）Quality of life after gastrectomy in patients with carcinoma of stomach. Br J Surg 79:248-250

[37] Spitzer WO，Dobson AJ. Hall J et al（1981）Measuring the quality of life of cancer patients. A concise QL-index for use by physicians. J Chronic Dis 34:585-597